康复伦理研究

吴世彩 主编

清华大学出版社
北京

本书封面贴有清华大学出版社防伪标签，无标签者不得销售。
版权所有，侵权必究。举报：010-62782989，beiqinquan@tup.tsinghua.edu.cn。

图书在版编目（CIP）数据

康复伦理研究 / 吴世彩主编. -- 北京 : 清华大学出版社, 2025. 4.
ISBN 978-7-302-69035-1
Ⅰ. R49；R-052
中国国家版本馆CIP数据核字第2025SB0436号

责任编辑：孙　宇
封面设计：钟　达
责任校对：李建庄
责任印制：刘海龙

出版发行：清华大学出版社
　　　网　　址：https://www.tup.com.cn, https://www.wqxuetang.com
　　　地　　址：北京清华大学学研大厦A座　　邮　　编：100084
　　　社 总 机：010-83470000　　　　　　　　邮　　购：010-62786544
　　　投稿与读者服务：010-62776969, c-service@tup.tsinghua.edu.cn
　　　质量反馈：010-62772015, zhiliang@tup.tsinghua.edu.cn
印 装 者：天津鑫丰华印务有限公司
经　　销：全国新华书店
开　　本：185mm×260mm　　　印　张：16.25　　　字　数：248千字
版　　次：2025年5月第1版　　　　　　　　　　　印　次：2025年5月第1次印刷
定　　价：89.00元

产品编号：107523-01

编 委 会

主　编：吴世彩

编　委（按姓名汉语拼音排序）：

陈　超　　郭志华　　何照楠　　侯天宇

黄富表　　凌　华　　刘惠林　　刘　健

刘伟明　　卢守四　　孟丽君　　莫含情

彭迎春　　汤晨晨　　王福玲　　王孟堂

温　箫　　武　雨　　延泽萍　　叶晓彬

张　健　　张金明　　张庆苏　　张晓颖

序

医学自诞生之日起，就带着深厚的人文关怀。医学的研究对象是人的健康，是对人类身心痛苦的关心。伦理是基于道德价值观念处理人与人、人与社会、人与自然关系应该遵循的道理和准则。因此，医学与伦理息息相关、相互影响。纵观人类文明漫长的历史，医学与伦理始终如影随形、相互促进，共同构筑了健康与福祉的坚固基石。

新时代、新阶段，随着医学的飞速发展，康复医学作为一门旨在帮助患者恢复或者补偿身体功能、减轻功能障碍、重返家庭和社会的学科，其重要性日益凸显。然而，人们在康复医学实践中常常面临诸多伦理挑战。例如，如何平衡康复资源的有限性与康复需求的无限性？如何在尊重康复服务对象自主权的同时，确保其获得高质量的康复服务？如何在追求康复效果的同时，兼顾患者的心理与社会适应能力？如何解决现代康复技术发展带来的选择困境？如何在康复药械研发过程中切实保护研究参与者的安全和权益？如何平衡康复从业者的职业道德以及责任与权益？等等。这一系列复杂而深刻的伦理问题既具有医学伦理的普遍性特征，又因康复医学的专业特性而呈现出独特的内涵和复杂性。康复伦理不仅关乎康复服务对象的权益、尊严和福祉，也影响着康复从业人员的职业操守和康复医学的价值，亟待深入挖掘与探讨。

在这样的时代背景下，中国残疾人联合会执行理事会理事，中国康复研究中心党委书记、主任吴世彩研究员组织康复治疗和医学伦理等相关专家共同编写了这本《康复伦理研究》。该书通过理论探讨、案例分析、紧密结合实践等多种方式对康复领域中的伦理问题进行深入剖析，旨在为读者提供一个全面而深入的康复伦理思考框架，值得康复医疗机构、医学高等院校康复专业、提供康复服务的社会组织等相关人员阅读和参考。

作为北京医学伦理学会副理事长兼康复研究分会主任委员，吴世彩研究员在康复机构管理方面一直坚持"大伦理观"，并在康复伦理研究领域深耕已久，积累了极为丰富的实战经验。他于5年前首次提出康复伦理的概念，并且在国内核心期刊《中国康复理论与实践》发表专稿《康复医学的伦理性设定及其实践研究》。同时，作为国家重点研发计划项目的主持者，他的研究成果得到了业界的高度认可。在他的带领下，《康复伦理研究》编写团队秉持积极开拓的精神与创新活力，宛如一群无畏的探索者，敢于冲破传统观念的桎梏，在康复伦理这片尚未被完全开垦的学术领域中开辟出全新的研究路径，创新性地构建出一套全面且深入的康复伦理研究体系，涵盖总体性研究、历史性研究、对象性研究、实践性研究等内容。为康复伦理的发展注入了源源不断的新动力，引领着康复伦理研究迈向一个崭新的高度，为学界和业界树立了具有开创性意义的典范标杆。

　　康复伦理的实践不仅仅局限于医疗机构内部，还广泛涉及家庭、社区乃至整个社会。家庭是康复支持体系的重要组成部分，家庭成员的态度、行为对康复效果有着不可忽视的影响。社区作为患者回归社会的桥梁，其康复资源的配置、文化氛围的营造同样关乎康复效果。社会层面包括政策法规的制定、公众意识的提升等，都是推动康复伦理实践不可或缺的力量。因此该书在探讨康复伦理时，也注重从多维度、多层次出发，力求构建一个全面、立体的康复伦理体系，为康复伦理的学科建设奠定了坚实的基础。

　　《康复伦理研究》不仅是对当前康复医学实践中伦理问题的梳理与反思，更是对未来康复伦理发展方向的展望与引领。希望本书能够激发社会各界对伦理问题的关注与思考，共同推动康复医学向着更加人性化、专业化、规范化的方向发展。正如现代医学之父威廉·奥斯勒（William Osler）在《行医的金科玉律》中说的"医学是一种艺术，而艺术的本质在于同情和理解""对生命的尊重是医学的核心"。

　　"坚持以人民为中心"已成为时代精神。愿《康复伦理研究》能成为每一名康复工作者案头的必备读物，成为促进患者康复、维护人类健康的宝贵财富。让我们继续坚守传统大医"人命至重，有贵千金"的传承！

2025年1月1日

前　言

随着我国经济社会事业的不断进步与发展，康复医学从服务理念、服务内容到服务功能，从专业知识、诊疗技术到服务模式都发生了历史性改变。现代康复的内涵已拓展到"全人群、全生命周期、全方位"。满足人们对康复的多元化需求是实施"健康中国"战略必不可少的一环，也是新时代发展格局下必须要高度重视的民生问题。《"健康中国2030"规划纲要》将"健康中国"作为一项国家战略提出，凸显了党和国家对增进人民健康福祉的高度重视，也切实体现了"以人为本、生命至上"以及"让人民群众有更多获得感、幸福感、安全感"的执政理念。康复医学主要面向因疾病和损伤而导致的各种功能障碍或者能力受限的病、伤、残人群以及各种失能或半失能老人和慢性病者等。基于此，康复医学是一种需要给予患者持续关爱和长期照护的现代医学模式，集中体现医学的人文关怀精神和伦理向善的价值追求，是一种在更高层次上彰显社会文明素养和医学人文精神的服务模式。

随着生物医学模式向生物-心理-社会医学模式的转变，医学伦理学的关注视域由医学伦理、生命伦理逐渐转向健康伦理。康复伦理因康复对象和康复服务的特点，决定了康复从业人员必须具备伦理执业素养，以新的医德规范为导向，在康复治疗的同时更要关注患者的心理健康，从本质上体现康复医学"以人为本"的关怀理念。当前，康复伦理研究尚处于起步阶段，亟须构建系统、科学、规范的康复伦理研究理论体系与实践路径，这对于促进康复医学前沿技术的合理应用，有效防范科技创新可能带来的伦理风险，推动医学人文的现代转型，使之契合当下中国社会情势与现状的伦理道德观念，并逐步形成构建中国康复伦理学科体系具有重要意义。

为了满足在校康复专业学生的康复伦理学习与教学的实际需求，我们组织康复治疗、科研管理、医学伦理等相关专业人士编写《康复伦理研究》一书，该书不仅适合高等医学院校康复专业的师生及康复医疗机构的康复从业人员使用，也适用于综合院校应用伦理专业的师生以及提供康复服务的社会组织从业人员阅读、参考。本书在编写、出版的过程中，得到了中国残疾人福利基金会的大力支持。在此，向对该书的出版给予支持和帮助的诸位同道，致以衷心的感谢！

本书各章节编者在撰写过程中学习、参阅和借鉴了许多文献资料，有些直接汲取了公开出版的相关论文、教材及专著的学术成果，有些是直接借助互联网获得的资讯，尽管文末已列举相关参考书目与文献，但难免挂一漏万，恳请有关专家学者予以体谅。

本书由四个篇章组成，共计十六章。第一章（第一节：吴世彩、武雨；第二节：吴世彩、刘健）；第二章（第一节：王福玲；第二节：彭迎春）；第三章（第一节：吴世彩、陈超；第二节：吴世彩、武雨；第三节：吴世彩、延泽萍；第四节：孟丽君、王孟堂）；第四章（彭迎春）；第五章（第一节：卢守四；第二节：吴世彩、孟丽君；第三节：孟丽君；第四节：孟丽君）；第六章（第一节：吴世彩、何照楠；第二节：孟丽君）；第七章（刘惠林）第八章（黄富表、莫含情）；第九章（张庆苏、温箫）；第十章（凌华、侯天宇）；第十一章（刘伟明）；第十二章（张健）；第十三章（郭志华）；第十四章（张晓颖）；第十五章（张金明、汤晨晨）；第十六章（叶晓彬）。上述诸位编者，有的自20世纪80年代起，便已在该领域深耕细作，见证了康复医学的变迁与发展，葆有丰富的历史视角和实践经验；有的在海外求学多年，不仅掌握了国际前沿的理论知识，还将国外先进经验与中国实际情况相结合，形成独到的学术见解和实践智慧；有的则是国家科技部重点研发计划项目的主持者，他们的研究成果得到国家层面的高度认可。这些专家不仅具备扎实的学理素养，而且拥有丰富的临床实践经验，在各自的研究领域享有较高的声誉。整部书历经全体编者集体研究，数易其稿，并由《光明日报》评论部刘文嘉高级编辑严谨审校，最终得以修订完成，全书融入了每一位编校者的心血，在此表示最崇高的敬意！

本书在编写过程中，编者们以严谨的科学精神，探赜康复伦理的意蕴，力求精益求精，但难免存在错误疏漏，恳请学界同仁与各位读者多提宝贵意见，以求其内容持续修订、至臻至善。

吴世彩

2024年12月20日

目 录

总体性研究：康复伦理何以可研

第一章　康复与康复伦理 ……………………………………………………… 3
　第一节　伦理学与康复 …………………………………………………… 3
　第二节　康复伦理体系构建 ……………………………………………… 7

第二章　康复伦理理论构建 …………………………………………………… 18
　第一节　康复伦理基本理论 ……………………………………………… 18
　第二节　康复伦理基本原则 ……………………………………………… 21

历史性研究：康复伦理何以可能

第三章　康复伦理思想发展历程 ……………………………………………… 31
　第一节　中国古代康复伦理思想探源 …………………………………… 31
　第二节　康复伦理思想演进 ……………………………………………… 37
　第三节　康复伦理思想发展 ……………………………………………… 39
　第四节　新时代康复伦理学的形成 ……………………………………… 42

对象性研究：康复伦理何以可为

第四章　康复伦理教育 ………………………………………………………… 49
　第一节　康复伦理教育概述 ……………………………………………… 49
　第二节　康复伦理教育原则与方法 ……………………………………… 50
　第三节　康复伦理教育实践 ……………………………………………… 53

第五章　康复伦理科研 ………………………………………………………… 57
　第一节　科研诚信与康复科研人员道德规范 …………………………… 57
　第二节　涉及人的生命科学和医学研究伦理审查 ……………………… 62
　第三节　人工智能在康复领域应用研究的伦理问题 …………………… 68
　第四节　脑机接口在康复领域应用研究的伦理问题 …………………… 75

第六章　康复伦理管理 ……………………………………………………………………… 85
第一节　康复机构运行中的伦理管理 ………………………………………………… 85
第二节　康复机构伦理审查委员会 …………………………………………………… 95

实践性研究：康复伦理何以可行

第七章　物理治疗伦理 …………………………………………………………………… 105
第一节　物理治疗概述 ………………………………………………………………… 105
第二节　物理治疗伦理规范 …………………………………………………………… 113
第三节　物理治疗伦理挑战及应对 …………………………………………………… 121

第八章　作业治疗伦理 …………………………………………………………………… 125
第一节　作业治疗概述 ………………………………………………………………… 125
第二节　作业治疗伦理规范 …………………………………………………………… 129
第三节　作业治疗伦理挑战及应对 …………………………………………………… 132

第九章　言语治疗伦理 …………………………………………………………………… 136
第一节　言语治疗概述 ………………………………………………………………… 136
第二节　言语治疗伦理规范 …………………………………………………………… 138
第三节　言语治疗伦理挑战及应对 …………………………………………………… 145

第十章　假肢矫形工程伦理 ……………………………………………………………… 148
第一节　假肢矫形工程概述 …………………………………………………………… 148
第二节　假肢矫形工程伦理规范 ……………………………………………………… 152
第三节　假肢矫形工程伦理挑战及应对 ……………………………………………… 159

第十一章　重症康复伦理 ………………………………………………………………… 162
第一节　重症康复概述 ………………………………………………………………… 162
第二节　重症康复伦理规范 …………………………………………………………… 164
第三节　重症康复伦理挑战及应对 …………………………………………………… 168

第十二章　中医康复伦理 ………………………………………………………………… 172
第一节　中医康复概述 ………………………………………………………………… 172
第二节　中医康复伦理规范 …………………………………………………………… 175
第三节　中医康复伦理挑战及应对 …………………………………………………… 181

第十三章 心理康复伦理 ································· 183
第一节 心理康复概述 ································· 183
第二节 心理康复伦理规范 ····························· 186
第三节 心理康复伦理挑战及应对 ······················· 191

第十四章 音乐康复伦理 ································· 196
第一节 音乐康复概念 ································· 196
第二节 音乐康复伦理规范 ····························· 200
第三节 音乐康复伦理挑战及应对 ······················· 206

第十五章 社区康复伦理 ································· 209
第一节 社区康复概述 ································· 209
第二节 社区康复伦理规范 ····························· 214
第三节 社区康复伦理挑战及应对 ······················· 218

第十六章 社会康复伦理 ································· 225
第一节 社会康复概述 ································· 225
第二节 社会康复伦理规范 ····························· 231
第三节 社会康复伦理挑战及应对 ······················· 235

参考文献 ··· 240

总体性研究：
康复伦理何以可研

  康复伦理的理论基础根植于医学伦理学，是医学伦理学的理论原则与康复医学实践相互融合而成的新生事物。康复伦理作为一门学科性课题，在理论体系不断建构以及解决具体的康复伦理问题的实践过程中，其自身学理的逐步形成和日趋完善是学科自我证示的标志。

第一章
康复与康复伦理

第一节　伦理学与康复

一、伦理学的概念与分类

（一）伦理学的概念

在西方，伦理学这一概念源自希腊文 ετησs，本意是"本质""人格"，也与"风俗""习惯"的意思相联系。古希腊哲学家亚里士多德最先赋予伦理和德行的含义，所著《尼各马可伦理学》一书是西方最早的伦理学专著。后来罗马人用"moralis"翻译"ethics"，介绍该词的西塞罗认为这是"为了丰富拉丁语"的语汇，其源自拉丁文"mores"一词，原意是"习惯"或"风俗"的意思。伦理学（ethics）是一门古老的人文学科，公元前5世纪古希腊哲学家苏格拉底被后世认为是伦理学的奠基人。伦理学亦被称为道德哲学，是关于道德价值或优良道德的科学，而道德有好坏优劣之分，伦理学的意义在于避免坏的、恶劣的、错误的道德，追求好的、优良的、正确的道德。伦理学是寻找行为道德价值真理的科学，就其根本特征而言，是一种规范科学、价值科学，而非描述科学、事实科学，是现代哲学的学科分支。

伦理学亦可是一门公理化的精密科学，其公理化体系区别于几何学、数学、力学。几何学是通过定理间接推出，或者从若干公理和公设中直接推出该学科的全部命题；而伦理学首先从若干公理和公设中直接推出构成其全部对象、全部内容的各个部分，然后间接推出学科的全部命题，因而伦理学公理化体系具有绝对的完全性。此外，伦理学还是价值最大的科学之一，这源自伦理学是关于国家制度好坏的价值标准的科学。春秋战国时期，普罗泰戈拉、苏格拉底、柏拉图、亚里士多德等哲学家让西方哲学思想呈现百花齐放的态势，中国各种思想学说、学术流派纷纷登场，孔子、孟子、庄子、墨子、韩非子、公孙龙等思想大家掀起了中国哲学的热潮，迎来了中国哲学和中华民族精神的真正觉醒。直到近代，中国思想由于封建专制出现了萧条停滞的现象。1916年，陈独秀于《青年杂志》的《吾人最后之觉醒》一文中曾总结道："伦理的觉悟，为吾人最后觉悟之最后觉悟"。伦理学是关于优良道德的科学，对于公民而言具有重大的实用价值，是价值最大的科学之一。

尽管在中国古代没有"伦理学"一词，但是大量典籍记载了关于伦理的相关内容，而"伦理学"一词，直到19世纪才得以广泛使用。伦理学主要通过哲学反思对人类社会生活中的道德现象进行思考,是指导人格完善,调节人与人、人与自然关系的行为规范体系。康复伦理学是一门实践性科学,是伦理学理论与康复医学实践结合的产物,也是康复医学与伦理学相互交叉的复合学科。

(二) 伦理学的分类

一直到19世纪末,伦理学与规范伦理学的概念几乎一致。1903年,摩尔在《伦理学原理》中提出了元伦理学。之后半个多世纪,元伦理学在西方伦理学中始终占据主导地位。20世纪60年代,以罗尔斯《正义论》为代表的传统规范伦理学开始复兴。此外,否定规范伦理学的美德伦理学逐渐崛起。作为一门独立的学科,伦理学从公元前4世纪亚里士多德创立开始,经历了两千多年的发展演变,先后出现过许多形态或类型,大致可以分为元伦理学、规范伦理学以及美德伦理学。

1. 元伦理学

元伦理学亦称为分析伦理学(analytic ethics)或批判伦理学,起源于19世纪末20世纪初,当时随着科学技术的发展和资本主义生产方式的扩张,传统价值观和道德理念面临前所未有的挑战和怀疑。元伦理学应运而生,其旨在通过逻辑和语言学的方法对伦理学进行新的探索和解释。元伦理学是研究伦理学自身性质、方法和基础理论的学科,是关于道德价值推导的伦理学,其不同于传统的规范伦理学,后者主要关注"应该如何行动"的道德规范问题,而元伦理学是分析道德语言和概念的本质。

2. 规范伦理学

规范伦理学亦称为规定伦理学(normative ethics),是将研究的对象主要指向现实生活,强调通过探讨善与恶、正当与不正当、应该与不应该之间的界限与标准,论证优良道德的制订过程,以指导和约束人们的生活实践。规范伦理学在长期的发展过程中形成了目的论(teleology)、义务论(deontology)两大理论流派或学说。目的论亦称为功利主义(utilitarianism),是一种以道德行为的目的性意义和可能产生或已经产生实质性价值作为道德评价标准的伦理学理论,其认为道德或义务的根本评价标准是非道德价值,典型代表主要包括苏格拉底、休谟、佩利、爱尔维休、霍尔巴赫等。义务论亦称为道义论(theory of duty),是目的论的对立面,奉行无私利他的理念,是将道义奉为道德终极标准的流派,典型代表主要包括神诫论、美国罗尔斯的正义论等。

3. 美德伦理学

美德伦理学(virtue ethics)亦称为德性伦理学,是指以个人内在德性完成或完善善与恶评价标准的道德观念体系。其起源可追溯至古希腊哲学家亚里士多德,他认为美德是人类行为的核心,涵盖了诸如勇气、节制、慷慨、正义等一系列品质。在亚里士多德看来,美德不仅是个体实现幸福生活的关键,也是构建和谐社会秩序的基础。美德伦理学侧重于"良心""名誉""品德"方面的研究,主要解决优良道德如何由社会的外在规范转化为个人内在美德的问题,典型代表主要包括亚里士多德、麦金泰尔的美德论思想和中国儒家传统伦理思想等。

二、伦理学视阈中的康复

伦理学视阈中的康复通常指个体或群体在遭受某种形式的伤害、疾病或不公后，从伦理学的角度探讨康复过程中的道德和伦理问题，通过道德、社会和文化支持的方式重新恢复到正常的、合乎道德和社会期待的状态。这一概念不仅指生理方面的恢复，还包括心理、情感、社会和伦理方面的重建。

（一）以康复服务对象为中心，保障其自主权与尊严

在康复治疗中，患者有权根据自身情况和意愿选择适合自己的治疗方案。医务人员应充分尊重患者的选择，不得强迫或诱导其接受某种特定治疗；同时，医务人员应向患者提供全面、客观的信息，帮助其作出明智的决策。在康复治疗中可能会涉及患者的个人隐私信息，如身体缺陷、疾病史等，医务人员应严格保密患者的隐私信息，避免泄露给第三方。此外，医务人员还应尊重患者的个人空间和私人时间，避免在未经患者同意的情况下进行不必要的身体检查或治疗。不同患者可能拥有不同的信仰和文化背景，而这些信仰和文化背景可能会影响其对康复治疗的接受程度和方式，医务人员应尊重患者的信仰和文化背景，在制订治疗方案时充分考虑患者的信仰因素，避免冲突和误解；同时，医务人员还应了解并尊重不同文化背景下的康复习俗和传统疗法，为患者提供多元化的康复选择。

（二）以维护康复服务对象诊疗权益为主线，用专业与关怀促进其身心健康发展

康复治疗过程中医务人员可能会使用各种器械，这些器械均应经过严格的认证和测试，以确保其安全性。医务人员在使用这些器械时应严格遵守操作规程，避免因操作失误导致患者受伤。此外，医务人员还应密切关注患者的身体反应和病情变化，及时调整治疗方案，确保治疗过程的安全。康复治疗需要始终遵循循序渐进的原则，不能急于求成。过度治疗可能会导致患者身体难以承受，造成新的损伤或并发症。医务人员应根据患者的具体情况制订合理的治疗方案，避免过度治疗。同时，医务人员还应向患者解释治疗方案的目的和必要性，帮助其理解并接受治疗方案。在康复治疗过程中往往伴随着疼痛、不适和心理压力，医务人员应关注患者的心理感受，及时给予心理疏导和支持，避免其因心理问题而放弃治疗或产生抵触情绪。此外，医务人员还应尊重患者的意愿和感受，避免在治疗过程中对患者造成不必要的心理伤害。

（三）以制订康复服务对象个性化康复方案为原则，有力推动其健康提升，增进福祉

每位患者的身体状况、病情严重程度和康复需求各不相同，因此医务人员应制订个性化的整体治疗方案，关注患者的整体健康状况，综合评估患者的身体状况、心理

状态和社会适应能力，结合康复医学的最新研究成果和技术，制订最适合患者的个性化的整体治疗方案，为其提供全面的康复服务，促进其全面康复。此外，医务人员应不断提高自身专业技能和知识水平，与时俱进，持续改进治疗技术和方法，进一步提高康复治疗效果。康复治疗不仅要关注患者的身体功能恢复，还要关注患者的社会参与和融入能力。医务人员应鼓励患者积极参与社会活动，提高其社交能力和自信心，同时还应与社区、学校等机构合作，为患者提供必要的支持和帮助，使其更好地融入社会。

（四）以保障康复服务对象的健康权益为目的，确保康复服务公平可及

康复治疗需要占用大量的医疗资源，包括人力、物力和财力。医务人员应公平地分配这些资源，确保每位患者都能得到及时、有效的治疗；同时还应关注弱势群体的康复需求，为其提供更多的支持和帮助。此外，在康复治疗中，医务人员应避免对患者存在歧视和偏见。无论患者的性别、年龄、种族、社会地位如何，都应得到平等、公正的治疗。医务人员应尊重患者的差异性和多样性，为其提供个性化的康复服务。康复治疗在现代医疗体系中具有重要地位，但普及程度和质量水平在不同地区和医疗机构之间仍然存在差异。医务人员应积极推动康复治疗的普及与提高，通过培训、宣传和教育等方式提高公众对康复治疗的认知度和接受度。同时，医务人员还应积极参与康复治疗的科学研究和实践探索，为推动康复治疗的发展作出贡献。

综上所述，在伦理视阈下为康复治疗的实施提供了重要的指导和保障，有助于确保患者的权益和安全，促进患者的全面康复与福祉。然而，随着社会的不断发展和医疗技术的进步，康复伦理面临着新的挑战与机遇。未来，我们应继续深化对康复伦理的研究和实践探索，推动康复伦理的不断发展和完善；同时，还应加强与国际社会的交流与合作，借鉴其他国家在康复伦理方面的经验和做法，共同推动全球康复伦理的进步与发展。

三、医学伦理学与康复伦理学的关系

医学伦理学和康复伦理学都是伦理学在医学领域的应用，它们之间既有联系又有区别。

医学伦理学和康复伦理学都是基于共同的哲学伦理学和医学的学科基因，遵守共同的伦理原理和原则。医学伦理学构建了常态下的医德原则和规范体系，其应用伦理学的理论和方法评价人类的医疗行为和医学研究是否符合道德，旨在解决医疗卫生实践和医学发展过程中的道德问题。康复伦理学的伦理探讨首先应该立足于康复医学建立和发展的宗旨、国内外当前康复医学发展的趋势和当前中国发展康复医学的社会需要。康复医学是一种对患者给予持续关爱和照护的医学模式，集中体现了医学的人文关怀和伦理精神，是一种在更高层次体现社会文明和医学人文精神的治疗模式。康复医学的治疗模式也区别于普通医疗模式，其采用综合康复治疗手段和康复治疗小组工作模式开展系统康复，其中综合康复治疗手段包括物理治疗、作业治疗、言语治疗、

文体治疗、心理治疗、音乐治疗、社会康复、假肢矫形、中医治疗和社区康复等，形成了以功能评估—康复治疗—效果评价为基础的康复流程，这意味着很难有一种具有广泛普遍性的伦理原则规范康复医学中的众多治疗行为和模式。

康复医学领域中的伦理问题存在个体性、团体性、情境性和道德对象的特殊性等特点，需要当前有关康复医学伦理理论方面的研究尽快地深入到康复医学的本质，对相关概念做出有效的元理论分析，对作为学科发展的康复医学的研究内容、服务对象、研究方法、发展模式等均作出相应的伦理分析。康复医学的服务对象以老弱残居多，康复伦理学强调在康复过程中不仅要关注患者的身体恢复，还要关注其情感需求和社会融入以及康复过程中的伦理决策和社会医疗资源的公平分配等。此外，康复伦理学还涉及康复医学中的政策、法规制定以及康复团队成员之间的协作和沟通等。

医学伦理学和康复伦理学都强调将伦理理论应用于实际医疗和康复过程中，指导医务人员和康复从业者的行为决策，保障患者的权益和安全。其都强调以人为本、尊重患者、关爱生命等基本原则，旨在通过道德规范的引导优化医疗服务流程，提高患者满意度和社会对医疗、康复服务的信任度。

综上所述，康复伦理学与医学伦理学在学科关系、关注焦点、伦理原则与规范，以及发展与应用等方面都存在着紧密的联系和相互促进的关系，两者共同致力于解决临床医学和康复医学实践中的伦理道德问题，推动临床医学和康复医学的健康发展。

第二节　康复伦理体系构建

一、康复伦理研究概述

康复医学是一门新兴的医学学科，是20世纪中期出现的一个新概念。康复医学和预防医学、保健医学、临床医学并称为"四大医学"，是以研究各年龄组病、伤、残者功能障碍的预防、评定和治疗为主要任务，以改善躯体功能、降低障碍、预防和处理并发症、提高生活自理能力、改善生存质量并促使其重返社会为目的的医学学科。伦理学是关于优良道德的科学，是关于道德价值的科学。恩格斯说："每一个阶段，甚至每一个行业，都有各自的道德。"作为一门新型的医学学科，伦理学应有其自身的范畴。随着康复医学的快速发展，康复伦理的价值也日益受到重视。虽然这是一个相对新的领域，但有广泛和不断增长的相关文献，许多研究致力于深入探讨并对其进行理解。

康复伦理学是康复医学实践中的重要分支，其运用医学伦理学的理论和方法研究和解决康复医学实践中的道德问题，是伦理学的理论、观点与康复医学实践相结合的产物，也是康复医学与伦理学相互交叉的边缘性科学。康复伦理学在实际操作中不仅是对理论知识的理解和应用，更是对康复从业人员职业道德的严格要求。其关注在康复过程中人与人、人与社会、人与自然之间的道德关系，旨在保护患者的权益，提升康复效果，促进医患关系的和谐。康复伦理学在康复治疗中具有重要作用，可以指导医护人员在康复治疗过程中面临的伦理问题，有助于提升患者的康复治疗效果；增强医疗机构的声誉和社会责任感，促进医患和谐。通过尊重患者自主权、保护患者隐私等措施，康复伦理学有助于促进医患关系的和谐发展。此外，随着科技的不断进步，康复医学面临着诸多新的伦理挑战，具体如下：①治疗与护理的平衡：在康复治疗中，如何平衡治疗与护理的关系，确保患者得到全面的关怀和支持，是康复伦理学面临的一个重要挑战；②医疗资源分配：随着康复医学的不断发展，康复医疗资源的需求也在不断增加，如何公平、合理地分配有限的康复医疗资源，以满足患者的需求，是康复伦理学需要解决的一个关键问题；③患者隐私保护：在康复治疗过程中，患者的隐私和个人信息保护至关重要，医务人员应加强对患者隐私的保护，防止信息泄露和滥用。康复伦理学需要不断适应这些变化，探索新的伦理规范和实践原则，以更好地服务于患者和社会，例如：在基因治疗和人工智能等技术在康复医学的应用中，康复伦理学需要关注患者隐私保护、自主权保障等伦理问题，确保科技向善、造福人类。

综上所述，康复伦理学是康复医学中不可或缺的重要组成部分，是康复医学领域中关于优良道德的科学，因而是价值最大的科学之一。其关注患者权益、团队协作、医护人员责任和社会资源公平分配等多个方面，通过遵循康复医学伦理原则，可以促进医患关系的和谐发展，提高康复治疗效果，实现患者的全面康复；同时，康复伦理学也为康复医学的持续发展提供了道德保障。

二、康复伦理研究对象

如何科学地确定伦理学的研究对象是元伦理学的核心问题，而康复伦理学可以被看作是伦理学原理在康复医学这一专业领域内的具体实践和应用。康复伦理研究对象是一个复杂而多维的系统，涉及康复医学实践中的多个方面，旨在通过伦理学的理论和方法指导和规范康复医学实践，提高康复治疗的效果和质量，保障患者的权益和尊严。下面将从康复的服务对象、服务理念以及在康复实践中伦理的重要性方面进行详细阐述。

（一）康复的服务对象

康复的服务对象非常广泛，涵盖了因各种原因导致身体、心理或社会功能受损或受限的个体。这些原因可能包括但不限于疾病、创伤、残疾、老龄化、慢性健康问题以及心理和社会因素等，以下是一些主要的康复服务对象类别。

1. 残疾者

残疾者指先天性缺陷、疾病或意外伤害等原因导致的身体功能受限或丧失的人群。其可能需要通过康复治疗恢复或改善身体功能，提高生活自理能力和生活质量。

2. 慢性病患者

慢性病患者，如患有各种神经疾病、内脏疾病、运动系统疾病、心脏病、糖尿病、慢性呼吸系统疾病等患者，长期患病可能导致身体功能下降，生活质量降低。康复治疗不仅有助于改善其躯体和心理功能，还能提高其生活独立性。此外，康复治疗可以帮助其管理疾病，恢复身体功能，提高生活质量。

3．疾病或损伤（急性期及恢复早期）患者

疾病或损伤（急性期及恢复早期）患者包括因急性疾病、事故或手术等原因导致身体功能暂时或永久受损。这类患者在病情稳定后，常常需要康复治疗以促进功能的恢复。在急性期和恢复早期，康复治疗可以帮助其尽快恢复身体功能，减少并发症的发生，促进身体和心理康复。早期康复治疗不仅可以促进疾病的临床治愈，预防并发症，还能为疾病后期的功能康复创造条件。

4．老年人

随着年龄的增长，老年人可能会出现不同程度的退行性改变，导致功能障碍或活动能力受限，如肌肉力量减弱、平衡能力下降等。康复治疗可以帮助其改善身体功能，延缓功能衰退，提高生活自理能力。

5．亚健康人群

亚健康状态指介于健康与疾病之间的状态，虽然没有明确的疾病诊断，但可能存在身体或心理方面的不适或疲劳感。康复治疗可以通过运动疗法、心理疗法等手段帮助其缓解疲劳，提高身体素质和心理健康水平。

6．特定疾病或损伤患者

有脑部疾病或神经系统疾病的患者，如脑卒中、脑外伤、脊髓损伤、多发性硬化症等；有骨骼肌肉疾病或脊柱疾病的患者，如骨折、脱位、颈椎病、腰椎间盘突出等；有心血管疾病或呼吸系统疾病的患者，如心脏病、肺气肿、哮喘等；有肿瘤或癌症治疗后需要康复的患者；受到运动损伤或创伤影响的患者，如扭伤、拉伤、挫伤、切割伤等；先天或后天存在发育异常或缺陷的患者，如智力障碍、听力障碍、口腔功能异常、先天性心脏病等。

7．运动人群

运动人群包括运动员、健身爱好者等，其因训练或比赛导致的运动损伤可能需要康复治疗，以帮助其恢复身体功能，提高运动表现。

8．精神心理疾病患者

某些精神心理疾病（如抑郁症、焦虑症等）患者也可能需要康复治疗，以帮助其恢复社交功能，提高生活质量。

9．儿童和青少年

患有发育障碍（如孤独症、脑瘫等）或意外伤害的儿童和青少年，也是康复治疗的重要对象。

10．职业病或工伤患者

因工作环境或职业因素导致的身体损伤或功能障碍的患者，需要康复治疗帮助其重返工作岗位。

综上所述，康复服务对象涵盖了从残疾人到老年人、从慢性病患者到亚健康人群等多个层面，其功能障碍存在时间一般较长，部分甚至终身存在。因此，康复治疗需要长期、持续地进行，以帮助患者适应和克服功能障碍。此外，康复治疗不仅需要关注患者的身体功能恢复，还需要提供心理支持和心理疏导，帮助患者建立积极的心态和信心。因此，康复团队需要由多个专业的康复人员组成，以确保患者得到全面、专业的康复治疗，通过综合应用各种有效措施，消除或减轻患者的功能障碍，提高患者的身体和心理功能水平，促进其全面康复和融入社会。

（二）康复的服务理念

康复的服务理念是康复工作的核心指导思想，体现了康复机构对服务对象的态度、目标和承诺。以下是对康复服务理念的详细阐述。

1. 以患者为中心

康复医学强调以患者为中心，致力于为患者提供最适合的康复方案和治疗计划，通过深入了解患者的病史、病情、生活习惯等信息，制订个性化的康复计划，确保每例患者都能得到最适合的治疗和护理。这一理念贯穿于康复全过程，确保患者的需求和期望得到满足。

2. 多学科参与

康复医学是一个多学科的工作，需要医生、护士、物理治疗师、作业治疗师、言语治疗师、职业治疗师等多类专业人员的共同参与和配合。康复治疗团队由具有丰富经验和专业知识的医护人员组成，其具备全面的康复知识和技能，这种多学科的合作方式为患者提供了全面、系统的康复服务，确保治疗效果的最大化；同时，团队还注重不断学习和更新康复理念和技术，以确保服务水平的持续提高。

3. 个体化康复计划

康复医学强调每例患者都是独特的个体，需要制订个体化的康复计划。这些计划根据患者的临床情况、病因、症状和治疗目标定制，确保了治疗的针对性和有效性。

4. 综合性治疗

康复医学通过综合应用多种治疗方法和手段的方式，如物理治疗、作业治疗、言语治疗、心理治疗等，从不同方面和不同角度对患者进行康复治疗。这种综合性的治疗方式能够全面改善患者的身体功能和心理状态。

5. 团队协作

康复医学强调康复治疗是一个团队的工作，专业人员之间需要紧密配合，共同制订治疗方案、监测治疗进展并及时调整，以提高康复治疗效果。

6. 社区康复

康复医学注重将康复治疗回归社区，让患者在最贴近生活的环境中得到康复治疗。这种以社区为基础的综合性康复服务能够提高康复效果和患者的社会参与度。

7. 预防优于治疗

康复医学还强调预防优于治疗的原则，即通过预防措施降低疾病和残疾的发生率。这一原则有助于减少患者的痛苦和减轻经济负担，提高社会整体健康水平。

8. 持续教育与培训

向患者及家属提供康复知识和技能培训，帮助其了解康复的重要性和方法，促进自我管理和康复能力的提升。在专业人员培训方面，对康复团队进行持续的专业培训和教育，提高其专业技能和服务水平，以确保患者得到高质量的康复服务。

9. 人性化关怀

康复过程中，患者可能面临各种心理挑战，如焦虑、抑郁等。因此，康复服务应提供心理支持，帮助患者建立积极的心态，克服心理障碍；鼓励家庭成员参与康复过程，提供情感支持和帮助，促进患者与家庭之间的沟通与理解，增强患者的康复信心。

10. 安全与舒适

康复服务应确保患者在治疗过程中的安全，避免出现二次伤害或并发症。提供温馨、舒适的治疗环境，有助于患者放松身心，提高治疗效果。此外，通过定期回访、健康讲座等方式还能加强与患者的沟通和联系，提高其康复意识和自我管理能力。

具体服务理念示例

（1）浙江省康复医院：以"爱心、关心、尽心"为服务理念，强调用爱心对待患者，缓解其痛苦；关心患者的需求，全心全意为每一例就诊患者服务；尽心尽责地提高康复技术水平，为服务对象谋取健康福祉。

（2）甘肃省康复中心医院：以"不忘初心，牢记医者使命"为服务理念，强调以患者为中心，提供卓越的康复医护服务；同时秉持"生命至上，关爱为怀"的服务理念，致力于呵护患者健康，让其早日康复，回归主流社会。

总之，康复医学的服务理念是以患者为中心，通过多学科参与、个体化康复计划、综合性治疗、团队协作、社区康复和预防优于治疗等多种方式为患者提供全面、系统、有效的康复服务，这些理念共同构成了康复服务的核心理念和价值观，为患者的康复之路提供了坚实的保障。

（三）康复伦理的实践意义

康复伦理的重要性不言而喻，其贯穿于整个康复过程，确保康复服务对象的权益得到保护，促进医患关系的和谐，推动康复医学的健康发展。在康复实践中，伦理的重要性体现在多个方面，它不仅关乎康复服务对象的权益和尊严，也影响康复服务的质量和效果，同时还是康复从业者职业素养和社会责任的重要体现。以下是对康复实践中伦理重要性的详细阐述。

1. 尊重康复服务对象自主权，保障患者权益

（1）康复服务对象自主权：康复医学强调尊重康复服务对象的自主权，即患者有权参与治疗决策，对治疗方案有知情权和选择权。在康复实践中，医疗团队应充分尊重康复服务对象的意愿，与康复服务对象进行充分地沟通，这样可以确保康复服务对象了解自己的病情、治疗方案、可能的风险和预期效果，从而更好地配合康复治疗。

（2）保障康复服务对象权益：康复过程中，医疗团队应保护康复服务对象的权益和安全，如隐私权、安全权、尊严权等。医疗团队应遵守《中华人民共和国数据安全法》《中华人民共和国个人信息保护法》等法律法规，确保康复服务对象的个人医疗信息不被未经授权的人员访问、转移或披露。

2. 促进医患关系的和谐

（1）建立信任：在康复过程中，医患之间的信任关系至关重要。医疗团队应以患者为中心，关心患者的需求和感受，提供温暖、关怀和支持，帮助患者树立战胜疾病的信心。

（2）有效沟通：康复过程中，医疗团队与康复服务对象之间的有效沟通至关重要。医疗团队应倾听康复服务对象的心声，积极回应康复服务对象的需求，为其提供清晰的解释和指导，确保其充分理解治疗方案和预期效果。

3. 推动康复医学的健康发展

（1）规范康复医疗行为：伦理规范为康复医疗行为提供了明确的指导，确保医疗团队在康复过程中遵循伦理原则，如公正、公平、尊重、有利、不伤害等。这有助于规范康复医疗行为，防止康复医疗腐败和不良康复医疗行为的发生。

（2）提高康复医疗质量：遵循伦理规范有助于提高康复医疗质量。医疗团队在康复过程中应关注康复服务对象的需求和感受，提供个性化的康复治疗方案，确保患者得到最佳的康复治疗效果；同时，医疗团队应不断学习和更新康复医学知识，提高自身的专业素养和技能水平。

（3）促进康复医学创新：在康复医学领域，伦理规范为康复医学创新提供了重要的支持。在康复临床试验和科学研究中，医疗团队应遵循伦理原则，确保康复服务对象的权益得到保护，同时积极探索新的康复治疗方法和技术，推动康复医学的高质量发展。

4. 提升康复医疗质量与安全

（1）确保合理性与准确性：康复方案必须基于康复服务对象的具体情况和需求进行制订，确保其合理性和准确性。医疗团队应定期评估康复服务对象的康复进展，并根据评估结果调整治疗方案。康复实践应关注康复服务对象的全面需求，包括身体、心理、社会等方面，通过提供个性化的康复护理服务，满足康复服务对象的不同需求，促进其全面康复。

（2）避免过度治疗：遵循康复伦理原则可以避免不必要的过度治疗，从而减轻康复服务对象的经济负担和身体痛苦。医疗团队应权衡治疗费用与效果，确保康复服务对象支付合理的费用。

5. 体现医疗团队职业素养

（1）提升职业道德：医疗团队通过遵循伦理原则，不断提升职业道德素养和职业操守水平，有助于塑造良好的职业形象和社会声誉，提高康复行业的整体形象和公信力。

（2）促进个人成长：遵循伦理原则的康复实践有助于医疗团队的个人成长和职业发展，通过不断学习和实践伦理原则，提高专业技能和服务水平，实现个人价值的最大化。

6. 承担社会责任

（1）促进社会公正：医疗团队应遵循公平、公正的原则，合理分配医疗资源，确保每个康复服务对象都能获得必要的康复护理服务。这有助于促进社会公正和公平，减少医疗资源的不均衡分配现象。

（2）推动康复事业发展：遵循伦理原则的康复实践有助于推动康复事业的发展，通过提供高质量的康复服务提高患者的康复效果和生活质量，增强社会对康复事业的认可和支持。

综上所述，伦理在康复实践中具有重要作用，其尊重患者自主权，保障患者权益，促进医患关系的和谐，推动康复医学的健康发展。因此，在康复过程中，医疗团队应始终遵循医学伦理原则，为患者提供优质的康复服务。

三、康复伦理研究方法

康复伦理学的学习方法多种多样，旨在帮助学习者掌握康复实践中的伦理原则和规范，提高处理伦理问题的能力。以下是一些有效的学习方法。

（一）理解康复伦理学的定义与重要性

1. 定义

康复伦理学是研究康复医学领域中道德现象、道德关系、道德原则及道德规范的科学，旨在指导康复医学实践，保障患者权益，提高康复服务质量，了解康复伦理学的定义、历史、发展及重要性，掌握康复伦理学的基本原则和核心价值观，如尊重患者的自主权和人格尊严。

2. 重要性

通过伦理学教学，帮助康复从业人员更好地应对伦理挑战，促进康复服务的人性化和优质化，确保康复临床研究科学、伦理、合规地开展。通过研读康复伦理学的相关书籍、论文和资料，深入了解康复实践中的伦理问题、挑战和解决方案以及康复伦理学的实际应用。

（二）掌握康复伦理学的基本原则与规范

1. 尊重原则

尊重患者的自主权、知情同意权、隐私权等，保障患者尊严和权益。

2. 不伤害原则

避免对患者造成身心伤害，确保康复治疗的安全性和有效性。

3. 有利原则

以患者为中心，提供全面、优质的康复服务，促进患者功能恢复和生活质量提高。

4. 公正原则

公平、公正地对待每一位患者，不因任何因素歧视或偏袒。

5. 公平可及原则

确保需要康复服务的患者能机会均等地享受康复服务。

6. 人道主义原则

确保在危难情况下，包括在发生武装冲突、人道主义紧急情况和自然灾害时，伤、病、残者获得保护和安全。

（三）学习康复伦理学的实践应用

1. 案例分析

选取康复医学实践中的典型案例进行分析，探讨其中的伦理问题和解决方案。通过案例分析，学生可以更深入地理解康复伦理学的应用，提高分析问题和解决问题的能力。

2. 角色扮演

模拟康复过程中的医患交流场景，培养同理心和人文关怀，提高沟通能力。通过角色扮演和模拟训练，模拟康复实践中的伦理场景，让学生在实践中体验和应用伦理原则，提高解决伦理问题的能力。

3. 小组讨论

针对康复伦理学的热点问题或争议话题进行小组讨论，分享观点和看法，促进深入思考和交流。

（四）关注康复伦理学的最新发展和挑战

1. 阅读相关文献

关注康复伦理学的最新研究成果和发展趋势，了解新的伦理问题和挑战。

2. 参加学术活动

参加学术会议、研讨会等，与同行交流经验和观点，拓宽视野和思路；参加网络研讨会和讲座，听取专家的讲解和分享，了解康复伦理学的最新研究成果和实践经验，拓宽自己的视野和思路。

3. 更新知识体系

随着科技进步和社会发展，康复伦理学将面临新的挑战和机遇，需要不断更新和发展自身知识体系。

（五）结合实践，深化对康复伦理学的理解和应用

1. 反思实践

通过亲身参与，可以更直观地了解康复伦理学的实际应用，提高实践能力和应对能力，在康复实践中不断反思自己的行为和决策是否符合伦理原则和规范，及时发现问题并改进。

2. 寻求反馈

向同事、患者或家属等寻求反馈和建议，了解自己的不足并加以改进。

3．持续提升

通过不断学习和实践，提升自身康复伦理素养和能力水平，为患者提供更加优质和人性化的康复服务；参加康复伦理讨论会，与同行交流和学习康复伦理学的最新进展和实践经验，分享自己的见解和困惑，共同提高伦理素养和决策能力。

（六）反思与总结

1．定期反思

在学习过程中应定期进行反思和总结，回顾在学习和实践中的经验和教训，通过反思和总结可以更清晰地认识到自身不足和需要改进的地方，从而制订更加明确的学习目标和计划。

2．撰写论文或报告

将学习成果以论文或报告的形式呈现出来。撰写论文或报告不仅可以锻炼写作能力和表达能力，还可以更系统地梳理和整合所学知识，形成自己的学术观点和见解。

（七）自主学习

1．利用网络资源

利用网络资源进行自主学习和拓展阅读，培养自主学习能力。可以通过网络论坛、在线数据库等途径获取最新的康复伦理学知识和研究成果。

2．制订学习计划

可以根据自己的学习进度和需求制订个性化的学习计划。学习计划应包括学习目标、学习内容、学习时间等方面的规划，以确保学习的系统性和有效性。

3．理论提升与实践总结

在实践学习和互动学习后，进行反思和总结，加深对康复伦理学的理解和认识。通过反思和总结，可以发现自身不足之处，并采取相应的措施进行改进；积极接受他人的反馈和建议，了解自身不足，不断改进和提高自己的伦理素养和决策能力。

综上所述，康复伦理学的学习方法包括理论学习、实践学习、案例分析以及反思与总结等多个方面。通过综合应用这些方法，可以更全面地掌握康复伦理学的知识和技能，为未来的康复医学实践打下坚实的基础。

四、康复伦理研究意义

就其最重要的和最主要的部分（核心与基础）而言，伦理学是一种关乎国家制度好坏的价值标准的科学。康复伦理学的学习意义深远，它不仅关乎患者的权益与福祉，也影响着康复医学的发展与进步。康复伦理学学习与研究的主要意义在于：

（一）提升专业伦理素养

学习康复伦理学有助于医疗和康复从业人员深入理解并遵循伦理原则和规范，提升其专业伦理素养。这种素养是医疗和康复实践不可或缺的一部分，确保患者能够在一个尊重、安全和公正的环境中接受治疗。通过学习康复伦理学，康复从业者能够深入理解康复实践中的伦理原则和规范，增强自身的伦理意识，从而在工作中更加自觉地遵循伦理要求。康复伦理学的学习有助于康复从业者在面对复杂伦理问题时，能够应用伦理原则进行理性分析和判断，做出符合伦理要求的决策。

（二）加强康复服务对象权益保护

康复伦理学强调尊重患者自主权、保护患者隐私、确保治疗公正等原则，这些原则为患者的权益提供了坚实的保障。康复伦理学的学习有助于康复从业人员建立与患者之间的信任关系，通过遵循伦理原则，康复从业人员能够赢得患者的信任和尊重，从而提高患者对康复治疗的配合度和满意度。通过学习康复伦理学，康复从业人员能够深刻理解并遵循这些原则，确保在康复服务过程中患者的权益得到充分尊重和保护。

（三）促进医患关系和谐

康复伦理学倡导良好的医患沟通，鼓励医护人员与患者建立互信、尊重的合作关系。康复伦理学的学习有助于减少医患纠纷的发生。当康复从业人员在工作中遵循伦理原则时，能够减少因误解、沟通不畅或操作不当等原因导致的医患矛盾，从而维护良好的医患关系。通过学习康复伦理学，康复从业人员能够掌握有效的沟通技巧和方法，更好地理解患者的需求和感受，从而建立更加和谐、融洽的医患关系。这种关系有助于增强患者的治疗信心，提高康复效果。

（四）提高医疗和康复服务质量

康复伦理学要求医疗和康复从业人员以患者为中心，关注患者的需求和感受，提供高质量的医疗和康复服务。通过学习康复伦理学，医疗和康复从业人员能够更好地满足患者的需求，提高服务质量和效率。康复伦理学的学习有助于康复从业者提高治疗效果。当康复从业人员在工作中遵循伦理原则时，能够更加注重患者的心理和社会因素，为患者提供更加全面、细致的康复服务，从而提高治疗效果和患者的生活质量。

（五）推动康复医学发展

康复伦理学作为康复医学的重要组成部分，其发展和完善对于推动康复医学的进步具有重要意义。通过学习康复伦理学，康复从业人员能够深入了解康复医学的伦理基础和价值导向，为康复医学的理论研究和实践探索提供有力支持。同时，康复伦理学的不断发展也能够促进康复医学与其他学科的交叉融合，推动康复医学的全面发展。

（六）培养社会责任和职业道德

康复伦理学的学习还能够培养医疗和康复从业人员的社会责任感和职业道德。通过了解和实践康复伦理学的原则和规范，医疗和康复从业人员能够更好地履行自己的社会责任，坚守职业道德，为患者的健康和福祉贡献自己的力量。

（七）助力个人成长与发展

康复伦理学的学习不仅关乎患者的权益和康复医学的发展，也关乎康复从业人员的个人成长与发展。通过学习康复伦理学，康复从业人员能够不断提升自身道德素养和人文关怀能力，形成更加完善的人格品质。这些品质将伴随其一生，为其职业发展和人生道路提供有力支持。

（八）实现社会整体道德进步

康复伦理学的学习有助于人们认识到社会正义在康复医学中的重要性，促进康复资源的公平分配和合理利用。通过学习，人们能够更加关注弱势群体的康复需求，推动社会公平和正义的实现。康复伦理学的学习不仅适用于医务人员，也适用于广大公众。通过学习，公众能够了解康复医学中的伦理问题，形成正确的道德观念。当对康复医学有了更深入的了解时，公众能够更加理性地看待康复过程中的各种现象，为康复医学的发展提供良好的社会氛围。

综上所述，康复伦理学的学习意义深远，对提升康复从业人员的专业伦理素养和决策能力、保护患者权益、促进医患关系和谐、提高康复服务质量、推动康复医学高质量发展以及培养社会责任和职业道德等方面都具有重要意义。

第二章 康复伦理理论构建

第一节 康复伦理基本理论

任何一种伦理理论都不是完善的，都没有提出一个关于道德生活的完备理论，但任何一种伦理理论都有值得研究的观点。为了凸显所讨论的几种理论的主要观点，本节将尝试用不同的理论分别分析如下案例。

一个患有进行性肾衰竭、不宜长期做肾透析的5岁小女孩，医务人员考虑对其实施肾移植，但对这个小女孩的病情而言，肾移植后的效果存疑。不管怎样，还是会存在一种"明确的可能性"，即移植的肾不会受病变感染。她的双亲一致同意进行肾移植，但是组织配型显示很难为这个女孩找到相匹配的肾源。医务人员排除了她的两个妹妹，因为她们一个2岁、一个4岁，年龄太小，不能做捐献者。其母亲的组织配型失败，但其父亲的组织配型成功，并且有"解剖学意义上的利于移植的良性循环"。肾病专家单独会见了患儿的父亲，告诉他配型结果，并指出患儿的预后"非常不确定"。这位父亲反复考虑后决定不给女儿捐献一个肾脏，他的几个理由如下：①他害怕手术；②缺乏勇气；③即使实施肾移植，女儿的预后也不确定；④尚有一丝希望获得尸体肾源；⑤其女儿一直在遭受痛苦。然后，他要求医生告诉家庭其他成员他组织配型不合。他担心的是，如果家人知道真相，会指责他故意任女儿死亡。他坚持认为讲真话会"毁掉家庭"。医生对他的请求感到不安，但经过进一步商讨后，医生同意告诉他的妻子"由于医学原因，父亲不能捐肾"。

一、功利论

功利论（utilitarianism）即功利主义，也称效果论，是根据行为结果的好坏判断行为在道德方面是否正确的一种伦理学理论，这一理论最著名的代表是边沁（Jeremy Bentham）和密尔（John Stuart Mill），追求"最大多数人的最大幸福"是理论核心。不同于边沁单纯将快乐进行量化的比较，密尔指出快乐也存在质的区别，以避免功利主义变成一种适合于低级享受的哲学。功利论主张，当且仅当一个行动能够使好处最大化、坏处最小化时，该行动在道德方面是正确的。需要注意的是，即使一个行动只产生了负的净功利，其依然可以是正确的。因为在某些情况下，当所有可选的行动都只能带来负功利时，带来最小负功利的行动即功利最大化的行动。在功利主义内部，存在规则功利主义和行为功利主义之争。两者争论的焦点是这一原则是为特定情境中的特定行为辩护，还是为判断行为正确与否的一般规则辩护。规则功利主义将功利主义的效用原则与人们行为的道德准则结合起来，在坚持效用原则的同时承认道德准则对指导人们行为的重要性。规则功利主义认为，人们选择的行动之所以应该遵守一定的道德规则，是因为按照这些规则行动总会产生最大的利益和幸福。行为功利主义企图将功利主义理论看作一个能够帮助个体在具体情境中选择自己行动的具体体系，强调如果一个行动比任何其他行动在某种情况下能更好、更有益处，那么这一行动就其内容而言就是善的、道德的。

在医学伦理及康复伦理中，人们对风险受益的考虑是以功利原则为基础的。在上述案例中，通过对可能的利益和风险进行某种权衡，部分功利主义者可能会建议对患者的两个妹妹进行组织配型，如果有一个匹配成功并得到父母的同意，就可以摘取其肾脏；部分功利主义者可能会认为放弃对小女孩的治疗是正确的选择。总之，即便从结果出发考虑，功利主义内部也可能会存在不同意见，因为其对价值的理解可能不同，对结果的预测和评估难免会出现差异。功利主义者会考虑各种因素，比如完全透露实情是否会毁掉家庭，对家人撒谎是否会产生严重的消极影响以及父亲后来是否会因拒绝捐肾而产生严重的内疚感。尽管功利主义内部在具体的判断方面可能会存在分歧，但功利主义者一致认为，医生有义务综合考虑各种可能的结果权衡利弊。

功利主义不仅适用于个人行为，而且也是制度和法律体系的指导原则。尽管如此，其也不是一个充分的道德理论。一个社会不可能通过彻头彻尾地贯彻这一理论解决所有的社会问题。当实现最大功利主义结果的唯一途径是实施一种不道德的行为时，功利主义的推论结果与一些至关重要的审慎判断、道德直觉就会发生冲突。例如，一名天才外科医生有五例患者，分别是科学家、医生、军官、外交官和教育家，其分别患有心脏病、肺病、肝病、右肾和左肾衰竭而行将死亡，此时正好有一名健康人的器官与这五例患者的器官匹配，如果将这名健康人的器官移植给他们，就能挽救他们的生命，而捐献者必然死亡。这名医生是否应该进行器官移植，或者是否应该允许这名医生进行器官移植？按照行为功利主义理论，这种杀戮不仅是允许的，甚至是一种道德义务。

二、义务论

义务论（deontology）的最著名代表是康德（Immanuel Kant），这一理论的核心观点是判断行为是否具有道德价值的标准是准则（或动机）而不是后果。换言之，不能根据结果的好坏判断一个行为的对错、善恶，而应该根据该行为的准则（每个人行动的主观原则）判断，即追问其为什么要这样行动。义务论提出一条判断行为道德价值的"绝对命令"——你是否愿意你的行动准则成为一条普遍法则。根据义务论的这一标准，一个人在行动的时候，需要自问以下问题。①我为什么要如此行动，行动的准则是什么？②如果所有人都按照这条准则行动，世界将会如何？是否会出现一些很荒谬的现象，如逻辑矛盾。③我是否愿意别人也如同我这般行动？如果行动满足这三个要素，则具有道德价值。这种对于准则的考虑经常被称为"动机论"。义务论认为，一个"合乎义务"的行为（从结果看，符合道德要求的行为）如果是出于同情、爱等诸如此类的情感，则不具有道德价值。这样的行动可以受到称赞，但不值得敬重。需要注意的是，义务论并不会倡导人们在日常生活中为了让自己的行动具有道德价值，就必须摒弃一切情感，克制甚至压抑着情感去行动。义务论真正想要表达的是，我们在日常生活中完全可以出于爱、同情等诸如此类的情感去行动，比如帮助他人。这样的行为多多益善，正所谓"人人都献出一点爱，世界将变成美好的明天"。义务论者对此不仅不反感，反而还鼓励、赞扬。但是义务论提醒人们，没有必要给这样的行动贴道德的标签，将其进一步美化、拔高，称其为"高尚"。因为道德的要求较其还要更高，这些行动充其量只是合乎义务，但并非出于义务，不具有真正的道德价值。

面对上述案例，严格的康德主义者会认为，即便父亲给女儿捐肾，他的行为也谈不上道德，因为他可能是出于爱女心切这种情感，值得赞赏，但不值得敬重。如果父亲选择捐肾是出于更"高尚"的动机，而不仅仅是爱这种情感，则他的行为才有可能具有道德价值，而这种"高尚"显然已经超出了日常生活中所理解的道德。另外，将女孩的妹妹作为肾源也是不正当的，因为孩子太小，无法自愿捐肾。在这种情况下，如果由父母代理妹妹作出捐肾的决定，则侵犯了"人是目的"的命题，妹妹仅仅被当成救治姐姐的手段。至于医生是否应该与父亲一起向家人撒谎，康德主义者也不会基于真相可能会"毁掉家庭"这一后果的考虑进行判断，甚至会认为基于这种"有利"后果的考虑是不道德的，相反，我们应该自始至终秉持"不撒谎"的行动原则。

医学伦理实践中的尊重自主原则虽然并非完全来自义务论，但对这一原则的阐释及知情同意与义务论的精神内核是一致的。例如，在涉及人类受试者的研究中，即使某项研究有望获得有利于数百万人甚至全社会的重大效益，如果研究者未能获得受试者的知情同意，则该研究无法开展。因此受试者的同意至关重要，这既保护了受试者的利益，也尊重其尊严。

义务论面临的最大挑战是无法解决义务之间的冲突。上述案例中，在父亲进行检测时，医生和父亲之间是否由此建立了一种医患关系，这种医患关系要求医生为患者进行保密。一方面，保密原则禁止医生将父亲的情况透露给其他家属；另一方面，"不撒谎"的绝对命令又要求医生对任何人说真话，此时医生将陷入两难。当然在传染病（如艾滋病）防治的相关情境中，医生可以将患者的情况告知第三方，如疾控中心，由疾控中心通知患者家属，或者医生尽可能地说服患者自己向家人坦白。

三、美德论

与功利论和义务论主要关注行为是否具有道德价值不同，美德论（virtue ethics）主要关注的是行为者的品质，美德论的著名代表是亚里士多德（Aristotle）。根据亚里士多德的理论，一个有道德的人不仅要有适当的动机，还应该有适当的情感，比如同情和遗憾等，即使这些情感不是动机，也不会产生任何行动。美德理论更关心人的性格、品质和动机，而不是其行动是否符合规则。情感、意图和动机在美德理论中具有重要的地位，共同构成了一个人的品质。当朋友作出象征友谊的行为时，我们希望这种行为的动机并不完全出自义务，而是出于友情，同时伴有珍视这种友情的意识。美德伦理学家认为，以义务为导向的理论（功利论和义务论）试图用规则、规范和程序取代医护人员的德性判断，这样不会产生更好的决策和行动。例如，与依靠制度法规和政府法规保护人类受试者相比，更有效的保护依靠的是研究人员具备同情心、尽责、仁慈、公正的品德。因此，品德比规则更重要，应该重视通过教育启蒙和培养这些美德。

美德论主张，医护人员在医疗活动中，最重要的通常不是遵守道德规则，而是拥有可靠的品格、良好的道德感和适当的情感反应。当医护人员对患者及其家属流露出同情、耐心和共鸣时，医学的使命得到了最充分的体现。在医学实践中，值得推崇和敬仰的品质通常来源于角色责任。有些美德对这种职业角色而言至关重要，有些恶习在这种职业活动中则是无法容忍的。

美德理论在护理和医患沟通方面发挥着更大的作用。比如在获得知情同意的过程中，一个充满关怀、同情品质的医护人员与患者及其家属之间的对话远比仅仅诉诸遵守知情同意制度规范更能显示医学人文的本色。在传统护理理念中，护士通常被视为医生的"侍女"，护士这种角色的美德是被动的顺从和服从。相比之下，在当代护理模式中，人们更加强调培养积极的美德。例如在现代护理理念中，护士被认为是患者利益的维护者，其突出的美德包括尊重、体贴、正义、坚韧和勇敢。

应用美德伦理理论分析上述案例时，我们可能会考虑如下因素，即那位父亲承认他缺乏勇气捐肾。另外，当他指出女儿的"痛苦程度"时，可能是出于同情和爱，不希望看到女儿继续遭受不必要的痛苦。当然，这种"利他"的情感也许是和他的怯懦杂糅在一起。父亲的真实动机可能是怯懦、可能是爱，也可能兼而有之。医生在面对父亲"要求医生说谎"的请求时感到非常不舒服，因为在医生看来，欺骗行为可能会损害其正直和诚实品质。

单独来看，每一种理论都有其不可克服的内在缺陷，但这些理论对道德生活的思考都有指导意义，其中每一种理论都阐明了一种我们不愿意放弃的观点。以上三种不同的伦理理论之间存在着竞争，甚至在部分问题上针锋相对。尽管如此，这些理论之间的差别也并非如战场上的敌对军队那般水火不容。这些不同的理论一定程度地体现了人类的共识（比如比彻姆所说的"公共道德"），可以推导出相同的行为指南。人们在分析案例和制订政策时，尽管深刻的理论差别可以将其分为不同的派别，但却常常能够就一些原则达成共识。因此，我们在医学伦理实践中应用这些理论资源时，不必刻意选择其中一种理论而排斥其他理论，或将一种理论作为伦理学的首要基础。

第二节　康复伦理基本原则

康复伦理学的基本原则是康复实践领域伦理规范的指导性原则，是评价康复从业人员服务行为是非善恶的重要标准。康复职业道德规范是在康复伦理原则的指导下，规范康复从业人员言行的具体道德标准或职业素养要求。

汤姆·比彻姆（Tom L. Beauchamp）和詹姆士·邱卓思（James F. Childress）在1979年出版的《生命医学伦理学原则》一书中提出尊重自主、有利、不伤害和公正四项生命医学伦理基本原则，得到广泛认可。四项原则后来被联合国教科文组织于2005年的《世界生命伦理学与人权宣言》中确立为世界范围内发展生命伦理学或医学伦理学课程的基本原则。基于此，康复实践中的伦理问题同样也应该受四项原则的检验。

康复伦理学的基本原则是在康复实践中调整康复从业人员与康复对象、康复从业人员以及与社会之间关系的行为准则，是贯穿康复职业道德规范体系的一条主线，也是衡量康复从业人员道德品行的基本标准，为康复从业人员树立职业道德信念、指导职业道德行为、进行职业道德评价和加强职业道德修养指明方向。

一、基于康复伦理视阈的尊重原则

（一）尊重原则的内涵

尊重原则是有关尊重自主者决策能力的规范，也称尊重自主原则。尊重一个人的自主性，即要承认此人有权持有自己的观点、做出选择并根据个人价值和信念采取行为。

在康复实践中，尊重原则指尊重康复对象自主选择的权利，以保证其拥有理性地选择康复服务的自主权。狭义的尊重原则强调医患双方应该真诚地尊重对方的人格，即强调康复从业人员尊重康复对象及其家属独立而平等的人格与尊严；广义的尊重原则指除尊重康复对象的人格与尊严外，还尊重其自主性等。尊重原则有利于保障康复对象在面对自身康复服务决策问题时能作出合乎理性的决策并采取行动的权利，其实质是对康复对象的独立人格和自主权利的维护和尊重。尊重自主原则有助于统筹兼顾处于服务关系中双方主体的正当权益，有利于推动职业人道主义的内涵拓展和理论深化。

第二次世界大战后的"纽伦堡审判"及之后通过的《纽伦堡十项道德准则》是自主权利在医学研究中被确立的标志性事件。1978年，美国国家委员会颁发贝尔蒙报告（Belmont Report），尊重自主原则作为首要原则被提出。每个个体都有自主决策的权利，但并不都具备自主决策的能力。自主决策的权利是天赋的和法定的，但自主决策的能力却是后天的和情境的。在康复实践中，有些康复对象不具备做出有效同意的能力，如未成年、缺乏认知能力、处于被胁迫或被利用等特殊情况的患者。

（二）尊重原则对康复从业人员的要求

1. 康复从业人员有义务主动提供适宜的环境和必要的条件，以保证康复对象充分行使自主权，尊重康复对象的自主性或自主决定，保证其可以自主选择康复从业人员，且康复服务方案要经过康复对象的知情同意。

2. 康复从业人员要切实尊重康复对象的生命和人格尊严，尊重其知情同意和自主选择的权利。对于缺乏或丧失知情同意和选择能力者，应该尊重其亲属或监护人的知情同意和选择权利。

3. 康复从业人员要有正确理性的判断能力明辨康复对象的决定是否是自主决定，要努力帮助其做出理性的、真正自主的选择。

二、基于康复伦理视阈的不伤害原则

（一）不伤害原则的内涵

不伤害原则（principle of nonmaleficence）是避免产生伤害的道德规范。在康复服务实践中，不伤害原则指不使康复对象受到不应有的、本可以避免的伤害，比如因康复从业人员的疏忽大意及不熟练的操作技术所造成的伤害。不伤害不是绝对的，在康复理疗等服务的实施过程中，有时可能会给康复对象带来无法避免的生理或心理方面的伤害。

康复实践客观上存在伤害的可能，一旦实施，其结果和影响往往是双重的，即使其符合适应证、为康复服务必需，且实施后达到了预期目的，也可能会给康复对象带来某些伤害。不伤害原则的真正意义不在于杜绝所有伤害，而在于强调培养康复从业人员树立为康复对象高度负责的、维护其躯体功能和身心健康的服务理念，正确对待伤害现象，在康复实践中努力使康复对象避免不应有的伤害。

（二）伤害现象的分类

1. 根据伤害与康复从业人员主观意志的关系，可将其分为责任伤害与非责任伤害，不伤害原则是针对责任伤害而言。责任伤害指康复从业人员经过努力可控却疏于控制、任其出现的伤害，分为有意伤害、可知伤害及可控伤害。有意伤害是指康复从业人员拒绝给康复对象提供必要的康复措施或者滥用不必要的康复措施等所造成的故意伤害；可控伤害即康复从业人员经过努力可以也应该降低的损伤程度，甚至可以杜绝的伤害。非责任伤害指康复从业人员无力控制或预先无法知晓的伤害，这类伤害的发生与康复从业人员的主观意愿无直接关系，包括无意伤害、意外伤害与不可控伤害。无意伤害是指康复从业人员无意但在实施正常康复服务时造成的伤害；意外伤害即康复从业人员无法预知的对康复对象可能会造成的伤害。

2. 根据伤害的内容指向，可分为身体伤害、心理伤害和经济伤害。身体伤害是因康复实践中的不当操作导致康复对象的躯体疼痛、功能损伤、肢体残疾、生命丧失等伤害；心理伤害指因隐私泄露、人格尊严被侵害等导致康复对象的心理受到伤害；经济伤害指康复对象承受了超出正常及合理范围之外的费用支出而受到的伤害。

（三）不伤害原则的相对性与双重效应

1. 不伤害原则的相对性

通常而言，康复服务必需实施的实践措施需符合不伤害原则，相反，如果康复实践措施对康复对象是无益的、不必要的，却因强加实施致使康复对象受到伤害，则违背了不伤害原则。但是，不伤害原则是相对的，因为有时康复实践即使符合适应证，也可能会给康复对象带来某些躯体或心理方面的伤害，但这并不意味着康复从业人员对伤害可以随意忽视，而应该防止各种可能的伤害，或努力将伤害降低至最小程度。

2. 不伤害原则的双重效应（double effects）

双重效应原则是用于为有伤害后果的行动进行伦理辩护。双重效应指某一个行动的结果产生了有害的影响，其是间接的且事先可以预见的效应，并不是恶意或故意造成的，而是为了实施正当行动所产生的连带影响。例如当为某腿部骨折患者进行术后康复的下肢功能训练时，肢体功能恢复是康复实践的目的效应，而因训练带来的躯体疼痛是可以预见的连带效应。上述情况对康复对象造成的疼痛伤害在伦理方面是可以接受的。

（四）不伤害原则对于康复从业人员的要求

1. 不伤害原则要求康复从业人员杜绝有意伤害和责任伤害，将不可避免但可控的伤害控制在最低限度之内。

2. 康复从业人员要尽量避免给康复对象造成身体、精神方面的伤害或经济损失。

3. 康复从业人员应秉持为康复对象认真负责的态度，积极了解和评估各项措施可能对其造成的不利影响，在多种康复实践方案之间权衡利弊，选择最佳方案，努力将伤害降到最低。

三、基于康复伦理视阈的有利原则

（一）有利原则的基本内涵

有利原则（principle of beneficence）是提供福利以及权衡福利和风险、成本的道德规范，是为增进他人利益而行动的道德义务。道德不仅要求我们尊重自主和避免伤害他人，还要求增进他人的利益，这种有利于他人的行为属于有利原则的范畴。不伤害原则与有利原则之间不存在明确的界线，但有利原则较不伤害原则相对道德要求更高，因为行为主体必须采取积极的措施帮助他人，而不仅仅是避免伤害他人。在康复实践中，有利原则指康复从业人员切实为康复对象谋利益，将有利于康复对象的利益置于首位。

（二）有利原则对康复从业人员的要求

1. 康复从业人员在康复实践中应以保护康复对象的利益、促进其功能恢复和维护其身心健康为主要目的。

2. 康复从业人员应选择受益最大、伤害最小的康复服务决策，努力为康复对象提供最优质的服务。

3. 康复从业人员应树立全面利益观，将康复对象的利益与社会公益统筹兼顾，维护其肢体功能，减轻其疼痛以及延长其生命。当康复对象的利益与社会公益存在冲突时，坚持有利原则要求，将有利于康复对象和有利于社会的公共利益统一起来。

4. 康复从业人员应全面权衡利弊得失，在权衡与康复对象的利益关系时，必须始终将康复对象的利益放在首位；在权衡康复对象的个人生命健康利益与科学、社会利益时，必须始终将康复对象的个人生命健康利益放在首位。

（三）不伤害原则与有利原则的逻辑关系

1. 不伤害原则是底线原则，通常具有优先性

不伤害原则较有利原则更优先，只有首先做到不伤害，才能促进有利。当存在冲突的时候，不伤害原则一般作为底线而存在。哲学家威廉·弗兰克纳将不伤害看作是有利的初始要求，在其理解的有利义务中，包含四个一般义务，具体如下。①不得作恶或施害；②应当避恶或避害；③应当去恶或去害；④应当行善或增利。其中，第一项优先于第二项，第二项优先于第三项，第三项优先于第四项。

2. 要警惕不伤害原则的优先性造成的不作为

不伤害原则的优先性只是逻辑方面的优先，与不伤害行为相比，有利行为不必屈居次席。过分强调不伤害原则可能导致不作为。

（四）有利原则与尊重自主原则的可能冲突

在康复实践中，有利原则有时会与自主原则发生冲突。康复从业人员常常认为其更了解哪些服务才是对康复对象更有利，从而干预康复对象的自主决策，容易导致家长主义。例如，在是否告诉康复对象肢体功能恢复可能的问题方面，许多人认为隐瞒病情对康复对象是有利的，有利原则较尊重自主原则而言更具有优先性。另一些人则认为，隐瞒病情侵犯了康复对象的自主权，所谓"有利"不过是一厢情愿，是否确实对康复对象有利仍值得商榷。在比彻姆和邱卓思看来，有利原则与尊重自主原则并没有真正冲突，有利原则确立了康复服务的首要目标和决策根据，而尊重自主原则为追求这一目标的专业行为设定了道德限制。康复实践中所呈现的有利原则与尊重自主原则的冲突通常是家长主义作风所致。

康复对象的自主权受到道德辩护和法律保护，无论康复对象还是康复从业人员都没有至上的权威性。在一般意义方面，家长主义是被严厉反对的。但在某些场合，对个人的行为进行临时性的有利干预是否正当却存在争议。例如，制止一个不了解通过高强度神经电刺激康复治疗会存在一定风险的人可能是正当的，这可以使此人充分了解如此做的后果。受到警告后，此人应当自由选择其所期望的任何方案。这种临时性的干预是否属于对自由的侵犯，这种行为是否属于家长主义是有争议的，这种争议体现了不同的人对自由边界的认知差异。

例如某39岁男性患者，因一次交通意外出现外伤性截瘫。到某康复机构就诊后，发现其由于躯体局部受压及血液循环不畅，极易发生压疮。康复从业人员针对该患者的身体功能状况及其家庭经济状况，组织康复专业团队共同商议，并征求患者及其家属意见后，为其制订出一套个性化的康复方案，包括物理治疗、功能训练和康复运动等。随后，康复从业人员对该患者实施下列具体康复服务。①及早防治，保持床单平整、清洁，骨突起处加用气圈；②多帮其翻身，每2小时改变一次体位，并用乙醇按摩；③对瘫痪的肢体进行被动活动、按摩、针灸、理疗等，促进功能恢复；④防止肌肉萎缩、关节僵硬、骨质脱钙等；⑤注意保持肢体于功能位，防止畸形；⑥提供心理支持和激励，帮助其战胜困难和挫折。患者在康复从业人员的综合康复服务实践下，3个月后可缓慢坐起，并逐渐开始架拐下地活动。

上述康复服务实践主要遵循了以下基本伦理原则。①尊重原则：尊重患者及其家属的知情同意权。②不伤害原则：康复团队共同商议制订的康复方案中，尽量避免对患者造成不必要的躯体、心理伤害，如防止肌肉萎缩、关节僵硬、骨质脱钙等；注意保持肢体于功能位、防止畸形等。③有利原则：考虑患者的躯体状况及其家庭经济状况，为其制订出一套个性化、综合性的康复方案，且在实践中证明其效果。

四、基于康复伦理视阈的公正原则

（一）公正原则的内涵

公正原则（principle of justice）是公平地分配福利、风险和成本的道德规范。公正，即公平或正义的意思，指康复从业人员在康复服务中公平地对待每一例患者。

（二）公正的分类

公正包含形式公正与内容公正，形式公正指公正在形式和程序方面的要求，仅仅确定了哪些方面是相关的，平等的人应当得到平等对待；形式公正包含机会平等和程序正义两个要素，即体现出机会平等和程序正义才符合形式公正的要求。机会平等指没有人应以不应得的有利特性为基础获取社会利益，同时也没有人因不应得的不利特性而被拒绝给予社会利益。机会平等认为，有缺陷的人能够有机会弥补受命运支配的偶然性的不公所导致的利益损失。

内容公正是对平等对待的相关特征进行细化的原则，指明了分配的实质性特征。常见的实质性的分配公正包括平均分配、按需分配、按付出分配、按贡献分配、按优势分配、按自由市场交换分配等，但这些原则常常是相互冲突的，不同理念的人对这些原则优先性的排序是不同的。

在康复实践中，康复从业人员对于有同样需要的康复对象应给予相同的对待，对于不同需要的康复对象则应给予不同的对待，体现的是形式公正；根据康复对象的实际需要、经济能力、社会地位及贡献等合理分配相应的负担和收益，反映的是内容公正。康复服务的公正观强调形式公正与内容公正的有机统一。

（三）在康复实践中坚持公正原则的意义

现代社会的公正理念要求康复从业人员平等对待每一例康复对象，体现的是对其人格尊严、健康权益的普遍尊重和给予关怀的人道品质和人文素质。康复从业人员坚持以公正原则对待康复对象，有利于调节日趋复杂的服务关系，有利于解决人们日益增长的康复服务需求与有限的可供分配的康复服务资源之间的矛盾。

（四）公正原则对康复从业人员的要求

1. 康复从业人员应树立公正观，即平等、公平地对待每一例康复对象，这是康复对象享有的不容侵犯的正当权益。

2. 康复从业人员对每一例康复对象的人格、权利及正当的康复需求，应给予同样的尊重和关心，特别是对老年患者、精神病患者、残疾人、婴幼儿等弱势群体，应给予更多的人文关怀。

3. 正确把握公正的相对性与绝对性的关系。在服务态度和服务质量方面以及基本的康复服务需求的满足方面，公正应该是绝对的或者是以绝对性为主导的。在多层次康复服务需求尤其是特殊康复服务需求的满足方面，公正只能是相对的或者是以相对性为主导的。康复公正是康复实践中必须遵循的首要原则，由不公正到公正、由低层次的公正到高层次的公正，是康复实践推行中必须解决的核心问题。如何妥善处理康复实践中的不公正现象，需要依赖政府部门、康复机构和康复从业人员的共同努力。

历史性研究：
康复伦理何以可能

　　康复伦理是医学伦理学原则与康复医学实践相互融合的产物。康复伦理的可能性源于其深厚的历史渊源，由来已久的康复实践不断修正和完善着不同层面的康复道德准则，彰显出对生命的尊重和对康复对象的关爱。

第三章
康复伦理思想发展历程

第一节 中国古代康复伦理思想探源

康复伦理学是一门新兴学科，我国古代虽然没有形成康复伦理学科，也没有产生康复伦理专著，但流传下来的涉及医学伦理的名篇与名言如恒河沙数、卷帙浩繁。在当今"大康复"的学科背景下，我们可以依据古代与医学伦理相关的名篇与名言探求医学伦理思想的渊源，并用其中的智慧指导当前康复伦理学科的建设发展。

我国古代医学伦理思想伴随医学史的演进而发展，本节将古代伦理思想分为先秦秦汉、魏晋隋唐、宋元明清三个时期展开探讨。

一、先秦秦汉时期康复伦理

先秦秦汉时期是古代康复伦理起源与形成的时期。这一时期，随着医学经验的长期积累，医事制度初步形成，《黄帝内经》《黄帝八十一难经》《神农本草经》《伤寒杂病论》等中医"四大经典"业已成书，标志着中医学术体系的建立，蕴含了丰富的康复伦理成就。

《周礼》是儒家传统的"十三经"之一，其《天官·冢宰》是我国现存最早的涉医文献之一，其中明确提出对医师医术、医德的考核标准，即"凡邦之有疾病者、疕疡者造焉，则使医分而治之。岁终则稽其医事，以制其食：十全为上，十失一次之，十失二次之，十失三次之，十失四为下"（《周礼·天官·冢宰下》），反映出早在先秦时期，国家即对从医者提出了济世救人、追求卓越的医学伦理要求，并制订出相应的考核制度与奖惩措施。

《黄帝内经》是我国现存最早的医学总集，是西汉以前医学经验的集大成者，位列中医"四大经典"之首，其中涉及许多医学伦理规范，对从医者提出具体的医学伦理要求。例如，提出医生诊疗的五种过失，即"良工所失，不知病情，此亦治之一过也""愚医治之，不知补泻，不知病情，精华日脱，邪气乃并，此治之二过也""善为脉者，必以比类奇恒，从容知之，为工而不知道，此诊之不足贵，此治之三过也""医不能严，不能动神，外为柔弱，乱至失常，病不能移，则医事不行，此治之四过也""粗工治之，亟刺阴阳，身体解散，四肢转筋，死日有期，医不能明，不问所发，唯言死日，亦为粗工，此治之五过也"（《素问·疏五过论》）；亦提出医生诊疗的四种失职行为，即"精神不专，志意不理，……此治之一失矣""受师不卒，妄作杂术……

此治之二失也""不适贫富贵贱之居，……不适饮食之宜，不别人之勇怯，……此治之三失也""诊病不问其始，……此治之四失也"(《素问·征四失论》)。以上"治之过失"涉及医者的诊察与治疗、医术与医德、动机与效果，较为全面、细致地反映了这一时期的医学伦理要求。其还提出"上以治民，下以治身，使百姓无病，上下和亲，德泽下流，子孙无忧"的医学理想；又提出"入国问俗，入家问讳，上堂问礼，临病人问所便"，即尊重风俗、忌讳、礼仪、患者的医学伦理尊重原则（《灵枢·师传》）。

东汉张仲景是这一时期医学伦理思想的集大成者，其著作《伤寒杂病论》被誉为"方书之祖"，名列中医"四大经典"，其本人也因高尚的医学道德和巨大的医学成就被后世奉为"医圣"。张仲景提出了"上以疗君亲之疾，下以救贫贱之厄，中以保身长全以养其生"的医学宗旨，即忠孝、仁爱、自利、利人。张仲景的医学伦理思想基于对当时社会环境下民不聊生的深切感慨。东汉末年，战乱频仍，伤寒肆虐，仲景族人在不到十年间"其死亡者三分有二，伤寒十居其七"；医者却不思进取，草率行医，"省疾问病，务在口给，相对斯须，便处汤药"；而社会上更是轻视医学，追逐名利，"曾不留神医药，精究方术""但竞逐荣势，企踵权豪，孜孜汲汲，惟名利是务"。于是，张仲景"感往昔之沦丧，伤横夭之莫救，乃勤求古训，博采众方"，力求在当时恶劣的医学环境中挽狂澜于既倒，扶大厦之将倾，彰显出不避艰险、迎难而上的医学使命和医者仁心、博施济众的医学理想（东汉·张机《伤寒杂病论·序》）。相传，张仲景还曾为长沙太守，逢每月初一、十五于公堂之上为人诊病，今天称中医诊病为"坐堂"即出自于此。

这一时期的正史对医家的记载亦反映出当时的医学伦理发展。例如，《史记》记载了战国时期的扁鹊使虢国太子"起死回生"，在邯郸为"带下医"，在洛阳为"耳目痹医"，在咸阳为"小儿医"，"随俗为变"，皆反映出见微得过、精益求精的医学精神（西汉·司马迁《史记·扁鹊仓公列传》）。《史记》记载的西汉淳于意的25则"诊籍"，详细记录了患者姓名、里籍、病因、病机、症状、脉象等，是我国早期医案的重要代表，反映出为总结经验、提高疗效而细致诊察、严谨记录的医学态度（西汉·司马迁《史记·扁鹊仓公列传》）。再如，《三国志》记载东汉华佗治病，用药"合汤不过数种"，艾灸"不过一两处，每处不过七八壮"，针刺"亦不过一两处"，以最少的干预争取最好的疗效，兼顾了医学伦理中的有利原则与无伤原则（西晋·陈寿《三国志·魏书》）。又如，《后汉书》记载东汉郭玉"仁爱不矜，虽贫贱厮养，必尽其心力；而疗贵人，时或不愈"，反映出医学伦理中的公正原则（南朝宋·范晔《后汉书·方术列传》）。

此外，这一时期形成的导引功法作为人体康复的重要方法，体现出中医学的"治未病"思想及医学伦理学的"有利原则""无伤原则"。《素问·异法方宜论》记载"中央者，……其治宜导引按蹻，故导引按蹻者，亦从中央出也"，所谓"按蹻"，即为古籍记载的我国最早的按摩导引术。1974年马王堆汉墓出土的《导引图》为西汉早期作品，是我国现存最早的"导引图"，共绘制有44个人物导引图式。《三国志·魏志·华佗传》记载了东汉华佗的五禽戏，"吾有一术，曰五禽之戏：一曰虎，二曰鹿，三曰熊，四曰猨，五曰鸟。亦以除疾，并利蹄足，以当导引"，通过模仿虎、鹿、熊、猿、鸟五种动物活动，导引肢体、养生除疾。华佗认为，五禽戏之所以能养生除疾，乃至使人长视久生，在于能够使身体劳而不倦、气血通畅，有如流水不腐、户枢不蠹，指出"人体欲得劳动，但不当使极尔。动摇则谷气得消，血脉流通，病不得生，譬犹户枢不朽是也。是以古之仙者为导引之事，熊颈鸱顾，引挽腰体，动诸关节，以求难老"（西晋·陈寿《三国志·魏书·华佗传》）。五禽戏等早期导引功法的形成为易筋经、八段锦、太极拳等后世导引功法的发展奠定了基础。

二、魏晋隋唐时期康复伦理

魏晋隋唐时期是古代康复伦理的全面发展时期。《黄帝内经》《伤寒杂病论》等医学经典得到整理，《备急千金要方》《外台秘要》等综合性医著相继问世，药物学、临证各科的进一步发展都为康复伦理的全面发展奠定了基础。

晋代皇甫谧是著名的针灸学家，其所著的《针灸甲乙经》是我国第一部针灸学专著。他将毕生精力用于钻研医术、诊病救人、著书立说上，视名利如粪土，嗜医业如生命，反映出重义轻利、竭诚医业的伦理思想。当时有人劝说皇甫谧要广结名流、出仕为官，皇甫谧答道"贫者，士之常；贱者，道之实。处常得实，没齿不忧"，他认为生活清贫、身份卑微是读书人、求道者的本分，安于本分便无所忧患。基于这种认识，皇甫谧不求为官，沉浸读书到了废寝忘食的程度，被时人称作"书淫"，并以孔子"朝闻道，夕可死矣"之言自明其志（唐·房玄龄《晋书·皇甫谧传》）。皇甫谧忠于医业，安贫乐道，被后世尊奉为"针灸鼻祖"。

晋代杨泉虽非医者，却对医学伦理有精切论述，将"仁爱""聪明理达""廉洁淳良"奉为从事医学的伦理准则，谓"夫医者，非仁爱不可托也，非聪明理达不可任也，非廉洁淳良不可信也。是以古之用医，必选名姓之后，其德能仁恕博爱，其智能宣畅曲解，……贯微达幽，不失细小，如此乃谓良医"（晋·杨泉《物理论》）。

唐代王冰对《黄帝内经》的整理细致严谨、贡献极大，反映出其对医学事业不辞劳苦、追求卓越的伦理思想。王冰详细记述了自己整理《素问》的缘由和经过，针对当时流行的《素问》版本纰缪百出，他通过"迁移""增补""分篇""尊礼""删削""另撰""朱注"等文献整理方法，力求彰明原书奥旨。为了整理《素问》，他"精勤博访，而并有其人，历十二年，方臻理要，询谋得失，深遂夙心"，刻苦钻研，遍访名师，耗时十二年才获得满意成果（唐·王冰《黄帝内经素问注·序》）。今人对《素问》的阅读、理解仍有赖王冰的编次、注释。

唐代孙思邈是这一时期医学伦理思想的集大成者，在中国医学理论史上的地位无出其右。他"博采群经，删裁繁重，务在简易，以为备急"，认为"人命至重，有贵千金，一方济之，德逾于此"，故命名其著作为《备急千金要方》《千金翼方》（唐·孙思邈《备急千金要方·自序》）。两书涉及大量医学伦理内容，其中又以《大医习业》《大医精诚》两篇最具代表，前者重在论习医之法，后者重在论业医之道，提出"博极医源，精勤不倦"的习医之要，"安神定志，无欲无求，先发大慈恻隐之心，誓愿普救含灵之苦"的大医之心，"省病诊疾，至意深心，详察形候，纤毫勿失，处判针药，无得参差"的大医之体，"不得多语调笑，谈谑喧哗，……訾毁诸医，自矜己德"的大医之法（唐·孙思邈《备急千金要方·大医精诚》）。孙思邈对医学伦理的贡献不仅在于精切论述，更在于亲身践行。他谈及习医，"青衿之岁，高尚兹典，白首之年，未尝释卷"，对于医书，他在有生之年始终坚持学习，"切脉诊候，采药合和，服饵节度，将息避慎，一事长于己者，不远千里，服膺取决"，对于医术，有一技长于己者，他必不远千里前往求教（《备急千金要方·自序》）。他谈及治病，对"疮痍荼毒重叠而生"的麻风病人，他人避而远之，"予尝手疗六百余人，瘥者十分有一，莫不一一亲自抚养"（《备急千金要方·痔漏》）。孙思邈一生献身医业，却始终淡泊名利。历史上多位帝王因孙思邈德高望重，欲征兆其入朝为官，他都坚辞不受。后人因孙思邈高尚的医德与精湛的医术尊奉他为"药王"，并建立药王庙、药王殿世代纪念。

三、宋元明清时期康复伦理

宋元明清时期是古代康复伦理的变革与鼎盛时期。这一时期，理学的兴盛、医学的争鸣、印刷术的普及、慈善机构的创办对康复伦理发展影响犹大。时至明清，随着医学、文化、社会的全面进步，古代康复伦理发展臻至鼎盛。

理学是儒学发展至宋明时期的特殊形态，以传承、发展先秦儒学为己任，其代表人物如北宋周敦颐、"二程"，南宋朱熹、陆九渊等。理学的核心是通过构建和完善宇宙本体论、心性修养论、认识论、境界论等，宣扬儒家道德伦理的合理性与可行性。理学家认为，"天理"是贯通宇宙万物的普遍法则，而儒家道德伦理即是天理的核心。在"医乃仁术"与"不为良相，便为良医"的社会观念影响下，医学实践成为儒家伦理的直接体现。南宋张杲曾谓"凡为医者，须略通古今，粗守仁义，绝驰骛利名之心，专博施救援之志，如此则心识自明，又何必戚戚沽名，龊龊求利也"，强调医者当恪守儒家仁义之理，秉持医学济人之志，绝弃世俗名利之心；又谓"人身疾苦，与我无异。凡有请召，急去无迟。或止求药，宜即发付。勿问贵贱，勿择贫富，专以救人为心"，强调医者当具备苦患者所苦、急患者所急，心无旁骛、一心赴救的"同理心"（北宋·唐慎微《证类本草·序例中》）。北宋沈括"凡所到之处，莫不询究，或医师、或里巷、或小人，以至士大夫之家、山林隐者，无不求访。及一药一术，皆至诚恳切而得之"（北宋·沈括《苏沈良方·苏沈内翰良方序一》），践行了为探求医学真理勤求博访、格物致知的治学精神。北宋钱乙是历史上最著名的儿科大夫，在儿科领域"专一为业，垂四十年"，即便年逾七旬，坐卧不起，对登门求医者仍"皆授之药"，使"致谢而去"。故刘跂称钱乙"非独其医可称也，其笃行似儒，奇节似侠，术盛行而身隐约，又类夫有道者"，认为钱乙专一于业，笃诚于行的医学伦理精神绝似儒士、侠客与有道之人（北宋·刘跂《学易集·钱仲阳传》）。

两宋理学的兴起、儒学的变革，在"不为良相，便为良医"的社会环境下，深刻影响了金元医学的创新，故《四库全书总目提要·医家类》曰"儒之门户分于宋，医之门户分于金元"。金元医学创新以刘完素"寒凉派"、张从正"攻邪派"、李杲"补土派"、朱震亨"养阴派"为代表，史称"金元四家"。医学之刘、张、李、朱，理学之濂、洛、关、闽，在争鸣与交融中创新发展，反映出勇于追求医学真理、不断提高医学疗效的伦理精神。例如，刘完素针对当时"今见医者，多赖祖名，奇约旧方，耻问不学，特无更新之法，纵闻善说，反怒为非"的医学环境，创新性提出"六气皆能化火""五志过极化火"等医学理论，主张以寒凉药治疗当时流行的火热病证（金·刘完素《素问病机气宜保命集》）。朱震亨针对《和剂局方》在当时被"官府守之以为法，医门传之以为业，病者恃之以立命，世人习之以成俗"的因循守旧之风，明确提出"集前人已效之方，应今人无限之病"无异"刻舟求剑，按图索骥"（元·朱震亨《局方发挥》），并作《局方发挥》批驳医学界不审病机、滥用温燥之弊。张从正治病善用"攻邪"之法，其医疗风险较他法更大，然而本着勇于承担医疗风险的责任意识，张从正谓"凡余所治之病，皆众坏之证。将危且死而治之，死则当怨于戴人（张从正号戴人）"，承诺用非常之法治危急之病，虽败无憾，义无反顾（金·张从正《儒门事亲》）。同样是本着对患者负责的道德意识，李杲更强调处方用药中司常达变、慎重精详的审慎态度，他说"用药之际，勿好奇，勿执一，勿轻妄，勿迅速，须慎重精详，圆融活变，不妨沉会，以期必妥，药于是乎必成"（金·李杲《珍珠囊药性赋》）。

此外，这一时期印刷术的普及与慈善机构的设立对康复伦理发展亦产生了重要影响。宋代经济发展、社会稳定、文化繁荣以及统治者对医学的重视，皆为雕版印刷术的普及、活字印刷术的发明、医政机构的设立创造了有利条件。印刷术的普及促进了医学文献的繁荣发展，大量新整理刊行的医学文献，或列医学伦理专篇或寓医学伦理思想。例如，北宋寇宗奭提出疾病难愈的六大因素，即"不可治者有六失"——"失于不审，失于不信，失于过时，失于不择医，失于不识病，失于不知药"。值得注意的是，"六失"之中，既有医者之失，又有病者之失；而两者之失多在于医患关系伦理。因此该书提出"医者不可不慈仁，不慈仁则招祸；病者不可猜鄙，猜鄙则招祸"，强调医患双方践行医学伦理对于实现医学目的的重要意义（北宋·寇宗奭《本草衍义》）。再如，南宋《小儿卫生总微论方》列《医工论》，专论医学伦理"冠于篇首，以劝学人"。该篇提出，"凡为医者，性存温雅，志必谦恭，动须礼节，举止和柔，无自妄尊，不可矫饰，广收方论，博通义理，……疾小不可言大，事易不可云难，贫富用心皆一，贵贱使药无别"，对医学伦理的有利原则、尊重原则、公正原则皆有论及（南宋·佚名《小儿卫生总微论方·医工论》）。宋代一系列慈善机构的设立反映了社会进步，推动了康复伦理的发展，如"安济坊"收留"不幸而有病，家贫不能拯疗"者，"养济院"供四方宾旅患者疗养，"福田院"收养老疾孤寡者，"慈幼局"收养遗弃幼婴。北宋苏轼在任杭州太守期间，即"捐私俸以助官缗"，设立"安济坊"，治愈贫病者三千余人。

明清时期，随着医学、文化、社会全面进步，医学伦理发展蔚为大观。明代外科学家陈实功在其所著《外科正宗》提出医家"五戒十要",全面系统论述了医者的伦理规范,被1978年美国肯尼迪研究所出版的《生命伦理学百科全书》列为最具代表性的世界古典医德文献之一。如今人们将陈氏"五戒十要"概括为"俭用固本,清修苦节""淡泊名利,一心赴救""谨言慎行,自无谤怨""治病不问值""奉药不纳金""赈婺几倾囊""善行泽被邻里""医道广传后世"等数方面(王夏强、张建英《浅析陈实功"五戒十要"传统医德思想》)。明代医家李中梓曾专论"不失人情",从"病人之情""旁人之情""医人之情"三方面探讨医患关系,其对于医者便佞、阿谀、欺诈、孟浪、谗妒、贪倖、肤浅七种流弊的罗列尤具警示意义(明·李中梓《医宗必读·不失人情论》)。明代医家龚廷贤提出"医家十要"与"病家十要"作为医患准则,"医家十要"包括存仁心、通儒道、精脉理、识病原、知气运、明经络、识药性、会炮制、莫嫉妒、匆重利,"病家十要"包括择明医、肯服药、宜早治、绝空房、戒恼怒、息妄想、节饮食、慎起居、莫信邪、勿惜费(明·龚廷贤《万病回春·云林暇笔》)。明代医家李梴从习医到业医,提出践行医德规范要做到"七不欺",即"读《入门》书而不从头至尾灵精熟得一方一论,而便谓能医者,欺也;熟读而不思悟融会贯通者,欺也;悟后而不早起静坐调息,以为诊视之地者,欺也;诊脉而不以实告者,欺也;论方用药,潦草而不精详者,欺也;病愈后而希望贪求,不脱市井风味者,欺也;屡用屡验,而心有所得,不纂集以补报天地,公于人人者,亦欺也",强调习医要精益求精,业医要认真负责。他最后总结道"欺则良知日以蔽塞,而医道终失;不欺则良知日益发扬,而医道愈昌",医道之昌盛与否、良知之蔽塞发扬,皆在于医者之欺与不欺(明·李梴《医学入门·习医规格》)。

清代还有许多医家应用当时社会流行的宗教思想,论证医学伦理的合理性,并以此勉励医者为医行善。例如喻昌著《医门法律》作为医学规范,其中不少内容涉及医学伦理规范。他提出"医之为道大矣,医之为任重矣"(清·喻昌《医门法律·自序》),强调医生对患者必须"笃于情""医,仁术也。仁人君子,必笃于情。笃于情,则视人如己,问其所苦,自无不到之处"(清·喻昌《医门法律·问病论》)。他将医者遵守"医门法律",比作僧人奉持"释门戒律",谓"医为人之司命,先奉大戒为入门,后乃尽破微细诸惑,始具活人手眼,而成其为大医。何可妄作聪明,而草菅人命哉?尝羡释门犯戒之僧,即不得与众僧共住。……当今世而有自讼之医乎?昌望之以胜医任矣"(《清·喻昌《医门法律·申明仲景律书》),提出僧人犯戒不得继续为僧,而医者"自作聪明,草菅人命"亦当自我惩戒。再如徐大椿例举了违背医学伦理的七种劣行,"或立奇方以取异;或用僻药以惑众;或用参茸补热之药,以媚富贵之人;或假托仙佛之方,以欺愚鲁之辈;或立高谈怪论,惊世盗名;或造假经伪说,瞒人骇俗;或明知此病易晓,伪说彼病以示奇",强调医者要正其心术、虚心笃学,方能名利双收,"故医者能正其心术,虽学不足,犹不至于害人。况果能虚心笃学,则学日进;学日进,则每治必愈,而声名日起,自然求之者众,而利亦随之。若专于求利,则名利两失,医者何苦舍此而蹈彼也?"(清·徐大椿《医学源流论·医家论》)。又如,陈士铎应用道家思想论证济世救人是医生无可推卸的责任，医生当不图回报地践行医学使命。他说"病痊索报，亦医生惭德。盖治病有其功，已报而功小；治病忘其功，不报而功大。要当存一救人实意，不当惟利是图"，提出医生治愈疾病而索求回报当心生惭愧，不图回报则功莫大焉。这一认识与《道德经》中"上善若水，水善利万物而不争""不自是故彰，不自伐故有功"的思想不谋而合。此外，徐延祚还应用佛教"平等观"论说了博施济众、普通一等的医学伦理公正原则，提出"人有富贵贫贱，病无彼此亲疏，医当一例诊之，不失心存普济"。他曾见到医者诊治富贵之人时畏首畏足而"致成坏症"，诊治贫贱之人时草率行事而"无意救人"，批评这种现象既违背人的良心，也不符合佛教倡导的世界平等观（清·徐延祚《医粹精言·医药箴言》）。

综上所述，中国古代康复伦理思想内容丰富、内涵深刻，指导、激励着历代医家无私献身康复医学事业，既护佑了中华民族的繁衍生息，也传承了民族精神的优良品格，对当前康复医学事业发展、康复伦理学科建设极具借鉴价值。当然，这些康复伦理学领域的成就多基于医家的个人经验积累，还未能形成全面、系统的康复伦理著作，与现代意义的医学伦理学也存在较大差距，这就为近现代医学伦理学科发展与当前的康复伦理学科建设提供了新的命题。

第二节　康复伦理思想演进

近代以来，随着医学模式的转变和科学技术的进步，医学伦理学逐渐从传统的医德规范中脱离出来，成为一门独立的学科。康复医学作为医学科学分支的出现与发展是医学发展的必然产物，康复伦理问题作为康复医疗实践中可能涉及的道德和伦理困境显得尤为重要。近代康复伦理思想还处于萌生阶段，很大程度地需要借鉴医学伦理学的思想精髓。

一、中国近代康复伦理思想

中国近代医学伦理思想的发展与社会结构的巨大变化以及医学体系的变化有着非常紧密的联系，传统的医学伦理思想继续得到奉行和发扬。与此同时，随着西医在中国的传播，受西医教育的医生逐渐增加，西方的医学职业伦理学也开始引入我国。俞凤宾翻译了当时最新修订的《美国医学会医德准则》（1912年）供中国同行们参考，这是我国首次正式引入西方的医学伦理学理论和道德准则。

1932年，上海出版了由宋国宾撰写的《医业伦理学》，这是我国第一部较为系统的医学伦理学专著，标志着我国由传统医德学进入近代医学伦理学阶段。他以传统的"仁""义"道德观为基础，指出"医业伦理一言以蔽之曰仁义已矣，博爱之谓仁，行而宜之谓义，故医家当具爱人好义之精神"。他将《医师人格》作为第一篇进行论述，将才能、敬业、勤业和良好的仪表言辞作为医师的理想人格。他认为在"医师与患者的关系方面，要重视应诊、治疗、健康人事指导、手术、医业秘密等伦理问题"，在"医师与同道的关系方面，要注重敬人与敬己""医者对于同道，当本正义之精神，友爱之情感，谦虚之态度"，在"医师与社会的关系方面，应对国家、社会尽义务，包括疾病与死亡之预防、疾病发生后之补救、致死原因之研究"。《医业伦理学》的出版受到了当时医界有识之士的欢迎，著名的医学教育家颜福庆等14人为其作序，反映出当时我国医学界迫切需要一个能规范医者行为的共同纲领，为我国近现代医学伦理学的发展做出了重要贡献。《医业伦理学》的出版表明我国的医学伦理学由传统的医德学，进入近现代医学伦理学阶段。

新民主主义革命时期，我国医学工作者继承古代医家的道德传统，从无产阶级和劳动人民的根本利益出发，发扬救死扶伤的革命人道主义精神，创建了人民医疗卫生事业，使中国的医学伦理跨入新的历史阶段。1941年，毛泽东为延安医科大学题词"救死扶伤，实行革命的人道主义"。这个题词是对当时我国医疗卫生工作的精准概括，反映了这一时期医疗卫生工作的显著特点和医务人员的优良品德，成为我国医学伦理学的基本原则。与此同时，在毛泽东的《为人民服务》《纪念白求恩》等著名文章的思想指导下，我国的医务人员和患者共同参与到医疗活动中，形成了平等的同志式的新型医患关系。

二、西方近代康复伦理思想

作为一门学科，医学伦理学诞生于18世纪的英国，1781年托马斯·帕茨瓦尔（Thomas Percival，1740—1804）专门为曼彻斯特医院起草了《医院及医务人员行动守则》，以缓解医院内部的纷争。经过修改，他于1794年出版了《医学法学》（《Medical Jurisprudence》）。后来他通过咨询医生、律师、神学家等人员对《医学法学》进一步补充和修订，于1803年更名为《医学伦理学》（《Medical Ethics》）再次出版。此书对医学伦理学的重大贡献在于对医学道德的系统阐述和研究，突破了医患关系的内容，引进了医际关系，即医务人员之间的关系、医务人员与医院之间的关系等。其确立了医学行业中的伦理道德规范，不仅对各种医疗行为提出了道德规范，而且在理性分析的基础上提出了医学伦理学学说。美国波士顿医学会起草会员行为准则时，主要参考书目就是《医学伦理学》。1847年，美国医学会（American Medical Association）制订的伦理准则也是出自《医学伦理学》。

文艺复兴之后，在人文主义思潮的影响下，自由、平等、博爱的观念也逐渐渗入医学领域。18世纪，德国柏林大学教授胡佛兰德提出了救死扶伤、治病救人的医德要求，这些要求与康复伦理的核心价值不谋而合。1803年，英国医学家托马斯·帕茨瓦尔出版了《医学伦理学》，标志着医学伦理学成为一门独立的学科。虽然这本书主要关注的是一般医学伦理问题，但其为后来的康复伦理研究提供了重要的理论框架和方法论指导。19世纪，随着医学模式的转变和康复医学的兴起，康复伦理学开始逐渐从医学伦理学中分离出来，形成自己独特的特点和原则，特别是在美国，随着工业化进程的加速和人口老龄化的加剧，康复服务的需求日益增长，推动了康复伦理学的深入研究和实践探索。20世纪以来，随着生物学、护理学和医疗保健的快速发展，康复伦理问题变得更加复杂和多样化。这一时期，康复伦理的研究开始关注患者的自主权、隐私权、医疗资源的公平分配以及生存质量等重要议题。

"二战"期间，对大量伤兵治疗的康复实践和经验促进了康复医学的兴起。西方国家在骨科和物理医学的基础上形成了包括物理治疗、作业治疗、言语治疗、心理治疗、康复工程等多学科协同治疗的康复工作模式，大大提高了伤病员的康复疗效。这一时期，医学界开始关注如何帮助伤兵恢复身体功能、提高生活质量。在康复治疗中，医务人员开始重视患者的知情同意权，根据患者的具体情况制订个性化的康复方案，医务人员、康复师、心理治疗师等人员共同参与到伤兵的康复过程中，形成紧密的团队协作关系……这些做法有助于提高康复治疗的效果和质量，也是康复伦理的重要体现之一。这一时期的康复伦理实践为现代康复医学的发展奠定了坚实的基础，也使得康复伦理学思想得到了进一步的提升和拓展。

"二战"结束后，康复医学被大力提倡，国际社会和各国政府开始加强对康复在内的医学伦理的监管和规范，强调在治疗过程中给予患者充分的人文关怀，关注患者的心理需求和社会适应能力，促进其全面康复。一系列关于人体试验、知情同意、隐私保护等方面的伦理规范相继出台，为康复伦理学的发展提供了更加坚实的伦理基础。

第三节　康复伦理思想发展

回顾现代康复医学近百年的发展历史，可清晰洞察到与之同步兴起的康复伦理体系从萌芽起步逐渐发展壮大，从小到大逐渐向一门独立的学科发展。

一、现代康复伦理的产生背景

由于人类生活和文化背景的复杂性和多样性、康复医学发展的创新性及其临床应用的特殊性等多种原因，各种康复伦理问题日渐紧迫。传统生命伦理面对这些复杂问题暴露出明显的局限性，难以全面且妥善地应对。在此情形下，康复伦理学应运而生，为解决相关难题提供了新的方向与路径。

（一）康复医学发展的内在需求

1952年美国"物理医学与康复学会"筹备成立，标志着康复医学学科成立。我国的康复医学事业开始于20世纪50年代，虽然起步较晚，但发展很快，其以伤残军人疗养院、康复医院等为载体。20世纪80年代初，我国引进现代康复医学理念，1982年原国家卫生部选择若干医疗机构试办康复中心，中山医学院成立了我国第一个康复医学研究室。1988年我国成立中国康复研究中心，标志着我国现代康复医学事业的起步。接下来的十几年里，我国康复医疗产业在全国多个地区开始设立康复服务机构，康复医学由一个崭新的医学概念迅速成为研究热词，越来越多地受到政府和医学领域的重视与倡导。2016年，《'健康中国2030'规划纲要》发布，强调早诊断、早治疗、早康复，实现全民健康。2019年，党中央、国务院在深化医药卫生体制改革的重大决策部署中提出"防治康"三结合的方针，将康复行业的发展列为重点任务。当前康复医学已步入快速发展的新阶段，站上了新起点、开启了新征程。康复医学在改善患者功能、提高生活质量、降低病死率以及减轻家庭和社会负担等方面具有显著效果。与此同时，康复医学也面临一系列的伦理挑战，例如脑卒中患者存在意识、认知及语言等功能障碍时，代其选择治疗方式的主体难以确定；脑死亡患者的康复治疗决策究竟选择继续还是放弃，何种选择符合伦理规范存疑；智能康复新技术出现带来一系列道德伦理问题亟待解决。显然，随着社会经济快速发展、康复技术不断革新以及民众康复需求的持续增长，康复伦理学需在持续应对新问题过程中不断深化与拓展，以适应发展需求。

（二）传统医学伦理存在滞后性

康复诊疗工作需要遵循一定的伦理原则，进行合理的诊疗，尽可能避免给患者带来不良影响。医学伦理学包括有利原则、不伤害原则、尊重原则、公正原则四项基本伦理原则，其与医疗保健的职业道德共同形成了临床医学行为的伦理规范。"四原则"是基于常规医学而产生、发展与传承，对医疗决定与医疗行为的伦理指导主要涉及个体患者的福祉，往往并不涉及，因而一般也较少考虑其他家庭成员何社会群体的利益。康复医学则不同其服务对象以慢性病患者、老年患者和残疾人居多，康复周期漫长，治疗难度较大；康复治疗过程中，不仅需要患者家属的协同与深度参与，还要处理和保存大量患者及其相关人员的信息，这使得原有的伦理原则无法被简单套用。由于康复医学服务对象与治疗手段的特殊性，衍生出的伦理问题具有独特性。因此，当下伦理学理论与应用策略方面迫切需要创新突破，确保伦理学能够与康复医学协同发展。

二、现代康复医学伦理的发展

1932年6月由宋国宾主编的《医业伦理学》是我国第一部较系统的医学伦理学专著，该书的出版表明中国已由传统医德学进入现代医学伦理学阶段。康复伦理问题在20世纪70年代初受到重视，重点是患者的生活质量、群体医护和学科间合作。康复医学的特征使其在难以解决的伦理学窘境上亦有着特别丰富的内涵。康复医学伦理是应用医学伦理学的理论和方法，研究和解决康复医学实践中的道德问题，是伦理学的理论、观点与康复医学实践相结合的产物，也是康复医学与伦理学相互交叉的边缘性科学。

20世纪70年代末，中国进入以经济建设为中心的社会主义现代化建设新时期。经过党的十一届三中全会的拨乱反正，各行各业都出现前所未有的繁荣景象。中国的医学道德也进入一个新的发展时期。

20世纪80年代中期，中国全面开展改革开放，科学技术迅猛发展，我国的康复事业也从原先的经验医学向循证医学跨越，并逐渐蓬勃兴起。中国医学伦理学界开始注重医学伦理学的建设，翻译出版了诸多西方伦理学、医学伦理学专著。国内的医疗伦理进入了快速发展期。

1988年中华医学会医学伦理专业委员会成立，随后原北京市卫生局设立了医学伦理学会，1993年北京医学伦理学会组织制订了《医学伦理委员会通则》，旨在促进现代医学科技发展、提高医德水平、解决日益增多且复杂化的伦理难题等，并发出二级以上医院建立伦理委员会的倡议。此后，学术界积极开展关于医学伦理委员会的研究。特别是自1999年起，国家卫生行政管理部门开始制订规章，明确要求在一些医学行业或专业必须设立医学伦理委员会，这段时期，原卫生部制订了《涉及人的生物医学研究伦理审查办法（试行）》，并成立了"生物医学研究伦理审查委员会"。为加强医疗卫生机构涉及人的生物医学研究伦理审查工作的法制化建设、明确法律责任，原国家卫生计生委于2016年发布了《涉及人的生物医学研究伦理审查办法》。随着我国科技创新投入的持续加大和生物技术的发展，越来越多的高等学校、科研院所也参与到涉及人的生命科学和医学研究中。党中央、国务院高度重视维护研究参与者权益，积极推进统一的伦理审查制度体系建设。为此，2023年国家卫生健康委员会同教育部、科技部、国家中医药局等有关部门制订了《涉及人的生命科学和医学研究伦理审查办法》，为医疗卫生机构、高等学校、科研院所等开展相关研究提供了统一的伦理审查制度，并明确了监督检查部门的分工。

我国目前约有8500万残疾人、4400多万失能和半失能老人以及近3亿慢性病患者。随着人口老龄化的深入以及疾病谱的改变，康复需求越来越凸显。一项对28省共11 472名老年人的调查显示，11.07%的老年人存在社区康复服务需求，且实际获得率仅0.94%。相对于其他医疗机构康复，社区康复有距离近、成本低、覆盖广等优点，可以节省很多时间和经济成本，特别适合需要长期康复训练的患者。早在2014年，新医改就提出"小病在社区，大病去医院，康复回社区"的改革目标，并且2015年国务院印发《关于推进分级诊疗制度建设的指导意见》，之后又推出"双向转诊""医联体"等改革措施。2016年，国务院印发《"十三五"深化医药卫生体制改革规划》指出，强化乡镇卫生院、社区卫生服务中心基本医疗服务能力建设，提升乡镇卫生院开展康复等医疗服务能力。

2019年发布的《健康中国行动（2019—2030年）》再次提到，加强残疾人专业康复机构、康复医疗机构和基层医疗康复设施、人才队伍建设，健全衔接协作机制，不断提高康复保障水平。

这些政策扶持促进了正向激励机制的建立，同时也提升了社区康复服务水平和康复工作者处理伦理问题的能力，让社区康复惠及更多患者，切实解决康复的可及性，体现了康复医学伦理的公平原则，促进了康复伦理的进一步发展。

第四节　新时代康复伦理学的形成

一、新时代康复医学的伦理性设定

（一）康复医学伦理应维护以残、老、伤、病等群体为主的患者群体的人权为首要目标

在一定社会历史条件下，人按照自然属性和社会属性应该具有和实际具有的权利是受到法律认可的，公民享有的政治、经济、社会、文化等方面的人身权利和政治权利，包括生命权、健康权、肖像权、著述权、财产权、劳动权及安全、言论、信仰、自由等权利。1948年，第一部关于人权问题的国际性文件《世界人权宣言》在联合国大会顺利通过，该宣言提出了基本人权的具体内容，其中规定的各项权利被列入《公民及政治权利国际公约》。

根据历史和长期的实践经验，我国从本国国情出发，对人权问题形成了自身的观点，并制订了相应的政策和法律，我国还专门制订了《中华人民共和国残疾人保障法》。习近平总书记关于坚持以人民为中心的发展思想便是一个系统的、完整的人权观点。2016年开始，中国全面建立困难残疾人生活补贴和重度残疾人护理补贴制度，在全国范围内实现了残疾人两项补贴政策全覆盖。社区休闲活动设施的不断完善促进了患者对环境的安全感及舒适度，每一位患者都享有在自主平等基础上全面且充分参与所有方面、所有层次的社会康复。因此康复医学始终都要围绕"维护患者权利、实现患者价值"这个中心，这不仅是康复医学伦理的核心内涵，更体现了医学伦理学的尊重原则。

（二）康复医学伦理应以帮助残疾人为主的患者群体享受到社会正义和公平的健康服务为价值趋向

公平正义是社会赖以维系秩序和稳定的根本道德规范，也是整个社会政治法律制度的伦理基础。从马克思主义伦理学的角度看，公正伦理所诉求的公平正义并不是抽象的、绝对的、永恒的，而是历史的、具体的、变化的，在不同民族、不同社会形态甚至同一社会形态的不同历史时期、不同的人有不同的呈现方式。社会正义要求社会不分健康与残疾病弱，大家都是社会的主人，享有同样的权利，任何人不能损害他人的权利。2006年，由联合国大会通过的《残疾人权利公约》标志着人们对待残疾人的态度和方法发生了"示范性转变"。《残疾人权利公约》旨在促进、保护和确保所有残疾人充分和平等地享有一切人权和基本自由，并促进对残疾人固有尊严的尊重。2023年，《面向未来百年：促进残疾人平等参与和全面发展——纪念康复国际成立100周年北京宣言》指出残疾是生命多样性的体现，残疾人的平等权利应该得到充分尊重，保

护其平等权利、价值和尊严，是维护人权和基本自由不可缺少且不可分割的一部分。以残疾人为代表的康复患者由于各种客观因素的制约，在社会中处于劣势，要不断加强残疾人权益保障，以平等和特殊保障为主线，进一步推动完善残疾人康复体系，以实现康复资源分配的公平正义。

康复医学服务是帮助残疾人获得社会正义的重要手段，是尊重和保障残疾人权利的基础。医学伦理学的公正原则为康复医学参与实现社会正义提供了伦理支撑，同时，医疗伦理学研究的不断深入，也进一步激发了康复医学参与实现社会正义的主动性，提高了康复医学在社会正义领域的影响力。

（三）康复医学伦理应以提高康复从业者的医德修养意识和水平为重要手段

党的十八大以来，习近平总书记先后多次就医德教育发表重要讲话和重要指示。医德修养是一种职业精神，表现为医务人员的价值取向和职业行为。中华民族传统医学伦理学是医德、医风、医道和医术的统一。救死扶伤是医务工作者的天职，是医德的首要要求，体现了生命关怀理念，蕴含着关怀伦理的思想。康复医学的特殊性决定了其对医德的更高要求。康复医学的服务对象主要是残疾人、失能或半失能老年人，其都属于弱势群体，这些患者除了身体功能障碍外，也会表现出很多心理问题，比如焦虑、抑郁、绝望、情绪变化大等，这些心理问题直接影响康复效果。此外部分患者可能会存在沟通障碍、语言不畅及不配合等问题。因此，康复工作者较其他医务人员需要具备更强烈的医德情感、人文关怀，全心全意为病患的身心健康服务，并且要做到医德情感与医德行为一致，对所有患者一视同仁。

康复工作者应该从生物-心理-社会角度出发，研究患者及其家属的行为、经历、态度，评定康复治疗的有效性，评估患者及其所处的生活环境，设计并实施康复方案，帮助患者提升生活质量。康复工作者必须具备高尚的医德修养，而医德修养也是现代康复医学发展到一个较高层次的标志。医德修养、人文素养既是康复医学伦理性内涵的要求，也是康复医学伦理性设定的体现。

二、新时代康复伦理学的逻辑性设定

（一）加强康复伦理审查能力建设体现逻辑起点

医学科研是一把双刃剑，在改善人类生存状态、提高人类健康水平的同时，也不可避免地引发一系列伦理问题。如何在不违反医学伦理原则的前提下开展医学科研、避免医学科技带来的负效应，越来越受到研究机构和社会的重视。在这样的背景下，将生命伦理学的理论应用于解决生物医学研究及临床应用中伦理难题的组织——伦理委员会应运而生。美国是第一个建立伦理委员会的国家，此后世界各国纷纷效仿。

1991年，《医院伦理委员会组织规则》由中华医学会医学伦理学委员会发布，此后包括康复医疗机构在内，很多医院开始纷纷成立伦理委员会。与国外伦理委员会以审查监督人体试验为最初目的不同的是，国内的伦理委员会最初的目的是医德医风建设，伦理审查只是其延伸的一个作用，主要是由于当时的临床研究较少。后来，随着现代科技革命的迅猛发展，生命科学和医学研究中遇到的大量伦理学问题为医院伦理委员会提供了新的使命，伦理审查的功能也逐渐成为伦理委员会的主要职能。

在国内法律法规不断完善以及国际合作的不断推进下，伦理审查委员会如雨后春笋般在各医疗机构纷纷建立，其中不乏许多康复机构建立了伦理委员会，重点关注残疾人、失能或半失能老年人、孤独症谱系障碍等弱势群体在医德基本原则、规范指导下的康复问题的伦理分析，大大推动了康复伦理学科的发展。中国康复研究中心成立于1988年，是我国规模最大、成立最早的国家级现代康复医疗机构，主要承担康复医疗、康复研究、人才培养、社区指导、国际交流等多领域康复工作，目前已经成为手段齐全、流程完善、模式先进、专家众多、创新能力突出的康复医疗及研究中心，设有中国残疾预防与控制研究中心、国家孤独症康复研究中心、国家康复医学临床重点专科、神经损伤与康复北京市重点实验室、中国残疾国际合作交流中心等医疗和学术组织，成为全国乃至国际上有康复需求人群的康复医疗、教育、科研、工程、信息、社会服务于一体的大型现代化综合性康复机构。此外，针对康复人群的特医食品、药品、康复器械的研发及新技术应用等研究项目也越来越多。

中国康复研究中心早在2007就已成立国家药物临床试验机构伦理委员会，2015年成立了医学伦理委员会，进行各级各类临床研究项目及康复新技术的伦理审查工作，并在实践中不断加强和完善伦理委员会的建设和职能，真正发挥伦理委员会的作用。伦理审查委员涉及神经康复、脊柱脊髓损伤康复、儿童康复、骨与骨关节康复、神经泌尿康复、中医康复、医院管理、法学、社会学等多个领域，在康复科研和伦理审查工作中积累了丰富的康复伦理审查经验。2023年为响应国家政策，中国康复研究中心伦理委员会建立委托审查制度，为尚未成立伦理审查委员会或审查能力不足的康复机构提供伦理审查服务。这一制度的建立旨在确保康复机构在进行科研、医疗等活动时能够遵循伦理原则，保护患者和研究参与者的安全和权益；同时也能够推动整个康复行业的伦理建设和发展，为构建和谐社会、促进人民健康福祉作出积极贡献。

（二）推动康复伦理专业化及学科性建设

2021年，在北京市卫生健康委员会的指导下，在北京医学伦理学会的大力支持下，中国康复研究中心申请并成为北京医学伦理学会康复研究分会首任主任委员单位，并成功举办第一届学术研讨会。康复研究分会成立的目的是推动北京市乃至全国的康复伦理学科建设、规范管理、相关学术研究与交流，切实保护有康复需求尤其是残、老群体等脆弱人群的合法权益，提升康复伦理审查质量，发展壮大康复伦理人才队伍。接着，中国康复研究中心在2022年、2023年连续两年组织举办了北京医学伦理学会康复研究分会第二、三届学术研讨会，分别以"科技向善、伦理先行、尊重生命、守正创新""平等 融合 共享 助力康复伦理高质量全面发展"为主题，聚焦新时代康复医学伦理思考和展望，通过各位伦理专家的深度交流，促进了伦理政策、理论、实践的交融，参会专家的主题发言从顶层设计到实践操作、由点及面、广聚群智，突出了"创新、融合、广泛"的特色与亮点。

2024年11月，由北京医学伦理学会主办，中国康复研究中心、北京医学伦理学会康复研究分会承办的第十届首都伦理审查能力建设与发展论坛成功举办。大会以"面向伦理前沿，聚力科技向善"为主题，聚焦于新兴科学技术的伦理应对与挑战、国内外伦理审查政策法规解读、伦理审查实践中的难点与对策分析、伦理日常管理等内容，邀请国内多名伦理专家和同行学者进行深度研讨。大会的成功举办将不断推动康复伦理理念的持续创新与深化，并能不断提高康复伦理学科的理论水平和实践能力，为康复伦理研究和实践的进一步发展奠定坚实的基础。这不仅有助于提升康复服务的质量和水平，还能更好地保障残障群体的权益和福祉。

此外，2024年1月，中国康复研究中心与中国人民大学伦理学与道德建设研究中心开展教学合作，中国人民大学成为首个应用伦理实践教学基地，为推动康复伦理事业发展注入新的活力，也预示康复伦理学科将迎来更加广阔的发展前景。

2024年6月，康复大学在青岛成立，构建以康复科学为核心，以医学、理学、工学为主体，管理学、教育学、社会学等多学科交叉融合的"大健康"学科专业体系，并在本科阶段设置了康复伦理课程。随着康复医学实践的深入，康复伦理学不再局限于传统的医学伦理范畴，而是与伦理学、社会学、心理学、法学、工学等多学科相融合，形成了更加全面、系统的理论体系，也逐渐形成了包括尊重原则、不伤害原则、有利原则和公正原则在内的基本伦理原则，为康复医疗实践活动提供了道德指引。

在推进健康中国建设的大背景下，康复医疗机构将在推动和发展康复医学的道路上获得更大的创新和动力，这就需要持续加强伦理委员会及其办公室的建设，探索优化提升措施，在康复医学临床科研、康复医疗实践和康复医学伦理学科建设中充分发挥伦理委员会全方位的作用，推动康复医学从业者自觉践行医学伦理的理念，对保护特殊弱势群体的权益、推动康复医学发展、提高康复服务质量有着重要的现实意义。

综上所述，新时代康复伦理学的新发展体现在理论体系的完善与深化、实践应用的拓展、技术创新与伦理挑战、政策与法规的完善以及社会认知与宣传等多个方面，这些新发展不仅推动了康复伦理的健康发展，也为构建和谐社会、提高人民健康水平做出了积极贡献。未来康复伦理学将继续与时俱进，为康复服务的全面、健康发展提供有力的伦理支撑。

对象性研究：
康复伦理何以可为

　　康复伦理在康复医学实践中具有重要的理论价值和实践意义。高等医学院校和康复机构应将康复伦理纳入学科课程体系，培养医学生和康复从业者的道德素养和伦理意识。如何强化科研诚信管理、完善康复科研伦理审查机制、有效实施康复伦理管理，从而全面提升康复服务质量，这必将成为康复伦理研究的对象性旨归。

第四章 康复伦理教育

康复伦理学的基本原则和规范需要通过康复伦理学的教育、修养与评价才能转化为康复相关专业学生和康复从业人员的职业道德行为。康复伦理学的教育、修养与评价属于康复伦理实践的范畴,是康复伦理学的重要组成部分。康复伦理实践活动的开展有助于康复相关专业学生和康复从业人员对康复行为中的是与非、善与恶、正义与非正义等作出道德判断,从而提升其职业道德修养的自律性。

第一节 康复伦理教育概述

康复伦理教育是康复职业道德实践的重要内容,是培养职业道德品质的外在条件,贯穿于康复相关专业学生学习和康复从业人员服务实践的始终,有助于建立正确的职业道德关系、职业道德意识和职业道德行为,有利于培养崇高的职业道德境界和德才兼备的康复专业人才。

一、康复伦理教育的内涵

康复伦理教育指对康复相关专业学生和康复从业人员开展有目的、有计划、有步骤的康复伦理学基础理论和基本知识的系统教育,同时在康复实践过程中通过不断渗透优良职业道德品行的影响,使康复伦理学的基本原则和道德规范转化为康复相关专业学生和康复从业人员内在的职业信念、道德品质和道德行为,使其更好地履行职业道德义务。

二、康复伦理教育的意义

(一)康复伦理教育是培养康复专业人才的重要基石

高等院校是培养康复专业人才的重要基地,在康复专业教育过程中,重视对康复相关专业学生的康复伦理教育才能向社会输送合格的康复专业人才。新时代的康复专业人才不仅要具备精湛的康复实践技术,还应有致力于发展康复事业的奉献精神。康复伦理教育可以帮助学生认识到康复事业的实践价值,培养其全心全意为康复对象做好康复服务的优良职业素养。因此,康复伦理教育是康复相关专业学生上岗前的基础教育，是康复职业道德教育的重要内容，有利于全面提升康复从业人员的职业素养及服务水准。

（二）康复伦理教育是形成优良职业道德风尚的重要指引

在新的时代发展阶段，康复机构应该成为社会精神文明建设的窗口。康复机构优良的职业道德风貌可以反映机构从业人员的道德品行。定期开展康复伦理教育，增强康复从业人员的道德意识，激发其道德情感，使康复伦理的基本原则和规范内化为康复从业人员的道德品行。在康复实践中，从业人员应该将从教育中获得的康复伦理原则和规范通过实践深化理解，并经过实践、认识、再实践、再认识的过程使这些原则和规范成为指导自己进行康复实践的行动指南。康复伦理教育对促进机构康复服务开展、改善服务关系和提高服务质量具有积极的推动作用。因此，康复伦理教育既是康复相关专业学生和康复从业人员的职业发展需要，也是康复机构进行行风建设的重要举措。

（三）康复伦理教育是推动康复科学健康发展的重要力量

伴随社会经济的迅速发展和科学技术的日新月异，康复科学在20世纪下半叶和21世纪初取得了系列成就，与此同时也衍生出诸多问题和挑战。随着老龄化社会的到来，因增龄而致老年人的躯体活动能力、心理精神疾病、认知功能障碍等发病率逐年递增，康复从业人员应致力于攻克这些难题，为康复科学的健康发展作出积极贡献。其不仅要具备广博的知识、精湛的技术、坚韧的毅力、协作的精神，还要有"以人为本"的人文情怀和立志为康复科学发展献身的职业理想信念。康复伦理教育是康复机构和康复科研单位推进康复科学研究的重要力量，通过常抓不懈的康复伦理教育，可保持康复科学持续发展的强劲动力和正确方向，促进康复科学领域前沿技术的创新与突破。

第二节 康复伦理教育原则与方法

要使康复伦理教育做到经常化、制度化及系统化，不断提升康复从业人员的职业道德素养，就必须坚持正确的康复伦理教育原则、掌握正确的康复伦理教育方法。

一、康复伦理教育原则

康复伦理教育原则是人们在实践中概括提炼出来的，反映了康复伦理教育的客观规律，是实施康复伦理教育所应遵循的基本准则和具体要求，也是强化教育效果的重要保障。

（一）目标导向明确原则

康复伦理教育必须要有明确的目标，以免迷失方向。康复伦理教育无论采取何种形式，其目的均要有利于培养康复相关专业学生和康复从业人员高尚的职业道德品行，有利于引领康复机构的职业道德风尚建设，从而更好地维护康复对象的躯体功能和身心健康。

（二）理论联系实际原则

理论是实践的指南，没有康复伦理理论指导的康复实践是盲目和放任自流的。向康复相关专业学生和康复从业人员传授康复职业道德理论、原则和规范，对其形成良好的职业道德品质而言至关重要。缺乏职业道德理论的教育，康复相关专业学生和康复从业人员的行为会停滞不前，无法跟上康复科学及现代社会飞速发展的步伐。康复伦理教育如果脱离了社会现实环境，离开了康复实践，就会失去教育的初衷，也无法有的放矢地解决实际问题。因此，康复伦理理论一定要与康复服务实践紧密结合起来，只有这样，康复从业人员的职业道德认知才会不断巩固和深化，康复伦理教育的目的才能真正实现。

（三）正面教育引导原则

正面教育引导原则指在康复伦理教育中，教育者从提高受教育者的职业道德认知入手，通过摆事实、讲道理对受教育者进行正面引导，为其职业道德品质的形成指明正确方向的教育原则。对于康复相关专业学生和康复从业人员错误的职业道德认知和行为，应遵守积极疏导的原则，不能采取强制压服的方法。教育者要坚持正面教育为主，找出问题、讲清道理、指明方向，帮助受教育者提高认知，实现其思想和行为的积极转化。正面引导要做到耐心细致、循循善诱、晓之以理动之以情，使受教育者自觉自愿地接受康复伦理教育以及调动自我教育的积极性。

（四）因人因材施教原则

由于每个受教育者的年龄层次、文化程度、性格特点、岗位需求及工作性质等不尽相同，康复伦理教育不能仅停留在普遍的通识教育或标准化的教育模式方面，必须要做到有的放矢，因地制宜、因人因材施教，从而全面提升康复伦理教育的实践效果。

二、康复伦理教育方法

康复伦理教育方法是人们在长期的康复实践中反复摸索和总结评价得出，康复伦理教育应综合应用以理服人、以形感人、以境育人、以行度人、推己及人、律己化人等方法。康复伦理教育的形式可以是灵活多样的，既要遵循普通的知识传授和教育规律，也要挖掘出受教育者自身的内在力量。

（一）理论教育，以理服人的方法

理论教育是对康复相关专业学生和康复从业人员进行系统化的康复伦理教育，通过课堂讲授、专题报告、视频观摩、案例分析、实地考察等形式讲授康复伦理的基本理论、基本原则和基本规范，提高康复相关专业学生及康复从业人员的理论水平和认知能力，促使其自觉自愿地履行康复职业道德规范。

（二）典型示范，以形感人的方法

典型示范是应用人们心目中对社会上道德楷模的崇拜心理和模仿天性，引导康复相关专业学生及康复从业人员向道德楷模学习的教育方法。康复伦理教育要应用典型人物的模范作用，尤其是本地区、本机构内的模范人物的先进事迹，以形感人，架起康复伦理理论教育和康复实践之间的桥梁，使康复伦理教育获得更好的实际教育效果。此外，康复相关专业学生和康复从业人员可以学习古今中外职业道德高尚者的先进事迹，在精神方面受到洗礼和熏陶，从而产生学习和模仿的动机和行为，形成优良的职业道德品行。

（三）舆论扬抑，以境育人的方法

舆论扬抑指在康复伦理教育中利用积极健康的集体舆论，肯定或否定在集体中出现的言行，促进康复相关专业学生和康复从业人员控制、调节自身职业行为。集体舆论是集体中占优势的言论和意见，也是共同意志的集中体现。康复伦理教育要造就健康的集体舆论环境、创造优良的职业道德风尚，借助健康的集体舆论导向扬善抑恶，形成鲜明的是非善恶价值观念，营造良善的职业道德氛围，促使康复相关专业学生和康复从业人员自觉自愿地接受康复伦理教育，不断反省和调控自己的职业行为，提升其职业道德责任感，培育道德高尚、技术精湛的康复专业人才。

（四）知行合一，以行度人的方法

知行合一是要将康复伦理教育与康复服务实践紧密结合起来，将理论知识应用于康复实践以达到知行合一，通过理论联系实践，帮助康复相关专业学生和康复从业人员系统全面地掌握康复伦理知识，促使其养成优良的职业道德行为习惯。

（五）自我反省，推己及人的方法

自我反省是充分调动康复相关专业学生和康复从业人员的积极性和创造性，鼓励其通过主动学习、自我评价、自我反省等方式提升其在康复实践中的职业道德认知和职业道德觉悟，形成良善的职业道德情感。

（六）自我约束，律己化人的方法

自我约束指康复从业人员严格按照各项法律法规、政策制度、标准规范等调整自己的执业行为，为康复服务对象提供优质、方便、快捷、满意的服务。只有康复从业人员坚持自我约束，自觉自愿地弘扬无私奉献的职业精神，才能从根本上促进康复机构的职业道德风尚建设。

第三节 康复伦理教育实践

一、康复伦理教育的实践过程

职业道德品质的基本构成要素有认知、情感、意志、信念和行为习惯五个方面，康复伦理教育同样包含上述基本过程，也是康复职业道德基本要素的培育、渗透、内化及升华的过程。

（一）提升职业道德认知

职业道德认知指康复从业人员对职业道德的理论、原则、规范、范畴和准则的感知、理解和接受，职业道德教育让康复从业人员认清什么是职业道德的原则和内容，并据此判断自己和他人思想言行的是与非、善与恶、荣与辱、正义与非正义。认识是行动的先导，如果没有正确的职业道德认知，则难以形成良好的职业行为和习惯。康复职业道德观念的形成建立在一定的职业道德认知的基础上，康复从业人员的实践是在一定的职业道德认知的指导下进行。在康复职业道德教育中，有意识地培养并提升康复从业人员对职业道德的认知水平尤为重要。康复从业人员职业道德观念的养成及道德判断能力的改进是职业道德认知能力提升的重要标志。采取切实有效的康复伦理教育方式，提升康复从业人员对职业道德的认知水平是康复职业道德教育的首要环节。

（二）培育职业道德情感

职业道德情感是康复从业人员对康复事业及康复对象产生的热爱或憎恨、喜好或嫌恶的内心体验和自然流露。康复从业人员对所承担的康复工作是否热爱直接关系到康复从业人员对康复对象会采取什么样的态度和行动。康复从业人员对职业行为所产生的敬仰或喜爱、嫌恶或憎恨等情感是其识别判断康复事业中是与非、善与恶、正义与非正义的重要因素。情感具有一定的稳定性，改变情感比改变认知更为困难。康复伦理教育可帮助康复从业人员树立职业人道主义精神，激发康复从业人员的责任感与事业心，使之对康复事业和康复对象产生良善的职业道德情感。职业道德情感是在康复实践中和在不断提高职业道德认知的基础上逐步形成和发展起来的，良好的职业道德情感一旦形成，康复从业人员自然会在康复实践中体现出对康复对象的尊重和关爱。因此，培育职业道德情感是提升康复从业人员职业道德水准的关键动因。

（三）锤炼职业道德意志

职业道德意志指康复从业人员具备自觉地克服在履行职业道德义务中所遇到的困难和障碍的毅力，表现在自觉的和有目的的行动中，对康复事业所承担的义务表现出真诚和强烈的责任心。康复伦理教育让康复从业人员对康复职业道德具备基本正确的认知并乐于践行、锲而不舍且一以贯之，逐步养成坚韧的职业意志和坚定的职业信念。

（四）树立职业道德信念

职业道德信念是根据一定的职业道德认知、情感、意志而确立起来，是推动康复相关专业学生及康复从业人员产生职业道德行为的动力，也是职业道德认知转化为职业道德行为的中心环节，并使职业道德行为具备坚定性、稳定性和持久性的特点。康复伦理教育可以启迪康复相关专业学生及康复从业人员树立正确的职业道德信念，并促使其在康复实践中不断强化和巩固。康复从业人员一旦牢固地树立起职业道德信念，就会自觉地、坚定不移地按照职业道德信念选择职业道德行为，并能依据信念判断自己或他人职业道德行为的是非善恶。

（五）养成职业道德行为习惯

康复从业人员的职业道德行为指从业人员在一定的职业道德认知、情感、意志、信念的支配下所采取的行为，是衡量康复从业人员职业道德水平高低与好坏的重要标志。职业道德行为习惯指康复从业人员在日常工作中，通过持续的实践将不稳定的职业道德行为转变为稳定的职业道德行为，在康复实践中养成相对固定的职业行为习惯。康复伦理教育不仅要求康复从业人员自觉按照职业道德的基本原则和规范行事，还要求其将优良的职业道德行为固化为职业道德习惯。康复从业人员逐步养成良好的、稳定的职业道德行为习惯是对康复伦理教育的更高要求和具体体现。

职业道德认知、职业道德情感、职业道德意志、职业道德信念、职业道德行为习惯构成了康复伦理教育的基本过程。没有一定的职业道德认知则不能形成职业道德信念，没有正确的职业道德认知作为行动的指导也会导致盲目的行动。但只有职业道德认知却没有付诸实际行动，也不能视其为具备良好的职业道德的主体。因此，在康复伦理教育过程中，提高对职业道德的认知是康复伦理教育的前提和依据，培养职业道德情感和锻炼职业道德意志是必备的内在条件；而职业道德信念是康复伦理教育的核心和主导，养成良好的职业道德行为习惯是康复伦理教育的主要目的。上述五个方面并非割裂开来，而是相互制约、相互渗透和相互促进。康复伦理教育应该做到晓之以理、动之以情、炼之以志、导之以行、持之以恒，方可达到提升康复相关专业学生和康复从业人员职业道德品行的目的。

二、康复伦理教育的实践特点

康复伦理教育是一项复杂的系统工程，正确认识和掌握康复伦理教育的特点既是实施康复伦理教育的理论依据，也是选择康复伦理教育方法的客观基础。

职业道德是职业自身发展的产物，具有较强的实践性。在康复机构进行康复伦理教育具有明显的专业性，应区别于一般的思想政治教育。康复伦理教育不能脱离康复相关专业学生及康复从业人员的人生观、世界观、价值观等而孤立存在。康复伦理教育具有较大范围的综合性，既要与日常思想政治教育、民主和法制教育等结合，还要与医药卫生体制改革、机构行政管理、规章制度建设、科学研究和实践应用等结合，将其纳入一个完整的系统中进行综合施策才能取得行之有效的教育效果。

（一）康复伦理教育的实践性

康复伦理学是一门实践性很强的学科，在整个康复伦理教育中要注意贯彻理论与实践相统一的原则，既要加强康复理论的研究，又要重视康复实践的开展。康复伦理教育之所以强调实践性，一是因为社会在飞速发展过程中不断提出新的职业道德要求，二是要做到有的放矢、生动活泼，引导康复从业人员在为康复对象提供服务的过程中自觉践行职业道德义务，以此衡量康复伦理教育是否适宜及有无成效。在针对康复相关专业学生进行康复伦理教育时，应该了解学生的学习动机，关注其对康复伦理教育的切实需求，列举可以作为其学习楷模的优良道德范例以及不良道德现象给社会造成的负面影响的实例等，避免将康复伦理教育变为不着边际的空谈说教。

（二）康复伦理教育的长期性

社会环境的瞬息万变、科学技术的突飞猛进和康复学科的持续发展等因素决定了康复伦理教育要坚持不懈地反复进行。帮助康复相关专业学生培育职业道德品质，养成良好的职业道德行为习惯是长期的教育过程，不能一蹴而就。因此在高等院校，从康复相关专业学生入学的低年级开始就应该努力帮助其养成遵规守纪、尊敬师长、爱护公物和实验动物等行为习惯，唯有持续不断地接受职业道德教育才能养成高尚的职业道德品行。在康复伦理教育中，循序渐进、持之以恒才能达到树立高尚职业道德的目的。

康复伦理教育的过程具有一定的时间先后顺序，但各个环节之间存在交互作用。康复伦理教育必须兼顾康复相关专业学生及康复从业人员的职业道德认知、情感、意志、信念和行为诸要素的综合发展，促进其同时养成各种品质。单纯就某个要素进行教育是不够的，必须兼顾各要素之间的密切联系，即康复伦理教育具有同时性。然而康复相关专业学生及康复从业人员的层次不同，其职业道德状况、对职业道德的需求以及对职业道德的认知良莠不齐。因此，康复伦理教育应该对不同层次的受教育者分别采取针对性的教育措施，分级分类提出康复职业道德要求，即分主体、分类别、分层次地进行康复伦理教育，这样才能达到预期的效果。

（三）康复伦理教育的多样性

进行新时代的康复伦理教育，培养良好的职业道德品行，应该根据实际情况采用多种途径、多种形式进行。高尚的职业道德品质的养成是一个长期的过程。职业道德认知、职业道德情感、职业道德意志、职业道德信念和职业道德行为习惯是构成良好的职业道德的基本要素，也是构成康复伦理教育过程的基本环节。因此，我们应该在提升康复相关专业学生及康复从业人员职业道德认知的同时，培养其职业道德情感和职业道德意志，在帮助其树立职业道德信念的同时促使其践行相应的职业道德准则。

康复伦理教育的多样性取决于康复实践工作的复杂性。康复实践工作和社会环境密切关联，由于受区域环境、社会经济、风俗习惯、个人生活经验等因素的综合影响，各地对康复职业道德的要求不尽相同。因此在开展康复伦理教育时，应先进行调查研究，根据各地的实际状况选择最需要、最迫切和最奏效的环节作为康复伦理教育的主要内容。譬如，对于年轻的康复从业人员，应该从提高其职业道德认知开始；对于明知不合乎职业道德准则却不敢提出质疑的康复从业人员，应该从强化其职业道德意志开始；对于已初步具备职业道德认知的康复从业人员，应该助力其养成良好的职业道德行为习惯。总之，康复伦理教育必须因时因地、因人因材而异。

此外，我们还可以将康复伦理教育和康复从业人员的年终考核、职称晋升和创优争先等评价工作结合起来，并和康复相关专业学生的临床实习考核等结合起来。考核方式和考核结果在康复实践中的多样化应用有助于推动康复伦理教育的层次性和康复伦理发展的可持续性。

三、加强康复医疗人才培养和队伍建设

（一）加强康复医疗人才教育培养

有条件的院校要积极设置康复治疗学和康复工程学等紧缺专业，并根据实际设置康复物理治疗学、康复作业治疗学、听力与言语康复学等专业，增加康复治疗专业人才培养供给，注重提升临床实践能力；鼓励在临床医学专业教育中加强医学生康复医学相关知识和能力的培养，普及康复医学专业知识；持续推进康复医学科住院医师规范化培训，探索开展康复医学科医师转岗培训，增加从事康复医疗工作的医师数量。

（二）强化康复医疗专业人员岗位培训

逐步建立以需求为导向、以岗位胜任力为核心的康复医疗专业人员培训机制，根据医疗机构功能定位和康复医疗临床需求，有计划、分层次地对医疗机构中正在从事和拟从事康复医疗工作的人员开展培训，提升其康复医疗服务能力；加强对全体医务人员康复医疗基本知识的培训，增强康复医疗早介入、全过程的意识，将康复理念贯穿于疾病预防、诊疗、康复等全过程。

（三）加强突发应急状态下康复医疗队伍储备

各地要依托有条件、能力强的综合医院康复医学科、中医医院康复科和康复医院组建或储备康复医疗专家库，建立一支素质优良、专业过硬、调动及时的应对重大疫情、灾害等突发公共卫生事件的康复医疗专业队伍，强化人员、物资储备和应急演练，切实提升突发应急状态下的康复医疗服务能力。

第五章 康复伦理科研

第一节　科研诚信与康复科研人员道德规范

在科学研究中，科研诚信是保证科学发现和发明创造的基础。在科技与经济的结合中，科研诚信直接影响科技成果的推广应用。在提高全民科学素质的科学普及中，全社会容不得科技界有丝毫违背科学精神的现象。为了保障我国科技事业的健康发展，促进我国经济社会发展走上创新驱动、内生增长的轨道，我们必须大力营造鼓励崇实、求实、唯实的政策环境，科技界更应率先摒弃虚荣浮躁的不良风气，树立起求真务实的道德风尚。

一、康复科研中的利益冲突

科研利益冲突是由于经济、地位、声望等利益因素渗入科学技术活动中导致的不良关系，这种现象会影响科学研究的求真性和客观性，是利益因素渗透到科学中的必然结果。

研究发现，国内外学界对科研利益冲突的界定共识如下：冲突总会涉及至少两个人或两个团体的不同利益需要；冲突产生的前提是利益的不均被双方或多方意识到；冲突在于观念、理念的不同，即一方认为另一方的存在会阻碍甚至威胁到自己获得的利益；冲突是一个由小到大、由少到多的过程，在彼此关联关系中积累产生，往往是历史和现实的综合反映。因此，当一个研究者具有私人、经济、职业或政治利益，且这些利益促使其在科学活动中对普遍共识作出偏倚判断时，就可认为存在利益冲突。值得注意的是，利益冲突只是一种境况和际遇，并不能因此说明其必然造成或引发严重的社会后果。因此，正确看待科研活动中的利益冲突，有利于解决实际存在或预防将要发生的问题。

（一）利益冲突的表现形式

在科学活动中，利益冲突一般表现为三种基本形式，一是共同体的利益冲突，二是科学研究过程中个人与社会的利益冲突，三是科学研究者之间的利益冲突。

（二）利益冲突产生的诱因

1. 经济利益驱动

科学研究本来是一种探索奥秘、崇尚自由的活动。在科学技术高速发展的今天，科学技术成果进入生产过程的周期大幅缩短。在科研成果得到学术界同行承认的同时，研究者可以通过知识产权从中获利，还可以开发建立属于自己的公司。知识产权和产学研结合的科技发展模式原本无可非议，但其带来的高额回报确实影响甚至改变了一部分科技工作者的价值观念。当研究者的研究目标和所服务集团或组织机构的利益发生冲突时，公正的天平便会倾向给自己提供资助的一方，或给自己带来私利的一方。这种利益冲突在个人利益的驱动和外部环境因素的影响下，会诱发多种不同形式的利益冲突。此类现象背离了科学发展为人类造福的崇高目标，使科学活动带有明显的商业化倾向。

2．科学精神缺失

科学精神就是自由探索的精神，科学存在的本质在于自由。在现代科学家看来，科学是追求真理的学问，通过对自由的追求可以获得真理。美国科学社会学家默顿在《科学社会学》中将科学精神概括为四条原则，分别为普遍性原则、公有性原则、无私利性原则和有条理的怀疑主义原则，普遍性原则即要用普遍理性而不是经验来认识世界。但当发生利益冲突时，当事人不可能理性分析问题，只能按照利益原则进行决断。公有性是自由探索的精神，"科学成果一旦公布就属于全人类"这一条原则成为利益冲突当事人剽窃、抄袭、弄虚作假的"理论"依据，既然科学成果属于全人类，照抄一下也未尝不可。无私利性是不计利害只求真理的精神，为寻求真理而不屈服于任何权贵。在科学活动中，当个人或共同体利益与国家、社会利益发生矛盾时，不问是非、仅计利害的当事人则会向私利倾斜。有条理的怀疑主义持自由的怀疑和批判精神，这种精神一步一步使科学前进。在科学活动中，一些研究者为了个人或共同体的利益，会弄虚作假，甚至编造数据，骗取科学荣誉或科研基金，在这种情况下发生的利益冲突必然阻碍科学的发展，和有条理的怀疑主义显然背道而驰。

3．评议机制不合理

科学活动是一项艰苦的劳动过程，其通过课题立项、成果发表（出版）、申请奖励等形式得到社会承认。不合理的评议机制通过利益冲突表现出来，利益诱发了冲突又形成不合理的评议机制，所产生的恶性循环形成了多种形式的学术腐败现象。

（三）解决利益冲突的若干原则

对比国外，当前我国应对科研利益冲突还存在以下问题：政策原则性要求多，针对性不强，缺乏实操性；重视单体性制度，系统性制度不足，没有形成制度链；对科研活动中利益冲突问题的重视力度不够，同行评议机制不够健全；重制订、轻执行现象，制度震慑力弱；对科研利益冲突相关概念认识不清，缺乏防止利益冲突的伦理体系文化；科研利益冲突信息管理平台建设步伐缓慢等。

当人们可能因研究成果获利或减少损失时，最易产生利益冲突。鉴于此，一些研究者提出了解决利益冲突的若干原则，具体如下。①公开冲突；②取消可能影响研究者科学判断能力的利益；③有利益关系者不参与相关成果、论文的评审，不发表有倾向性的言论；④求助于调整利益冲突的法律、规则和政策；⑤加强职业道德教育；⑥制订、颁布鉴定利益冲突的明确标准和指南。其中，利益公开化被认为是避免利益冲突及负效应的最有效手段。

（四）应对科研利益冲突的对策与建议

1．加强政策储备，强化学术道德感召力

科研诚信是科技创新的基石。习近平总书记在2024年全国科技大会、国家科学技术奖励大会、两院院士大会上指出，要加强科研诚信和作风学风建设，推动形成风清气正的科研生态。党的二十届三中全会审议通过的《中共中央关于进一步全面深化改革推进中国式现代化的决定》将科研诚信建设纳入全面创新体制并作出具体部署。2024年10月科技部发布了《科研单位科研诚信管理制度示范文本》，总体思路以"防"为主、"惩"为辅，注重引导性与强制性的有机结合，制订科研人员整个研究活动过程和结果的行为准则和规范。通过网络、电视等媒体平台宣传学术工作的价值与意义，对先进学术工作者进行表彰与公示，树立对学术工作者的尊敬与认可，使学者对自己的学术工作产生更强的个人认同。从思想层面强化学者对学术工作本质的理解，塑造学术工作的崇高性，激励学者对学术尊严与学术道德的坚持。当这种"精神特质"内化为科学家的科学良心后，在道德层面就能够对学者形成内在的自我约束。

2．构建科研利益冲突信息公开、回避、披露机制

在利益冲突信息公开方面，明确公众知情权与科研人员所披露的利益冲突信息所涉及的隐私权的界定；若科研人员隐私涉及公共利益，其隐私权需服从公共利益的要求，管理机构应在其知情的情况下予以对外公开；明确利益冲突信息公开的事项与范围，披露行为有助于克服偏见、建立信任，完善对利益冲突申报信息的公开与核查。在利益冲突的回避方面，有亲属关系，利益管理者必须回避；有利害关系或其他会影响公正评价关系者，应该回避；涉及私人感情、造成偏颇倾向者，必须回避。在报告和披露利益冲突方面，由相关科研人员向机构、利益冲突委员会提供个人利益信息报告，披露利益相关性并及时更新。在披露与回避结合方面，披露是回避的前提条件，评议专家应尽可能披露自身存在的可能影响评议判断的私人利益，由评审机构去决定是否回避。

3．探索利益冲突立法，完善科研利益冲突管控体系

加强我国科研利益冲突法律法规建设，保障学术维权有法可依；完善科研机构防范利益冲突的制度链，包括自律机制（如伦理道德、道德教育、精神作风等）以及正式制度（如学术不端行为、科研诚信等）；依托科技部"科研诚信管理信息系统"平台体系，抓紧构建完善的科研利益冲突管理平台及科研诚信管理体系。

4．加大科研利益冲突宣传力度，培育利益冲突防范意识

修正学术价值取向、维护学术本源价值、克服急功近利思想、努力维护学术价值，才能在当代把握好"求是"与"求利"的平衡。因此建议明确学术不端形式和范畴，使学者在从事学术活动时做出正确的行为，舍弃不当的行为；加大对科研利益冲突问题潜在危害的研究、宣传和教育培训，使各级科研机构和科研人员充分了解相关政策规范和管理制度。

5. 净化社会大环境和学术风气，规范同行评议行为

同行评议研究对担任评议工作的研究者有指导意义，推动其自觉养成良好的学术道德、遵守学术规范、自觉规避利益冲突行为的发生。因此建议培养学者学术品格，提高学术自觉，克服评议中的不良习惯；关注同行评议活动中各主体之间关系网络的复杂性，建立科学合理的评审专家遴选制度，通过地域多样性、职业操守的公正性以及所属单位的多层次性等严格遴选专家；在参与评审前或项目申报前，要求签订"无利益冲突"声明及保密协议；以人为本，正视各种"潜规则"的存在。

6. 完善学术期刊的评审及防范利益冲突

根据目前国内的学术及职称评价体系，期刊是科研利益发生的主要领域，完善学术期刊是防范科研利益冲突的重要抓手。因此，建议制订相关利益冲突政策，强化专业、匿名、外部评审机制；作者、编辑、评审专家都应进行利益冲突的披露，包括列出自身机构从属关系的清单，披露论文经费的来源及其他资源，发表声明披露利益关系以及披露作者近3年来的管理咨询关系；通过严格控制审稿流程以提高编辑责任心和学术判断力，公开评审，加强公众监督，进一步完善同行评议机制，防止科研诚信失范行为的发生。

二、康复科研中的学术不端行为和道德规范

（一）科研学术不端行为

科研学术不端行为指在科学研究和学术活动中，如课题申请、学术研究和报告结果等环节存在的盲目捏造、篡改和剽窃行为，造成偏离科学共同体规范、违背科研诚信和科研伦理准则的行为。

（二）科研学术不端行为表现

科研学术不端行为表现包括以下内容：抄袭、剽窃、侵占、伪造、篡改和其他违背科学共同体惯例的行为；故意做出错误的陈述，捏造数据或结果，破坏原始数据的完整性，篡改实验记录和图片；在项目申请、成果申报、求职和提职申请中做虚假的陈述，提供虚假获奖证书、论文发表证明、文献引用证明等；侵犯或损害他人著作权，故意省略标注引用他人出版物，抄袭他人作品，篡改他人作品的内容；未经授权，利用被自己审阅的手稿或资助申请中的信息，将他人未公开的作品或研究计划发表或透露给他人或为己所用；将成就归功于对研究无贡献者，将对研究工作做出实质性贡献的人排除在作者名单之外；买卖、代写、成果发表时一稿多投；提供虚假信息、隐瞒相关信息以及提供不准确信息；打探、打招呼、请托、贿赂、利益交换等；参加与自己专业无关的评审及审稿工作；在各类项目评审、机构评估、出版物或研究报告审阅、奖项评定时，因直接、间接或潜在的利益冲突而做出违背客观、准确、公正的评价；违反科研成果的发表规范、署名规范、引用规范；违反评审行为规范；违反科研伦理

规范；其他科研不端行为等。

（三）科研不端行为发生的原因

从内因看，学术不端行为源于个别科研人员背弃科学精神和学术准则，其中部分科研不端行为是因科研人员不了解科研规范而无意触犯，部分则是因科研人员为迅速获得科研地位和牟取更多利益，在科研活动中故意采取弄虚作假、抄袭剽窃等行为导致。从外因看，学术不端行为源于科研诚信的监督、检查机制不健全，还没有在全社会形成共建共管的学术氛围。

（四）科研学术不端带来的危害

1. 破坏社会风气，造成道德滑坡

从学术不端行为看，其中的剽窃、抄袭现象不仅一定程度地损坏了学术研究原本的严谨性和科学性，而且在无形中破坏了中华传统道德体系。

2. 阻碍学术发展，制约科技进步

学术研究是一种对未知或已知知识的深化研究、创新和总结，是一个极其严谨的过程，要求研究人员能够秉持严谨的态度，绝不能弄虚作假。学术不端行为将导致学术剽窃、抄袭和数据造假等一系列问题的出现，严重阻碍学术发展，制约科技进步，带来的负面影响十分深远。

3. 破坏社会公平，滋长功利之心

通过剽窃和抄袭得到的荣誉不需要耗费任何功夫，对于付出了辛勤劳动的研究人员十分不公平，挫伤研究人员的学术研究积极性，严重破坏学术风气；同时，学术不端行为还会严重影响国家整体形象。科研水平是国家综合国力中不可或缺的组成部分，学术研究不仅仅是一个国家的事情，更是国际的事情，取得的荣誉将会在国际上为国家赢得荣誉，抄袭、造假行为会使国家蒙羞，甚至可能导致国家在国际舞台上的形象受损。

（五）对实施科研不端行为的人员或单位的处理措施

对实施科研不端行为的人员或单位责令改正、谈话提醒、批评教育、警告、内部通报批评、通报批评、暂缓拨付项目资金；对项目处于申请或者评审过程的，采取撤销项目申请等措施；对项目正在实施的，终止原资助项目并追回结余资金；对科学基金项目正在实施或者已经结题的，采取撤销原资助决定并追回已拨付资金，取消一定期限内申请或者参与项目资格。

（六）学术道德规范要求

1. 进行学术研究应检索相关文献或了解相关研究成果，在发表论文或以其他形式报告科研成果中引用他人论点时必须尊重知识产权，如实标出。

2. 尊重研究对象（包括人类和非人类研究对象），在涉及人体的研究中，必须保护受试人合法权益和个人隐私并保障知情同意权。

3. 在课题申报、项目设计、数据资料的采集与分析、公布科研成果、确认科研工作参与人员的贡献等方面，遵守诚实客观原则，对已发表研究成果中出现的错误和失误，应以适当的方式予以公开和承认。

4. 诚实严谨地与他人合作，耐心诚恳地对待学术批评和质疑。

5. 公开研究成果、统计数据等，必须实事求是、完整准确。

6. 搜集、发表数据要确保有效性和准确性，保证实验记录和数据的完整、真实和安全，以备考查。

7. 对研究成果作出实质性贡献的专业人员拥有著作权；仅对研究项目进行过一般性管理或辅助工作者，不享有著作权。

8. 合作完成成果应按照对研究成果的贡献大小的顺序署名（有署名惯例或约定者除外）。署名人应对本人作出贡献的部分负责，发表前应由本人审阅并署名。

9. 科研新成果在学术期刊或学术会议上发表前（有合同限制者除外），不应先向媒体或公众发布。

10. 不得利用科研活动谋取不正当利益，正确对待科研活动中存在的直接、间接或潜在的利益关系。

11. 科技工作者有义务负责任地普及科学技术知识，传播科学思想、科学方法；反对捏造与事实不符的科技事件及对科技事件进行新闻炒作。

12. 抵制一切违反科学道德的研究活动，如发现该工作存在弊端或危害，应自觉暂缓、调整甚至终止，并向该研究的主管部门通告。

13. 在研究生和青年研究人员的培养中，应传授科学道德准则和行为规范；选拔学术带头人和有关科技人才，应将科学道德与学风作为重要依据之一。

（七）康复科研学术规范化建议

一是加强科研诚信和学术道德教育，包括组织广大科研人员认真学习《关于加强我国科研诚信建设的意见》，提升科研人员的自律意识；组织学习宣传品学俱佳的学术大师和专家学者的事迹，并选出一批严谨治学、成果突出的中青年典型，促进发扬优良学风。二是强化科研诚信的自律与他律约束，完善学风建设的监督检查机制；通过制订《科研人员学术道德自律准则》，引导相关人员将学术道德规范内化为行为准则；开展学风民主评议活动，并建立不良学风记录；对于存在学术不端行为者，在职称评定、考核评优、提拔任用中实行"一票否决"制度。三是健全科研评价、科研成果奖惩机制，创建鼓励创新的学术环境。

第二节 涉及人的生命科学和医学研究伦理审查

"涉及人的"指凡与人及人体有关的一切生物样本和信息数据（包括健康记录、行为等)。所谓涉及人的生命科学和医学研究，指以人及其组织、细胞、血液、体液及代谢物等生物成分为研究样本，收集、记录、使用、报告及储存有关人的样本、医疗记录、行为或心理等科学研究资料进行研究的活动，其中的研究对象按照2023年国家卫生健康委、教育部、科技部、国家中医药局联合发布的《涉及人的生命科学和医学研究伦理审查办法》规定统称为"研究参与者"，包括人体研究的受试者以及提供个人生物样本、信息数据、健康记录、行为等用于涉及人的生命科学和医学研究的个体。涉及人的生命科学和医学研究在医学发展和维护人的生命健康方面有着极其重要的意义。其一，保护研究参与者，维护其安全和健康权利，尊重其知情同意的权利。医学研究的目的是提高患者及人群的健康水平，减少疾病的发生和患者的病痛，提高人类的生命和生存质量。其二，规范生物医学研究的科研行为，为研究的科学性、规范性和伦理合理性保驾护航。符合科学性的研究未必都符合伦理性，但违背科学性的研究是不符合伦理性的。因此，涉及人的生命科学和医学研究伦理审查既要审查伦理性，也要审查科学性。其三，减少医患纠纷，促进医患和谐。通过伦理审查活动，充分告知研究参与者风险、权利与义务以及试验过程中的注意事项等问题，以维护研究参与者的利益。只有不触犯研究参与者利益，研究者的利益才能得到更好的保护。因此，保护研究参与者的利益与保护研究者的利益是完全一致的。

一、涉及人的生命科学和医学研究的伦理原则

涉及人的生命科学和医学研究是科学研究的重要领域，其研究结果对人类健康和社会进步具有重要意义。开展涉及人的生命科学和医学研究应当具有科学价值和社会价值，不得违反国家相关法律法规，遵循国际公认的伦理准则，不得损害公共利益。因此，制订和遵守伦理原则在确保研究合规性和伦理性方面具有重要作用。

(一)控制风险

研究的科学和社会利益不得超越对研究参与者人身安全与健康权益的考虑。研究风险与受益比例应当合理，使研究参与者可能受到的风险最小化。

(二)知情同意

尊重和保障研究参与者或者研究参与者监护人的知情权和参加研究的自主决定权，严格履行知情同意程序，不允许使用欺骗、利诱、胁迫等手段使研究参与者或者研究参与者监护人同意参加研究，允许研究参与者或者研究参与者监护人在任何阶段无条件退出研究。

(三)公平公正

应当公平、合理地选择研究参与者，纳入与排除标准具有明确的科学依据，公平合理地分配研究受益、风险和负担。

（四）免费和补偿、赔偿

不得对参加研究的研究参与者收取任何研究相关的费用，对研究参与者在研究过程中因参与研究支出的合理费用应当给予适当补偿。研究参与者受到研究相关损害时，应当得到及时、免费的治疗，并依据法律法规及双方约定得到补偿或者赔偿。

（五）保护隐私权及个人信息

切实保护研究参与者的隐私权，如实将个人信息的收集、储存、使用及保密措施情况告知研究参与者并得到许可，未经研究参与者授权不得将其个人信息向第三方透露。

（六）特殊保护

对于涉及儿童、孕产妇、老年人、智力障碍者、精神障碍者等特定群体的研究参与者，应当予以特别保护；对于涉及受精卵、胚胎、胎儿或者可能受辅助生殖技术影响者，应当予以特别关注。

二、涉及人的生命科学和医学研究的伦理审查

（一）涉及人的生命科学和医学研究伦理审查的范围

对涉及人的生命科学和医学研究进行伦理审查的根本目的是保护人的生命和健康，维护人格尊严，尊重和保护研究参与者的合法权益，促进生命科学和医学研究健康发展，规范涉及人的生命科学和医学研究伦理审查工作，是医学科学发展的必然要求。

在实际工作中，研究的审查范围包括以下几方面：①采用物理学、化学、生物学、中医药学等方法对人的生殖、生长、发育、衰老等进行研究的活动；②采用物理学、化学、生物学、中医药学、心理学等方法对人的生理、心理行为，病理现象，疾病病因和发病机制，以及疾病的预防、诊断、治疗和康复等进行研究的活动；③采用新技术或者新产品在人体进行试验研究的活动；④采用流行病学、社会学、心理学等方法收集、记录、使用、报告或者储存有关人的涉及生命科学和医学问题的生物样本、信息数据（包括健康记录、行为等）等科学研究资料的活动。

（二）伦理审查委员会批准研究的基本标准

伦理委员会的职责是"对本机构开展的涉及人的生命科学和医学研究项目进行伦理审查，并且保护研究参与者的合法权益和安全"。独立、客观、公正的伦理审查是审查质量的重要表现。伦理审查应当依据相应的标准恰当地应用，准确判断涉及人的研究项目的伦理问题，进而做出审查决定。2024年新修订的《赫尔辛基宣言》也提出伦理委员会必须有权监督、建议修改、撤销批准和暂停正在进行的研究。伦理委员会审

查批准一项涉及人的研究的标准应贯穿伦理审查实践的全流程。因此，准确理解并恰当应用伦理审查标准是伦理委员会能力建设和质量改进的重中之重。

1. 伦理审查批准标准一：研究具有科学价值和社会价值、不违反法律法规的规定，不损害公共利益

涉及人的生命科学和医学研究的主要目的是获得新的知识，包括对疾病的起因、发展和影响的认识以及改进现有的预防、诊断和治疗措施，为增进人类福祉、推动构建人类命运共同体提供有力的科技支撑。涉及人的研究的价值应包括社会价值、科学价值和临床价值，这些价值的存在是一项研究可以得到伦理辩护的前提和基础。一项研究是否具有价值的主要判断依据是其能否产生可普遍化的知识，且这些知识是否可以通过公开发表等途径加以传播。没有任何科学价值和社会价值的研究能无视法律法规，将研究参与者置于不必要的研究风险之中，这在伦理方面是不被接受的。

2024年由国家卫生健康委、国家中医药管理局、国家疾控中心联合发布的《医疗卫生机构开展研究者发起的临床研究管理办法》明确提出禁止无意义的重复研究，伦理委员会在审查的时候也可以根据这一条不批准一项研究。

2. 伦理审查批准标准二：研究参与者权利得到尊重，隐私权和个人信息得到保护

隐私权是国际公认的人权，指个人信息不被他人不法侵犯、收集、知悉、利用和公开的人格权。《中华人民共和国民法典》规定公民享有隐私权，受国家法律保护。隐私权对于保护人的尊严、自主权和能动性十分必要，必须在研究的整个周期内予以尊重和保护。若未经过研究参与者授权，任何组织或个人不得将其数据挪作他用，更不得利用研究参与者数据牟取个人私利，这是对研究参与者隐私数据保护最基本的道德和法律要求。

研究方案中要求研究者必须采取安全措施，保护研究参与者的隐私和个人信息的机密。研究参与者应被告知，研究者保守机密的能力受到法律和其他规定的限制以及机密泄露的可能后果。

利用可识别身份的生物标本进行已知临床或预后价值的遗传学研究，必须获得研究参与者或法定代理人的知情同意。

如果符合免除知情同意的条件并得到伦理委员会批准，必须使生物标本完全匿名并脱离有关联系，以保证该研究不会泄露有关具体个人的信息。研究者应向研究参与者保证，其身份信息将通过生物标本的安全编码、限制访问数据库而得到保护，并在知情告知的时候向研究参与者解释这些过程。未经研究参与者同意，研究者不得将诊断性遗传学研究结果告知给研究参与者的亲属。

3. 伦理审查批准标准三：研究方案科学

所有涉及人的研究都需要满足研究的科学有效性，这不仅是科学研究整体宏观发展的需要，更是特定的研究能够顺利实施的保障。一项涉及人的研究方案应说明此项研究相关的前期研究结果，包括实验室研究、动物实验研究以及科学文献及其他相关信息和数据，以支持研究的合理性。

伦理委员会应审查评估所提供的信息是否充分、证据的来源和可靠性，必要时可进行相关文献检索以确认信息的真实性；评估研究方法和设计是否具有充分的科学依据，例如新药临床研究中目标病症、效应指标、给药途径、给药剂量和疗程等是否具有相应的依据；评估研究设计的依据是否符合公认的科学原理。

例如，实验性研究的样本量计算指导原则是确保研究者有足够的把握回答研究问题。伦理审查时应确认方案中对样本量的计算和其他因素的考量有明确说明，必要时可咨询生物统计学专家的意见。从伦理角度评估样本量的合理性，在确认把握度的同时考虑用最少的研究参与者人数获得可靠结论的可能性。当样本量以非计算方式获得时，方案中应予以解释、说明其合理性，如所研究的是非常罕见的疾病，或处于探索阶段的试验。

4. 伦理审查批准标准四：研究参与者纳入和排除的标准科学而公平

科学的研究设计需要有明确的纳入及排除标准。纳入及排除标准取决于目标适应证以及对研究药物或治疗措施的安全性和有效性的认知程度。方案应明确规定纳入及排除标准，包括人口统计学信息（年龄、性别、人种等）、健康状况和疾病要求、合并用药、既往治疗等其他影响因素。纳入及排除标准的制订首先要服务于科学的研究目的，而不是研究人群易于招募、依从性好、成本低廉等特点；其次，不能因为某些无关的特征将特定群体故意排除在研究之外，尤其是研究可能涉及的弱势人群。此外，研究涉及的风险获益的分配需满足公正原则的要求，即在可预期的范围内尽可能避免研究参与者承担研究风险却无法获益的情形。

5. 伦理审查批准标准五：风险受益比合理，风险最小化

研究风险的类别包括以下方面。①生理方面：身体的伤害，各种不适；②心理方面：情感折磨，心理压力；③社会方面：隐私信息一旦泄漏后研究参与者可能受到他人歧视，影响就学或就职；④经济方面：研究有关的花费，包括参加研究引起的误工费等。

在评估研究风险时，要考虑到除了研究干预措施外，为了获得科学的研究结果而采取的某些研究设计和检查步骤同样会给研究参与者带来风险。例如试验设计为随机分组时，研究参与者可能无法获得对他（她）而言更有效的治疗；双盲研究中，一些对研究参与者的治疗有益的信息可能暂时无法获得；出于研究目的而进行的放射性或侵入性检查等。

风险的高低主要指伤害发生的可能性及严重程度，获益主要是指对研究参与者健康或福利的积极影响。合理的风险获益比要求研究参与者所承担的风险相对于研究预期的获益可以从伦理方面得到辩护。伦理委员会应从研究设计类型、研究干预、研究程序等方面同时考虑研究参与者人群的特点，全面分析并确定预期的研究风险；同时研究方案纳入足够的保障措施、利益冲突的预防以及有效的伦理审查等都是尽可能确保研究风险最小化的有效保障。

6. 伦理审查批准标准六：知情同意规范、有效

知情同意是尊重研究参与者自主性、保护研究参与者知情权的重要体现。知情同意的三要素为完全告知、充分理解、自主选择。对知情同意书的审查，除了关注知情同意书提供的信息是否完整充分（包括研究项目的信息、风险与受益、医疗与保护、隐私与保密、研究相关的费用、可替代操作、随时咨询以及随时退出研究的权利、补偿赔偿的权利等）之外，还需关注信息的表达方式是否通俗易懂。必须强调，知情同意书规范并不等同于知情同意过程规范。知情同意书展现的主要是知情信息，而知情同意本身是一个过程，研究者需在研究方案中明确描述知情同意过程相关设计，具体如下。①负责获取知情同意的人员及培训要求；②如何接触潜在的研究参与者群体；③计划获得知情同意的时间、地点；④确保潜在研究参与者准确理解相关信息的措施；⑤是否涉及后续动态知情等。对于涉及弱势人群的研究，还需要采取特别的保护措施，避免研究参与者受到外部胁迫和不当诱惑的影响。

7. 伦理审查批准标准七：研究机构和研究者能够胜任

主要研究者需具有在临床试验机构的执业资格并具备临床试验所需的专业知识、培训经历和能力，能够胜任研究工作；能够根据申办者、伦理委员会和药品监督管理部门的要求提供最新的工作履历和相关资格文件。研究团队的人员具备满足临床研究实施的需要，研究岗位与其资格相符。研究人员均经过GCP培训、研究参与者保护培训、利益冲突政策培训以及临床研究方案与实施操作培训。研究者应当严格遵守研究方案，确保研究的顺利进行以及研究结果的准确性和可靠性。

8. 伦理审查批准标准八：研究结果发布方式、内容、时间合理

研究结果的公开有利于研究成果的分享，符合促进人类健康的研究主旨。WHO ICTRP（WHO International Clinical Trials Registry Platform）的要求是"所有临床研究的发现必须予以公开"。通过国家医学研究登记备案信息系统/药物和医疗器械临床试验机构备案系统注册平台备案，可以避免发表偏倚和选择性报告偏倚。

伦理委员会在审查时应确认方案中明确说明了研究者和申办者如何向研究参与者、医疗专业人员、公众和其他相关团体传达研究结果，如通过发表、在公开的临床研究注册网站上公开等。

申办者应向研究者提供所有研究数据和汇总的研究结果供其审阅。如果申办者对研究者查阅数据和发表研究结果的权利有限制，应在方案中明确说明，伦理委员会审查确认其限制不会影响全面完整地公开研究结果。研究者自发的多中心临床研究应明确规定谁负责总结研究结果并予以公开。

特殊情况下，如开展流行病学、社会学或遗传学研究的结果可能会对社会、特定人群或族群带来负面影响，基于"不伤害"原则的考虑，可以不公开研究结果，但应说明如何能够查阅到研究结果，伦理委员会确认其行为的伦理合理性。

9. 伦理审查批准标准九：研究者遵守科研规范与诚信

遵守科研规范与诚信是对研究者提出的一个重要的底线要求。伦理审查的本质是信任基础上的确证，工作机制也主要是对研究者提供的书面材料进行审查。因此，"科研规范与诚信"标准强调研究者有责任和义务及时、如实地向伦理委员会报告发现的相关问题，并确保所有提交材料的真实性。例如研究过程中研究者一旦发现方案偏离，应在第一时间分析原因，并明确判断偏离方案事件是研究实施的问题，还是原批准方案设计存在的问题。如果是前者,则需要采取整改措施;若是后者,应该提交方案修订申请。无论哪种情况,研究者都应在发现问题后及时采取措施,保证研究参与者的安全,并及时如实地向伦理委员会提交"方案偏离报告"。

总之,涉及人的生命科学和医学研究的伦理审查是一个复杂而严谨的过程,需要遵循相关法律法规和规范性文件的要求,并充分考虑研究参与者的权益和安全。通过加强伦理审查工作,可以确保研究活动的合法性、合规性、科学性、伦理合理性,并最大程度地维护人格尊严,保障研究参与者的安全和健康。

第三节 人工智能在康复领域应用研究的伦理问题

人工智能是新一轮科技革命和产业变革的重要驱动力量,是研究、开发用于模拟、延伸和扩展人的智能的理论、方法、技术及应用系统的一门新的技术科学。我国已将人工智能上升为国家战略。在我国全面推进"健康中国"建设的进程中,人工智能技术因能有效提升医疗服务效率和质量,在医学领域的应用研究得到快速发展,也为改善医疗供给带来新的契机。

随着人们生活方式的改变以及日益加剧的人口老龄化,失能或半失能老年群体、伤残群体、慢性病者、亚健康人群等对康复服务的需求呈现爆发式增长,越来越多的康复医疗机构开始引入人工智能技术,促进康复医疗服务更加精准化、个性化、智能化,改善患者体验、提高康复治疗效果,从而更好地满足人们对高质量康复医疗服务的需求。但人工智能的发展带有不确定性和风险,其在康复领域得到有效应用的同时也带来了不容忽视的伦理挑战和伦理风险。因此,我们需要高度重视人工智能在康复领域应用研究带来的伦理风险,并制订相应对策进行有效防范。

一、人工智能伦理发展概述

1956年在美国达特茅斯会议上,科学家麦卡锡首次提出"人工智能"的概念,此后人工智能的概念和技术受到了广泛关注,但其伦理问题长期以来并没有像其技术一样受到重视和被深入研究。直到2004年第一届机器人伦理学国际研讨会上人们首次提出了"机器人伦理学"概念,一些学者开始系统地研究"机器伦理""机器人伦理",直至目前的"人工智能伦理"等,并逐渐受到全球专家、学者以及政府和企业的关注。2017年9月,联合国教科文组织联合世界科学知识与技术伦理委员会发布了《机器人伦理报告》,讨论了人工智能带来的社会与伦理道德问题,建议制订国家和国际层面的伦理准则。2021年6月,世界卫生组织正式发布了《卫生健康领域人工智能伦理与治理指南》,这份重要的报告为不同国家最大化人工智能的益处和最小化其风险并避免危害提供了一份有价值的指南。2024年1月19日,欧盟委员会、欧洲议会和欧盟理事会共同完成了《人工智能法》的定稿,对全球范围内人工智能乃至整个数字经济的发展而言，这一立法具有非同寻常的重要性。

习近平总书记曾多次强调科技领域安全是国家安全的重要组成部分，要围绕人工智能、基因编辑、医疗诊断等领域，加快推进相关立法工作，并作出"健全科技伦理治理体制"的决定。2017年，国务院发布了《新一代人工智能发展规划》，提出要制订促进人工智能发展的法律法规和伦理规范。2018年，国家人工智能标准化总体组及专家咨询组成立大会发布了《人工智能标准化白皮书（2018）》，该白皮书论述了人工智能的安全、伦理和隐私问题，指出设定人工智能的伦理要求，要依托于社会和公众对人工智能伦理的深入思考和广泛共识，并遵循一些共识原则。2019年，国家人工智能标准化总体组又发布了《人工智能伦理风险分析报告》，进一步明确了人类根本利益原则要从对社会的影响、人工智能算法、数据使用三个方面考虑。2021年9月，国家新一代人工智能治理专业委员会发布了《新一代人工智能伦理规范》，明确提出要将伦理道德理念融入人工智能全生命周期，该规范为从事人工智能相关活动的自然人、法人和其他相关机构等提供了伦理指引。

二、人工智能在康复领域的应用研究

人口老龄化进程加快、残疾人群体巨大、慢性病患者逐年增加，这三大人群的巨大人口规模形成了康复医疗的刚需。随着生活节奏的不断加快，亚健康人群的数量越来越多，这部分人群存在巨大的康复医疗需求。可以说，几乎全部人群都需要康复医疗的呵护和服务。但是目前我国康复治疗师的数量远远不能满足人们日益增长的康复需求，越来越多的康复医疗机构开始引入人工智能技术来建设智能化康复医疗体系。例如，2024年1月，清华大学和宣武医院团队成功进行了首例无线微创植入脑机接口（brain-computer interface，BCI）的临床试验，通过将两枚硬币大小的BCI处理器植入高位截瘫患者颅骨中，使脊髓损伤患者实现自主脑控喝水。可见，人工智能在康复医疗领域的研究应用可以明显改善患者的康复训练效果，也为康复医学的高质量发展提供了可能性。

目前，研究应用较广的智能康复医疗器械主要包括外骨骼机器人、脑机接口与交互系统、康复综合评估与训练系统等。外骨骼机器人是一种可穿戴的机器人，患者穿戴后可以与外骨骼形成紧密的物理耦合，并刺激大脑向肢体连续激发信号，最终会在患者大脑中建立新的神经突触连接，从而促使瘫痪部位经过规律的训练或辅助运动，进而实现功能的恢复。BCI与人机交互技术，是通过将人脑与机器对接，由BCI的输出取代因损伤或疾病而丧失的大脑自然输出帮助患者进行训练。BCI与功能性电刺激（functional electrical stimulation，FES）的结合可以通过大脑的电信号控制外部装置以实现实质性功能。BCI-FES的使用可以将重复的体能训练与意图驱动的神经调节相结合，通过促进活动依赖性和神经可塑性进而促进康复。目前，康复领域研究应用比较多的是基于运动想象（MI-EEG）的BCI康复系统技术，可以应用于中枢神经系统损伤患者（脑卒中、脊髓损伤等患者）的上肢功能、认知功能和日常生活功能的康复训练中。临床中的脊髓损伤患者在皮质脊髓束重组过程中，轴索切断的皮质脊髓束纤维形成侧支并于中间神经元形成突触，以构建绕过病变的代偿性神经通路，可以一定程度地恢复结构连接和运动功能。康复综合评估与训练系统融合了传感器、物联网、虚拟现实、人工智能、机器人等多种尖端技术，通过数据实时采集、实时分析对比，将运动评测训练的效率最大化。此外，浸入式治疗、可视化肌力的生物反馈、三维运动捕捉、三维测力、多自由度运动等技术也是人工智能技术在康复医疗领域的研究应用。目前，国外已经推出了一系列较为成熟的人工智能康复训练产品，能在患者训练过程中非常精确地观测每一块肌肉的肌力变化，并据此实时调整康复训练姿势及力量，从而完成精准的康复训练。与发达国家相比，我国康复医疗领域的人工智能研究起步晚，大多处于研发或临床验证阶段，注册申报成功并上市的人工智能类康复医疗器械相对较少，且大多属于弱人工智能产品。

三、人工智能在康复领域应用研究的伦理问题与思考

目前，人工智能技术在康复领域的研究应用如雨后春笋般快速发展，并且解决了很多实际问题，改善了因人才、设备缺乏等康复医疗供给失衡的状况。但是，针对人工智能带来的不确定性和风险，其在康复领域还有诸多亟待解决和突破的伦理问题。比如，近几年侵（植）入式BCI技术关注度颇高，但因其舒适性及安全性问题引发的伦理风险也不容忽视。正如大家熟知的"科学技术是一把双刃剑"，如何确保人工智能向善、造福人类，需要采取客观谨慎的态度对待康复人工智能研究，并制订相应对策进行规制。

2021年11月24日，联合国教科文组织大会第41届会议通过了《人工智能伦理问题建议书》，联合国教科文组织总干事阿祖莱女士表示，在人工智能领域制订规范性全球框架，以确保该技术应用和服务于公共利益是必要和迫切的，世界需要为人工智能制订规则以造福人类。《人工智能伦理问题建议书》（以下简称《建议书》）是一个重要的举措，赋予各国在相应层面应用该框架的责任，明确了人工智能技术的十大原则和十一个行动领域，对于全球人工智能发展的影响将是极为深远的。《建议书》有助于在推动人工智能造福人类社会的同时，减少其不确定性和风险。

（一）隐私权和数据保护

隐私权和数据保护是《建议书》的十大原则之一。该原则指出，隐私权对于保护人的尊严、自主权和能动性不可或缺，在人工智能系统的整个生命周期内必须予以尊重、保护和促进。人工智能系统所用数据的收集、使用、共享、归档和删除方式必须符合国际法，同时遵守相关国家、地区和国际法律框架。

隐私权是国际公认的人权，指个人信息不被他人不法侵犯、收集、知悉、利用和公开的人格权。患者疾病和就诊信息关系到隐私和尊严。在大数据和人工智能时代，隐私受到侵袭的可能性增加，有可能受到侵袭的环节也增多。无论是在数据的储存方

面还是整合共享方面，都增加了伦理风险。人工智能在医学领域的应用不可避免地要基于医疗大数据。医疗大数据库储存了患者的所有信息，如疾病状况、就诊记录、过往病史等，为了使患者得到更精准及个性化的医疗服务，这些医疗数据需要储存在智能医疗信息系统中进行共享。因此，医疗大数据的收集和使用必然会涉及众多患者的隐私，这就极大地增加了隐私泄露的风险。例如，患者的信息数据是被匿名化还是去标识化？被匿名化的有效性和完整性如何？患者的信息数据是否被二次使用？这些信息数据是否被他人用于攫取利益等。

发展人工智能技术不能以牺牲个人数据隐私利益为代价，只有做好充分的个人数据隐私保护，才能建立并增强大众对大数据和人工智能技术的信任。为了保护隐私权，人工智能研究使用涉及隐私的医疗数据必须尊重患者个人意愿，必须遵从医学伦理的知情同意原则。在开始收集和使用患者数据之前，需要先向患者告知将收集哪些数据，有什么用途、会不会被二次使用等，然后在征得个人知情同意之后方可开展数据采集工作。若没有经过患者授权，任何组织或个人不得将其数据挪作他用，更不得利用数据牟取个人私利，这是对患者隐私数据保护最基本的道德和法律要求。只有在充分保护个人隐私及信息安全的基础上，通过对大数据和人工智能的有效合规管理，规范应用数据和人工智能技术研究，才可能在保护患者权益基础上提高康复医疗服务水平。例如，某著名医疗机构的学者曾计划开展一项名为"关注孤独症"的研究方案，该项研究的目的是测试使用苹果手机自带的应用软件是否能对儿童孤独症进行早期诊断，伦理审查委员会否决了这项方案，主要原因就是该方案缺少对患者隐私的保护。

康复医疗机构应当制订相应的规范或准则切实保护患者隐私安全，对人工智能研发者和使用者收集、使用、传递和存储患者的数据必须制订详尽的规范。2018年5月25日，欧盟《一般数据保护条例》（*General Data Protection Rule*，GDPR）生效，其规定了数据主体的被遗忘权和删除权、引入强制数据泄露通告、专设数据保护官员等重要内容，同时包含了更严厉的违规处罚。2021年，我国发布《中华人民共和国个人信息保护法》以及《中华人民共和国数据安全法》等相关法律法规，防止个人数据或实验样本泄露，保障数据安全和患者或研究参与者隐私和个人信息。这些法律的出台只是在原则层面提出"公平和透明地处理个人数据"，这为数据隐私保护提供了一个比较开放和灵活的框架尺度。因此，在康复人工智能技术研究应用过程中仍需出台更细化的规范和法规进行数据保护。

（二）数据质量和模型算法

康复人工智能的研究依赖于大模型算法和数据，数据是为大模型用于训练和学习，数据的质量直接决定了康复人工智能的训练结果。在实际应用中，由于来源、收集口径和易获得性等原因，人工智能系统所采集的数据可能与实际情况并不一致，例如采集的数据中可能潜藏着不易被察觉的价值偏好或风俗习惯等，而机器学习行为取决于其在训练过程中所获得的数据。当机器学习系统现有数据不能完全匹配患者的疾病现状时，系统的准确性将受到影响。特别是当人工智能设计者存在性别、种族等方面的偏见甚至歧视时，智能康复系统产生的结果就会复制并放大这种偏见和歧视。

模型算法是人工智能的灵魂，为了确保康复人工智能研究的安全、合法合规，必须加强对人工智能模型算法的监管。康复医学领域的人工智能算法更要注重安全性，算法上的任何不完善甚至偏差都可能使特定患者成为人工智能的受害者。例如，用于脑损伤者康复训练的下肢康复机器人通过与患者下肢进行互动，提供有针对性的康复训练，能够帮助恢复患者运动功能、提高肌肉力量和协调性、促进康复过程。如果算法设计者的知识和经验欠缺导致算法有缺陷，进而导致康复机器人算法模型没有相应的预警机制，有可能会使患者在训练过程中出现关节炎、滑囊炎等疾病，甚至必须制动数月来缓解关节水肿，从而错失黄金康复期。

一方面，人工智能技术的发展使多数人越来越难以了解和还原算法决策的内在逻辑和运行机制，这就是所谓的"算法黑箱"问题，从而导致其在应用中具有某种程度的不可预测性和潜在危险。另一方面，公开模型算法也有可能带来诸如知识产权侵权等方面的问题，因此模型算法向谁公开、公开到什么程度等，都需要加以规范和明确。

"透明度和可解释性"是《建议书》的十大原则之一。该原则指出，在人工智能系统的整个生命周期内都需要努力提高人工智能系统（包括那些具有域外影响的系统）的透明度和可解释性。对于由人工智能系统直接提供或协助提供的产品或服务，人工智能行为者应以适当和及时的方式告知用户。

（三）情感依赖及不损害

"相称性和不损害"是《建议书》提出的十大原则之一，该原则指出，人工智能方法对于实现特定合法目标应该是适当的和相称的。人工智能技术本身并不一定能确保人类、环境和生态系统蓬勃发展。在有可能对人类、人权和基本自由、社会环境或生态系统等造成损害时，应执行风险评估程序并采取风险预案，以防止发生此类损害。《建议书》中特别提出了防止某些特定群体人权免受人工智能不利影响的观点，即当人与人工智能系统互动、接受其提供的帮助，如照顾儿童、老年人、残障人士或患者等弱势者或处境脆弱的群体时，"人绝不应被物化，其尊严不应以其他任何方式受到损害，人权和基本自由也不应受到侵犯或践踏"。

康复医疗的服务对象主要是残疾者、慢性病患者和老年病且有功能障碍者，服务对象的特点决定了患者的心理比较脆弱，往往有较强的焦虑、抑郁、孤独、愤怒等负面情绪。人工智能康复训练系统虽然在康复对象身体功能恢复方面有一定帮助，也能帮助患者家属适当减轻负担。但是由于康复对象与智能康复训练系统长时间接触，缺乏传统康复模式中康复医师一对一进行康复训练所提供的精神安慰，例如眼神交流及身体互动等，容易导致某些康复对象的精神健康出现问题。反之，某些康复对象长时间使用康复机器人进行康复训练可能产生情感依赖，例如一些人可能对智能康复训练系统上瘾，就像很多人对上网上瘾一样。那么当智能康复训练系统出现突然死机等器械缺陷问题时，可能会触发康复对象暴躁、焦虑等负面情绪。此外，智能康复训练系统表面上具有同理心，但其无法真正与康复对象建立联系或分享经历，实际上是伪共情。因此，如果康复医疗机构过多地使用智能类康复训练系统，是否会导致对康复对象缺乏人文关怀？会不会造成其新的心理和生理依赖性？再者，如果康复医师过多地依赖人工智能康复训练系统提供的影像识别、大数据处理等能力，可能会降低康复医生自身对康复医学理论和新的康复问题的研究及学习兴趣，从而降低其康复医疗水平。

随着康复人工智能研究应用的突飞猛进，康复从业人员应当与时俱进，提升康复医学人文素养和伦理法律知识。在使用康复医疗人工智能进行康复训练时，康复医师应当实施有效的知情同意，把握沟通技巧，及时疏导患者的不良情绪，并对康复对象的整体情况进行团队评估，将部分自身不可开展或不愿开展的任务转交康复机器人，解放自己，给予患者更优质的交流、陪伴和安抚。选择康复机器人进行康复训练时要慎重思虑，要全面评估患者，避免盲目使用而导致二次损伤，及时规避因患者的潜在疾病可能诱发严重的并发症。

康复从业人员应当坚持"以患者为中心"，恪守职业道德，加强伦理意识，将医学伦理学作为职业生涯的终身必修课，养成遵守医学伦理原则的自律性和自觉性，规范康复临床诊疗行为，降低人工智能研究应用过程中的伦理风险，保障康复对象的权益，减轻康复对象的身心痛苦，提高康复期患者的生命质量，使其早日回归家庭和社会。

（四）责任和问责

由于康复医疗行业的特殊性，康复服务对象很难承受由于不当的康复训练导致二次损伤的结果。以前面清华大学和宣武医院团队开展的首例BCI临床试验，使脊髓损伤患者实现自主脑控喝水为例，假如因为机器故障导致脊髓损伤患者发生呛咳窒息或出现植入物排斥等严重并发症甚至死亡，在这种情况下，责任方应该如何判定？是设计者、生产者还是使用者？如果BCI设备是道德主体，其能否承担道德责任？鉴于目前人工智能处于弱人工智能阶段，BCI设备无法成为道德主体，有学者认为其使用者和开发者应该对BCI设备带来的不良后果负责，即使用者（医疗机构或者医务人员）应该成为医疗事故责任主体。也有学者认为设计者或者制造者也应该成为医疗事故责任主体。当前康复医疗领域缺少统一的人工智能技术和安全标准，这就导致智能康复医疗器械的瑕疵鉴定成为了空白，因此由其引发医疗事故后的责任也就难以界定。

"责任和问责"是《建议书》十大原则之一。该原则要求以任何方式基于人工智能系统作出的决定和行动，其伦理责任和义务最终都应由人工智能行为者根据其在人工智能系统生命周期中的作用承担，确保在人工智能系统的整个生命周期内对其影响实施问责。人工智能技术和设计都要确保人工智能系统运行的可审计和可追溯。

因此，人工智能研究相关的技术开发和应用都需要建立明确的责任体系，以便当人工智能应用结果导致伦理或法律的冲突问题时，能够从设计层面或技术层面对人工智能技术开发相关人员问责，并在人工智能应用层面建立合理的责任和赔偿体系，保障人工智能应用的公平合理性。在康复医疗人工智能技术研究应用方面应当遵循权责一致的原则，权责一致原则的实现有赖于《建议书》中的"透明度和可解释性"原则，即利用人工智能算法进行决策的组织和机构对算法决策遵循的程序和具体决策结果作出解释,用以训练人工智能算法的数据应当被保留。这就要求在康复人工智能设计和使用中留存相关数据、算法和运行的详细记录,以便在产生损害结果时能够进行追溯并明确责任归属。另外,需要建立人工智能算法的公共审查制度,公共审查能提高人工智能算法被纠错的可能性。

综上,康复医疗领域人工智能的责任归属问题势必要有更明确的规范,建立完整的责任制度让人工智能康复技术更精准、管理监督更到位、使用对象更信任,减少医疗事故和避免憾事,让康复医疗人工智能技术更好增进人类福祉。

(五)合规与监管

人工智能研究应用出现的伦理问题迫切需要加强监管。2023年10月8日,科技部等十部门联合印发《科技伦理审查办法(试行)》,立法目的是为规范科学技术研究、开发等科技活动的伦理审查工作,促进负责任的研究创新,并且强化科技伦理的风险防控。

开展康复人工智能研究需符合我国相关法律法规规定,遵循国际公认的伦理准则、专业共识和技术规范,并根据《涉及人的生命科学和医学研究伦理审查办法》等相关法规申请并通过伦理审查,进行安全性和有效性的充分验证。企业、研发机构、医疗机构进行人工智能的研发和应用时,可借鉴医疗机构伦理委员会的运行模式成立专门的人工智能审查委员会,由人工智能专家、康复医学专家、伦理专家等共同参与监管审查。依据主体责任的理念,对相关责任人进行责、权、利的划分,明确责任,并依靠技术手段对人工智能的道德伦理要求进行设定,使其在与人类的互动中更贴合人类的伦理标准,增强人工智能的可信度和安全感。委员会还应制订康复人工智能风险评估办法,包括评估研究应用的人员构成、设计流程、风险识别、方法程序、风险处理等方面,对人工智能的研究应用进行有效监管和评估。另外,要构建可追溯机制,以便能够对人工智能的研究活动和决策全程展开全面监管,给出必要的调整和修正。

(六)公平性

人工智能康复技术和手段能够缩短康复治疗时间、提升工作效率。然而,这类康复智能训练系统往往集中在经济发达的国家或地区。由于成本、耗材及维护保养费用较高,人工智能康复系统比传统康复的费用高出不少,患者与康复医疗机构的负担增加,甚至有些地区的患者无力承担。如何让不同地区的康复患者都能够享受人工智能创造的福祉,这是需要思考的问题。《建议书》提出了"公平和非歧视"原则,该原则指出人工智能行为者应根据国际法促进社会正义并保障一切形式的公平和非歧视,确保人工智能技术的惠益人人可得可及,同时又考虑到不同年龄组、文化体系、语言群体、残障人士、女童和妇女以及处境不利、边缘化和弱势群体或处境脆弱群体的具体需求。在国家层面,无论种族、肤色、血统、性别、年龄、语言、宗教、政治见解、民族、族裔、社会出身、与生俱来的经济或社会条件、残障情况或其他状况如何,政府应该保证所有人的公平，保障康复医疗人工智能惠及所有人。在国际层面，技术先进的国家有责任支持落后的国家，确保共享人工智能技术的惠益。不可否认的是，愿望是美好的，现实是残酷的。为了实现公平性，各国政府在法律、资金、技术的投入和协作方面还有很长的路要走，任重道远。

康复人工智能的研究应用很大程度地改善了患者的康复效果，提升了患者的生活质量。然而人工智能的快速发展和康复对象群体的特殊性，不可避免地带来了诸多值得深思的医学伦理问题。为了确保人工智能向善发展、造福人类，联合国教科文组织发布了《人工智能伦理问题建议书》，提出了十大原则，各国政府也在制订相关法律，加大监管力度。我们要在法律制度框架的正确指引和约束下发挥康复领域人工智能研究应用的价值，趋利避害，不因噎废食，让人工智能更好地促进康复医疗事业的发展，不断满足人们对美好、健康生活的期望，持续推动新时代康复事业的高质量发展。

当前，诸如人工智能等高新科技、转基因技术、神经科学数据、ICT植入物、量子芯片、基因编辑技术等的应用有助于促进科学发展，但也带来一系列挑战。这些挑战具有深刻的意义，在不同学科、制度、国家之间存在差异，而且随着时间的推移，技术和伦理框架等也会发生变化。因此，在考虑相关的伦理、法律和社会责任问题以外，还需要考虑其伦理治理，以促进负责任研究和创新的实现。

第四节　脑机接口在康复领域应用研究的伦理问题

脑机接口（brain-computer interface，BCI）是多学科交叉和多种技术融合的产物，通过在脑（brain）与外部设备之间创建信息通道，实现两者之间直接信息交互的新型交叉技术。作为人工智能技术的一种应用，BCI近年来不断取得新的进展和突破，逐渐成为这个时代最神奇的技术之一。

BCI的类型可以按多种方式划分，根据采集脑信号的方式有无创伤可以分为植（侵）入式和非植（侵）入式BCI；根据BCI应用的目的可以分为治疗型和增强型BCI；根据信号流动的方向可以分为由脑到机和由机到脑的BCI等。如果说BCI的界定主要是从内涵方面对其加以理解，那么BCI的类型则主要是从外延方面对其加以进一步把握，其是全面认识脑机接口技术特征的一个不可缺少的维度。

BCI让人可以用意念活动激活与控制电子或机械设备，从而在身体不动的情况下就可以将脑中的意图实现出来，取得行动的成果，达成"意念制动""心控外物"的效应，即"使用BCI时不需要自愿的肌肉运动，仅凭思想力量就能操作它"，这就是BCI带来的运动新方式。此外，还有面向感知的BCI，其通过脑机接口将外界信息传递给人的大脑，让人不通过身体感官就产生外部刺激的视觉或听觉等感觉。因此，研发BCI的初始动机主要用于恢复因病残而损伤的肢体运动、言语表达和听觉视觉等能力，使相关方面的残障人士重拾行动、交流和感知功能，通过提高其自理能力和生活质量带来新生，从而达到康复的目的。

一、BCI在康复领域发展概述

BCI在康复领域研究应用的主要目的是改善因残障导致的运动、感觉、认知等功能下降或缺失的伤、残、弱等群体的感觉-运动功能,例如神经损伤或神经疾病(如脊髓损伤导致的截瘫、肌萎缩性脊髓侧索硬化或因脑卒中而失去自主行动和语言表达能力)患者以及神经功能障碍患者(如渐冻症、失语症等)的神经功能重建,中重度神经功能损伤患者的康复以及其他相关复杂疾病(如癫痫、帕金森病等)的康复治疗等。BCI技术使残障人士身体状况或损伤的身体功能得到恢复,使其重获社会参与的机会。

近年来,BCI技术在康复领域的研究与应用取得了显著进展。2011年4月12日,58岁的瘫痪女子凯茜·哈钦森(Cathy Hutchinson)利用意念驱动面前一只与计算机连接的机械臂,让其抓起桌上一瓶咖啡递到自己面前并利用吸管喝到咖啡。2016年10月13日,因车祸瘫痪15年的男子考普兰(Nathan Copeland)借助匹兹堡BCI研究小组在其大脑中植入的电极,使用意念控制的机械手臂和时任美国总统奥巴马握手。2017年2月,斯坦福大学的脑机接口研究团队成功让3例瘫痪患者通过简单的想象精准地控制计算机屏幕光标,由此成功地在计算机屏幕上输入想说的话。同年,Facebook也宣布了脑机接口计划,通过使用非侵入式可穿戴设备让人们通过默想自己说的话来打字,可以实时进行问答对话。2023年5月,埃隆·里夫·马斯克(Elon Reeve Musk)创立的Neuralink公司申请的脑植入物人体临床试验获得美国食品药品监督管理局(FDA)批准,截至目前,已经有2例受试者接受了芯片植入。

我国也有自己的脑科学计划,2016年脑科学与类脑研究被纳入科技创新2030重大项目,抢占脑科学前沿研究制高点。2022年3月,首都医科大学宣武医院神经外科完成中国首例"脑机接口"反应性闭环神经刺激系统Ⅲ期临床植入手术。2024年1月30日,清华大学和首都医科大学宣武医院团队成功进行首例无线微创植入BCI临床试验,两枚硬币大小的脑机接口处理器植入高位截瘫患者颅骨中,使脊髓损伤患者实现自主脑控喝水。随后,北京天坛医院联合清华大学,利用微创脑机接口技术成功帮助高位截瘫患者实现意念控制光标移动,这意味着中国在BCI领域迎来又一个突破性进展。2024年8月3日BCI前沿研讨会暨复旦大学神经调控与脑机接口研究中心成立,由复旦大学类脑智能科学与技术研究院联合复旦大学脑科学转化研究院等8家单位,组建起一支脑机接口领域"国家队"。意念控制、重现梦境、改善记忆……这些听起来有些玄乎的"特异功能"正随着脑机接口技术的发展变为可能。

二、BCI在康复领域研究的伦理审查

BCI作为一项新兴技术目前仍处于研究发展阶段,这使BCI使用者面临安全风险、隐私风险、使用困难、不适、低效率、疲劳和失望等负面影响,从而引发各种道德、社会和法律问题,BCI面临重大的伦理挑战。

BCI在人脑和计算机之间建立了前所未有的联系，目前公认的BCI伦理问题可以概括为安全性问题（技术不成熟）、公平性问题、责任问题（如责任归属欠明晰）、行为主体可控性问题（如因使用外部装置而失去自我控制、丧失主体的自主性）、知情同意问题、隐私及人的自由与尊严等基本权利问题（如被用于入侵大脑、监控思想、操纵行为等对人的异化和控制）等。

为了合规开展BCI研究，防范BCI研究与技术应用过程中的科技伦理风险，推动该领域健康有序发展，制订相应的伦理准则和法律约束和规范研究者和使用者的行为非常必要。

（一）BCI研究遵循的基本伦理原则

脑机接口产业联盟于2023年5月29日发布了我国首部《脑机接口伦理原则和治理建议书》，提出了不伤害、尊重自主、隐私保护、透明公开和公平公正等五条伦理原则；在治理方面提出了神经数据治理、保障决策自主性、安全有效性验证、建立可问责机制和公平公正分配五大方面的治理建议。

2024年2月，我国首部《脑机接口研究伦理指引》在科技部官方网站公布，不仅有针对BCI技术的个性规定，也有面向未来产业技术的共性原则，旨在引导BCI研究规范化、预防科技伦理风险，推动该领域健康发展，对脑机接口规范发展有指导意义，也对其他未来产业技术的规范发展有借鉴意义。《伦理指引》提出开展BCI研究应遵循的基本原则为保障健康、提升福祉、尊重被试、适度应用、坚持公正、保障公平、风险管控、保障安全、信息公开、知情保障、支持创新、严格规范。《伦理指引》明确指出开展BCI研究应确保其具有社会价值，应适度且无伤害，研究的根本目的是辅助、增强、修复人体的感觉-运动功能或提升人机交互能力，提升人类健康和福祉。

2023年，科技部等十部委发布《科技伦理审查办法（试行）》，明确提出科技伦理审查应坚持科学、独立、公正、透明原则，公开审查制度和审查程序，客观审慎评估科技活动伦理风险，依规开展审查并自觉接受有关方面的监督。涉及国家安全、国家秘密、商业秘密和敏感事项的技术，应依法依规做好相关工作。

2023年，国家卫生健康委员会等四部门发布《涉及人的生命科学和医学研究伦理审查办法》，规定涉及人的生命科学和医学研究应当具有科学价值和社会价值，不得违反国家相关法律法规，遵循国际公认的伦理准则，不得损害公共利益，并需符合控制风险、知情同意、公平公正、免费和补偿、保护隐私权及个人信息、特殊保护基本要求。对于涉及儿童、孕产妇、老年人、智力障碍、精神障碍等特定群体的研究参与者，应当予以特别保护。

（二）非植（侵）入式脑机接口

非植（侵）入式脑机接口［non-invasive brain-computer interface，简称非植（侵）入式BCI］以无创的方式采集患者的脑信号，通过信号解码输出指令控制外接设备，改善患者的运动、交流等功能，提升患者生活质量。目前，比较成熟的非植（侵）入式

BCI技术多应用于医疗保健、心理治疗、商业娱乐等方面。随着科技的迅猛发展，近几年BCI技术研究与应用的焦点越来越多地聚焦在"康复治疗"领域。一些研究表明，运动想象可以帮助脑卒中后偏瘫患者提升运动功能。对于患有运动障碍的脑卒中或脊髓损伤患者，由于其脊髓、肌肉或皮层的初级运动输出纤维损伤，大脑中与运动相关的完好脑区不能够产生运动，而BCI可以用于绕过病变并利用运动活动产生的大脑活动驱动外围设备、外围肌肉或神经，从而构建绕过病变的代偿性神经通路，可以一定程度地恢复结构连接和运动功能。

在非植（侵）入式BCI医学研究和应用领域，通过从人体大脑外部"捕捉"脑信号的非植（侵）入式研究技术包括脑电图（electroencephalography，EEG）、脑磁图（magnetoencephalography，MEG）、功能性近红外光谱（functional near infrared spectroscopy，fNIRS）、功能性磁共振成像（functional magnetic resonance imaging，fMRI）等。这些技术由于EEG信号时间分辨率高（能反映脑电短时变化的情况），且有利于构建便携式实时应用系统，因而受到研究者和研究参与者的青睐。例如在康复治疗研究领域，通过联合应用EEG、MEG、fNIRS、fMRI等多模态脑功能成像技术比较多见，其采用多模态多域分析方法，实现了对研究参与者关键脑皮层区域的精确定位，结合研究参与者其他多维度信息，从而实现精准康复。

非植（侵）入式BCI信号采集技术采用置于头皮上的传感器探测大脑活动，无须通过神经手术将传感器植入大脑皮层，因此风险低、操作方便安全，但在知情同意、公平公正、风险与受益、隐私与数据保护、安全有效等方面仍存在潜在的伦理问题，需要伦理审查委员会健全伦理制度，制订并完善伦理委员会工作流程、管理制度和审查规范，把好伦理"方向盘"。

1. 非植（侵）入式BCI研究的伦理审查

（1）审查方式：原则上采取会议审查方式，由2名主审委员进行主审，对于研究风险不大于最小风险的研究可以采用简易审查。

（2）审查内容：非植（侵）入式BCI医学研究的人员资质、研究基础、研究环境及设施条件。

开展非植（侵）入式BCI研究的医疗卫生机构应设立伦理审查委员会，并有能力进行BCI医学研究的伦理审查。根据《脑机接口研究伦理指引》要求，BCI研究人员应具备在研究机构的执业资格，且具有相应的专业水平和能力，并经过专门的技能培训和伦理培训。研究环境要符合非植（侵）入式BCI的研究要求，例如研究需要采集静息态研究参与者的脑信号，研究环境就需要宽敞、安静，便于采集静息态数据信息。此外，研究设施设备应能保障研究的顺利开展。

（3）备案与管理：非植（侵）入式BCI医学研究的开展应根据国家相关规定进行备案或注册登记，研究过程中接受国家主管部门的检查。

2. 非植（侵）入式BCI医学研究的科学价值和社会价值

非植（侵）入式BCI医学研究应具有科学价值和社会价值，不违反法律法规，符合社会公共和民众健康利益；研究方案需提供相关的研究背景，以说明研究问题的重要性和必要性以及研究的预期获益。非植（侵）入式BCI医学研究常规选择随机对照研究设计，具有较强的可操作性，并保证研究过程中的数据安全检测、质量控制水平。审查研究方案的纳入和排除标准需科学且公平，研究参与者的招募方式及途径需合理。样本量需通过统计学方法计算得出，伦理审查时应确认方案中对样本量的计算和研究结论把握度的考量有明确说明，必要时可咨询生物统计学专家的意见。

3. 非植（侵）入式BCI医学研究的风险防控措施

非植（侵）入式BCI医学研究的风险不能因为无需手术而被忽视。由于非植（侵）入式BCI是从大脑外头皮表层探测和采集脑信号，受头皮生物电和其他外在环境因素的影响较大，加之传感器离神经元较远，脑信号穿越各层脑组织后才能传递到脑外的传感器，必然有较大的衰减，导致提供给BCI处理的神经元信息较小，所探测脑信号的准确性也相对较低，或不精确。因此非植（侵）入式BCI一般都是通过长期、高强度、重复性的脑电刺激达到训练效果，这将不可避免地影响或打乱研究参与者和照护者的其他训练计划和日常生活，可能会顾此失彼。同时，且此类研究有可能给研究参与者的认知和心理带来潜在风险。BCI医学研究方应建立相应风险评估及风险防控机制，切实保护研究参与者的健康安全与合法权益。BCI医学研究伦理审查应特别关注研究参与者的安全与获益，最大程度地使研究风险降低，同时应审查研究方案中是否制订对研究参与者自主性、精神状态、认知功能、人格特征、自我身份等改变的评估方案、随访计划及风险处理预案，同时应确定审查研究方案中是否制订BCI设备和平台技术性能常见不良事件的处理预案，要保证研究设备、系统稳定可靠，风险可控。

4. 非植（侵）入式BCI医学研究的知情同意

BCI医学研究知情同意书的要素应全面完整，语言应通俗易懂，内容应充分告知，包括BCI医学研究的最新进展与必要知识。知情告知后给予研究参与者充分的考虑时间，使其完全理解后自主选择是否参加研究。此外，要明确告知研究参与者及其监护人研究的局限性和不确定性，尤其当参与者为残疾人等脆弱人群时，其往往对BCI医学研究产生治疗性误解，可能会产生不切实际的期望。研究人员需事先明确告知研究参与者潜在的研究风险以及相应的风险-受益评估情况，明确征得研究参与者和/或其监护人的同意，且尊重研究参与者随时退出、中止研究的权利。

当研究参与者为无民事行为能力人或者限制民事行为能力人时，应当获得其监护人的书面知情同意；同时，研究者还应该在研究参与者可理解的范围内告知相关信息，并征得其同意。

5. 非植（侵）入式BCI医学研究的隐私保护

伦理审查的批准标准之一是研究参与者权利得到尊重、隐私权和个人信息得到保护。在非植（侵）入式BCI医学研究过程中采集的神经数据反映了研究参与者的思维精神状态、生理健康信息、性格特征、财产信息等隐私数据，收集的数据范围和可查阅人员的权限应由伦理委员会审批通过，并建立妥善的处置和管理方案，按照信息安全管理相关法律法规和技术标准要求，对数据或样本的收集、存储、使用、加工、传输、发布等进行全流程系统性的保障，避免未经伦理批准方案的重新识别和未经授权的重复使用；应严格遵守《中华人民共和国个人信息保护法》《中华人民共和国数据安全法》等相关法律法规和标准规范，加强风险监测，保障数据安全和研究参与者的个人信息和隐私。伦理审查应关注研究方案中的信息、数据管理计划中对研究参与者隐私保护和数据保护的相关描述、收集的数据范围及可查阅研究信息人员的权限，因为可能会通过采集研究参与者脑电图像判断研究参与者的心理特征或精神状态。数据保护措施至少包括避免未授权获取、分享和使用脑相关数据未经研究参与者和/或其法定代理人/监护人授权，不得将其个人信息，尤其是脑数据向第三方透露。建立规范的BCI医学研究数据采集、保存、使用、去识别化、匿名化技术标准，如果研究数据不能匿名化，应加强数据安全保护措施，避免隐私泄露。

6. 非植（侵）入式BCI医学研究的安全性

《脑机接口研究伦理指引》指出，BCI研究应适度且无伤害，研究的根本目的是辅助、增强、修复人体的感觉-运动功能或提升人机交互能力，提升人类健康和增进福祉。

非植（侵）入式BCI医学研究中，要保证接触人体的设备器件安全性达到相关国家标准或规范，提升系统的短期和长期安全水平；严格控制干预人的思维、精神和神经活动过程的研究，尽可能避免各种直接和间接伤害，尊重人的自主权；脑信号数据收集、存储、加工、传输、公开等环节应向研究参与者保持透明，严格遵守相关法律、标准与规范，保障数据安全和研究参与者的隐私；要充分认识到BCI研究对儿童与青少年的神经发育过程的影响，尤其对于残疾儿童的相关研究可能导致的身心伤害与权利侵犯要采取严格的伦理评估和防范措施。伦理审查应关注研究方案中是否有因BCI器械缺陷导致的研究设备性能本身不稳定、准确性和可靠性较低，在使用过程中可能对研究参与者身体造成直接危害的补偿和赔偿措施。

7. 非植（侵）入式BCI医学研究应遵守科研规范与诚信

非植（侵）入式BCI医学研究应以研究参与者的需求和利益为中心，制订多方规避的利益冲突管理制度，明确所有利益相关方在临床研究中的关系及相关利益冲突管理的内容，尤其要关注研究者提供的利益冲突声明、科研诚信承诺书以及伦理委员签署的保密协议等，并纳入质量评价体系之中。

8. 非植（侵）入式BCI医学研究结果发布方式、内容、时间合理

非植（侵）入式BCI医学研究因研究结果存在不确定性，须避免夸大获益。研究过程中发生的严重不良事件（serious adverse event，SAE）应及时上报伦理委员会并共享给其他研究机构，研究结果包括阴性结果也应及时公布，以便暂停或者终止重复性的研究，避免BCI研究的滥用。

（三）植（侵）入式BCI

植（侵）入式BCI是指通过手术等方式直接将微电极等植入大脑皮层中，通常是植入颅骨以下的组织（尤其是产生适当信号的大脑的特定区域）中接收脑电信号，即从大脑皮层内测量神经元的电活动，从大脑内部获取神经信号，这就避免了因远距离传播脑信号而导致的衰减和其他干扰形成的噪声，因此侵入式对脑信号的分辨率更高，具有较高的信噪比，可以长时间稳定地记录更丰富的信息，从而可以从高质量的神经信号中精准地识别使用者的运动意图，在此基础上可以实现更复杂精细的控制，即改善对应用设备的控制水平。但是，侵入式 BCI 的缺点也是很明显的，如较高的安全风险，主要包括做植入手术时的创伤（包括机械损伤、大出血）和感染，植入物与脑外设备连接引起皮下隧道感染以及导线可能折损，植入物（包括导线）引起的疼痛感、过敏反应和身体排异，植入物在所接触的脑组织周围形成神经胶质瘢痕进而降低对脑信号探测的敏感度，最终有可能使 BCI 失效以及其他种种伤害。这些伤害有的是可逆的，有的是不可逆的，有的看似可逆但又有新的不可逆，如深部脑刺激带来的伤害，看似撤掉刺激源就能消除伤害，但其不良反应所带来的伤害则往往消除不尽。例如，对于必须植入皮肤或颅骨下的器械，潜在的并发症包括周围组织的感染和对大脑的急性损伤。长期植入物可能使受影响的神经组织发展为神经胶质瘢痕，阻碍 BCI 功能。再者侵入式 BCI 具有更大的使用成本，对电极植入进行精准定位也十分困难，还有患者植入电极后需要进行大量训练，部分患者因为训练不过关还不能使用，成为"BCI盲"（BCI illiteracy，又译为"BCI 文盲"）。此外，异物侵入大脑还会引发免疫和炎性反应甚至会形成瘢痕组织将电极包围，后者会导致电极信号质量的逐渐衰退甚至完全消失，所以此设备的长期运行得不到保证。除了这些安全风险外，侵入式电极在采集脑信号时虽然在微观尺度方面提供了更多的局部细节，但通常只能覆盖大脑中非常有限的一部分，而大脑活动通常又是多区域相互关联进行，难以采集到大脑活动的全面信号。因此，对于植（侵）入式 BCI 的研究和应用应该慎之又慎，并能平衡该技术带来的风险受益比，同时需要加强伦理审查，确保科技向善、伦理在场，真正实现负责任创新生态，安全可控地造福人类。

1. 植（侵）入式 BCI 研究的伦理审查

虽然植（侵）入式 BCI 研究比非植（侵）入式 BCI 研究的应用前景更加广阔，但风险也要大得多，伦理审查也要更加严格。

（1）初始伦理审查须采取会议审查方式：跟踪审查可根据风险程度采取一例一跟踪审查，科技伦理（审查）委员会应重点审查以下内容。

1）拟开展的脑机接口研究应符合《科技伦理审查办法》第三条规定的科技伦理原则，参与科技活动的科技人员资质、研究基础及设施条件等需符合相关要求。

植（侵）入式 BCI 研究应采用专业认证的设备，药品设备安全性应符合《中华人民共和国药品管理法》《医疗器械监督管理条例》等法律法规和国家标准规范要求。研究机构应为三级甲等医疗机构，应具备满足研究要求的关键技术、研究条件和基础设施。开展植（侵）入式 BCI 研究的主要负责人应为高级技术职务，具备相应的专业水平和能力，掌握关键技术，经过专门的技能培训和伦理培训。研究团队专业匹配合理，研究方案严谨，并采取有效措施保障研究的质量管理。另外，还要审核研究者提供的科研诚信承诺书、利益冲突声明、保密条款等。

2）拟开展的科技活动具有科学价值和社会价值：其研究目标的实现对增进人类福

祉、实现社会可持续发展等具有积极作用。

研究的科学和社会利益不得超越对研究参与者人身安全与健康权益的考虑。研究风险受益比应当合理，使研究参与者可能受到的风险最小化，伦理风险控制方案及应急预案科学恰当、具有可操作性，所制订的招募方案公平合理。对于植（侵）入式或半植（侵）入式BCI研究的科研项目应具有国家有关部门批准的立项书，并出具前期研究成果，包括动物试验的安全性、有效性的证明。要严格依照手术植入物、有源植入物的指导原则和相关标准，对安全性和有效性进行周全验证，包括提供生物相容性检验报告、型式测试报告、大型动物安全有效报告等。

3）有效的数据和隐私保护：脑机接口研究过程中采集的神经数据或实验样本反映了研究参与者的思维精神状态、生理健康信息以及性格特征、财产信息等隐私数据，收集的数据范围及可查阅人员的权限应由伦理委员会审批通过，同时建立妥善处置和管理方案，按照信息安全管理相关法律法规和技术标准要求对数据或样本的收集、存储、使用、加工、传输、发布等进行全流程系统性的保障；应严格遵守《中华人民共和国个人信息保护法》《中华人民共和国数据安全法》等相关法律法规和标准规范，加强风险监测，防止神经数据或实验样本泄露，保障数据安全和研究参与者的隐私和个人信息；如实将研究参与者个人信息的收集、储存、使用及保密措施情况告知研究参与者并得到许可，未经研究参与者授权不得将研究参与者个人信息向第三方透露。

4）要守住底线和红线：《脑机接口研究伦理指引》明确了开展BCI研究的一般要求，强调开展BCI研究需符合我国相关法律法规规定，遵循国际公认的伦理准则以及科学共同体达成的专业共识和技术规范，主要包括《中华人民共和国民法典》《中华人民共和国科学技术进步法（2021年修订）》《中华人民共和国个人信息保护法》《中华人民共和国精神卫生法》《关于加强科技伦理治理的意见》《科技伦理审查办法（试行）》《涉及人的生命科学和医学研究伦理审查办法》《脑机接口研究伦理指引》《赫尔辛基宣言》《涉及人的健康相关研究国际伦理准则》等规定，这是给BCI发展划出的"底线"，也是其他新兴技术同样需要遵守的底线。此外，《伦理指引》也划出了不可跨越的"红线"，即不得通过BCI研究进行非法活动、侵害他人合法权益、破坏社会稳定，不得散播与BCI实际效果不符的虚假广告信息等。

5）坚持动态知情同意：尊重和保障研究参与者和/或研究参与者监护人的知情权和参加研究的自主决定权及随时退出权等，严格履行知情同意程序，不允许使用欺骗、利诱、胁迫等手段使研究参与者和/或研究参与者监护人同意参加研究，允许研究参与者和/或研究参与者监护人在任何阶段无条件退出研究。知情同意书应当包含充分、完整、准确的信息，并以研究参与者能够理解的语言文字、视频图像等进行表述，风险告知客观充分，获取个人知情同意的方式和过程合规恰当。

脑机接口研究发展迅速，研究团队有义务及时将新信息告知研究参与者，并且保证信息准确，在研究中落实动态知情同意的原则。

6）植（侵）入式BCI研究的专家复核程序：植（侵）入式BCI研究项目需要建立

专家复核程序，并根据工作需要进行动态调整。复核专家组由地方或相关行业主管部门组织成立，由BCI相关领域具有较高学术水平的同行专家以及伦理学、法学等方面的专家组成，不少于5人。科技伦理（审查）委员会委员不得参与本委员会审查BCI研究的复核工作。复核专家应主动申明是否与复核事项存在直接利益关系，严格遵守保密规定和回避要求。

三、BCI在康复领域应用研究的伦理问题与思考

随着BCI技术在康复领域的不断发展，新的伦理问题也将不断出现，BCI技术伦理治理将随BCI技术的创新或突破而不断完善，主要包括以下几方面。

（一）立法规范途径

立法规范途径是对BCI技术伦理挑战进行理性规制的重要手段之一。在立法规范途径方面，首先需要制订相关的法律法规和政策文件，以明确规定BCI技术的研发、应用和监管程序，保障技术的合法合规应用；其次，针对BCI技术可能涉及的个人隐私、安全风险等问题，需要制订相关的隐私保护法律和安全标准，加强对相关数据和信息的保护和管理；还需完善相关知识产权保护制度，既鼓励和规范技术的创新和开发，又维护相关利益者的合法权益；还应考虑技术带来的社会影响和伦理道德思考，引入伦理审查和社会评估机制，确保技术合理、负责地应用于社会生活中；最后，建立健全的监督管理机制，加强执法和监管力度，对违法违规行为进行惩处，维护技术发展秩序和社会稳定。

（二）技术治理框架

技术治理框架是针对BCI技术的发展和应用提出的一种规范管理体系，其核心在于建立完善的技术标准和规范，包括技术安全标准、数据隐私保护标准、用伦理规范等。同时，在技术治理框架下还需要建立监督机制和责任追究制度，以确保技术的合理、安全和可持续发展。技术治理框架需基于专家意见、社会舆论和政策法规，全面考量技术发展的多方利益，促进技术与社会的和谐发展。该框架的建立可以为BCI技术的应用提供明确的指导，避免技术滥用和伦理风险。在技术治理框架下建立的相关评估和审查机制包括在技术研发过程中的风险评估、安全测试，在产品上市前的临床试验和数据验证以及在技术应用中的效果评估和风险管控。这种全程监管机制可以有效降低技术应用过程中可能出现的风险和不良影响，保障技术的安全性和可靠性，提升社会对技术的信任度。

在技术治理框架下建立的合理信息公开和沟通机制包括向公众提供技术相关的信息和风险提示，促进公众对技术保持正确的认识和理性的态度，借助公众力量监督和改进技术治理框架。可见，信息公开和沟通机制在技术治理框架中具有重要作用，有助于实现技术与社会间的良好互动。

(三)伦理教育与公众引导

BCI技术的发展对伦理教育和公众引导提出了新的挑战。首先，伦理教育需重点关注BCI技术可能带来的个人隐私和数据安全问题，引导公众学会保护个人隐私和数据安全，确保BCI技术的正确使用，避免出现技术滥用和侵犯他人权益的情况。其次，伦理教育还需关注BCI技术可能对社会关系和人际交往产生的影响，应通过教育和宣传的方式引导公众正确理解和使用BCI技术，避免对社会和个人关系造成不良影响。最后，伦理教育和公众引导也应关注BCI技术可能带来的道德和价值观方面的挑战，使公众在合理、正确使用BCI技术的同时，尊重他人的权利和尊严，避免对他人造成伤害或侵犯他人的权益。通过加强伦理教育和培训，可以提高研究人员和应用者的伦理意识和能力，减少伦理问题的发生。

BCI技术的发展给伦理道德和法律规范带来了新挑战，必须加强对BCI技术的伦理研究，探讨与之相关的道德问题，以便制订相应的伦理指导原则。此外，BCI技术的发展也需要加强国际合作与交流，共同面对全球范围内的伦理挑战，推动跨国立法与规范的统一和协调。最后，BCI技术的发展与应用应坚持以人为本、尊重个体意愿的原则，加强社会监管与舆论引导，促进技术的良性发展与应用。

第六章 康复伦理管理

第一节 康复机构运行中的伦理管理

康复机构运行中的管理伦理是一个复杂而关键的领域，涉及到新技术对患者权益的尊重与保护、康复医疗资源的公正分配、康复机构的伦理责任以及医务人员与患者之间的信任关系等多个方面。本节内容紧扣时代脉搏，围绕"新医科"框架下的康复医学管理伦理、康复机构管理伦理面临的挑战与对策、构建和谐康复关系的伦理要求三个方面进行深度探讨，旨在为推动康复医学高质量发展提供思路。

一、"新医科"框架下的康复医学伦理管理

（一）"新医科"的内涵

一是新医科建设是医学由重治疗向预防、康养延展，突出生命全周期、健康全过程的大健康理念。二是以人工智能、大数据为代表的新一轮科技革命和产业变革扑面而来，医学发展受到深刻影响，积极拥抱科技和产业变革，推动医学发展。三是医工理文融通，对原有医学专业提出新要求，即发展精准医学、转化医学、智能医学等医学新专业。具体而言，新医科建设的内涵主要体现在新理念、新结构、新模式、新质量和新体系五个方面。

1. 新理念-创新型、科技型、综合化的新医科教育

新医科建设要紧扣新时期医学发展需求，开展人才培养工作，既注重对现有临床医学、基础医学培养体系的升级，又要加强"医学+X"交叉学科的建设，发展创新型、科技型、综合化的医学教育，培养卓越科技型医生。

2. 新结构-多学科交叉融合的新医科专业结构

医疗技术和医学科研技术的不断进步对未来医生的知识结构提出了新要求。新医科建设需要主动设置和发展新兴医学专业，并推动现有医学专业的改革创新，发展人文、医学专业、理工基础、前沿科技以及交叉学科等课程有机结合的医学专业"新结构"。

3. 新模式-医教产研协同的新医科人才培养模式

在新医科建设中，需要进一步完善多主体协同育人机制，在"医教协同"的基础上引入"医教产研协同"机制，建立多层次、多领域的合作办学，探索多学科交叉融合的医学人才培养模式，建立跨学科的人才培养体系和项目平台，开发创新型临床及

医学科研实践基地，培养精医学、懂科技、引领时代的卓越医学人才。

4. 新质量-具有国际竞争力的新医科教育质量

在当前形势下，中国医学教育应以新医科建设为契机，立足国际医学教育改革发展前沿，加强医学人才培养质量标准体系建设，建立并完善中国特色、国际实质等效的医学教育专业认证制度，打造"中国理念""中国标准"，不断提高专业人才培养质量，增强中国医学教育国际竞争力。

5. 新体系-面向未来的中国特色新医科教育体系

随着中国国际影响力、感召力、塑造力的不断提高，中国的医学教育改革也要以引领人类文明发展为目标，建立中国特色医学教育"新体系"包括优化培养制度、更新课程设置、改变教学模式、注重实践教育等，以引领全球医学教育的改革方向。

（二）发展"新医科"的基本策略

1. 坚持"一个中心"的"新理念"

发展"新医科"，要主动对接健康中国战略，始终坚持以人民健康为中心的"新理念"，将"大健康"融入医学教育各个环节（招生、培养、就业等）和各个阶段（院校医学教育、毕业后医学教育和继续医学教育），将人才培养的重点从治疗扩展到预防、治疗、康养，服务于生命全周期、健康全过程，为"健康融入所有政策，加快转变健康领域发展方式"提供各类人才保障和智力支撑。

2. 建立"两类平衡"的"新质量"

发展"新医科"，需要聚焦人才培养"新质量"，建立医学教育内外部两类平衡。一方面，政府部门要建立健全医学人才培养供需平衡机制，统筹卫生与健康事业各类医学人才需求，制订卫生与健康人才培养规划，教育、卫生健康行政部门要探索建立招生、人才培养与就业联动机制，根据办学类型层次和培养质量来完善医学院校招生规模，确保医学人才生源质量。另一方面，医学院校要建立健全内部师生动态平衡机制，借鉴国内外有益经验，根据办学类型层次和师生比例选择适合本校的教育教学方法，深入推进教学改革，狠抓医学人才培养的过程质量。

3. 推动"三大协同"的"新体系"

发展"新医科"，需要推动医教协同、科教协同、科卫协同的"新体系"发展，最终建成医教研协同型健康服务体系。第一，深化医教协同体系，以需求为导向，以基层为重点，以质量为核心，完善医学人才培养体系和人才使用激励机制，加快培养大批合格的医学人才；第二，推动科教协同体系，统筹推进教育综合改革、"双一流"建设，变革教育理念和培养方式，促进教学与科研相互结合、相互促进，培养科学精神和创新人才；第三，创新科卫协同体系，重点加强国家临床医学研究中心的规划与建设，加大临床转化研究、医研企协同创新、技术应用推广和技术创新人才培养，落实成果转移转化与适宜技术推广。

4. 强化"四种交叉"的"新模式"

发展"新医科"，需要强化医科内部学科、医科和人文学科、医科和理工学科、传统医科和新兴医学专业"四种交叉"的人才培养"新模式",其核心是学科交叉、融合创新。第一,强化医科内部的交叉融合,推动基础与临床融合、临床与预防融合、临床与护理融合、临床与药学融合,有利于保障医学的完整性;第二,强化医科和人文学科的交叉融合,坚持立德树人根本任务,推动人文教育和专业教育的有机结合,有利于将思想政治教育和医德培养贯穿教育教学全过程,培养"有温度"的医学人才;第三,强化医科和理科、工科的交叉融合,要完善学科交叉机制,探索医工、医理融合创新,高起点、高水平建设若干医学学科交叉研究机构,有利于推动"双一流"建设;第四,强化传统医科和新兴医学专业交叉,主动适应全球"工业革命4.0"和"生命科学革命3.0",根据我国经济社会发展和科技变革需要批准开办智能医学工程等新的医学专业,并将传统医科优势融入其中,有利于精准服务国家需求,引领全球医学教育改革发展方向。

(三)"新医科"框架下的康复医学伦理学

康复医学伦理学作为解决医学实践伦理问题的应用学科,伴随康复医学实践的发展而与时俱进。"新医科"在维系医学内核基础上开辟新领域,确定了康复医学伦理的个体向度和公共向度。根本上讲,这植根于康复医学的本质和使命。"新医科"是"工业革命4.0"和"生命医学科学革命3.0"背景下,依托创新型、科技型和综合性的教育理念,追求建构多学科交叉融合的专业结构,开启医教产研协同的人才培养模式。可以说,"新医科"意味着医学从教育理念到行为范式的变革。"新医科"是康复医学使命发展的必然,也是康复医学"能力"提升的表现。不同于传统医学仅仅以疾病作为对象,"新医科"不仅带来脑科学、心灵和认知科学的突破,直面人的思维和人体自身,甚至改变人的本质,由此带来对于现代价值范式的突破。"新医科"框架下,康复医学与人工智能、大数据、生物新材料等新型技术融合,加入了精准医学、转化医学、智能医学等概念。此外,康复医学伦理也涉及精准医学伦理、数字康复医学伦理、智能康复医学伦理等分支,进一步拓宽了医学伦理的外延,并填补康复临床伦理的鸿沟。由于"新医科"的应用更多涉及研究领域,在研究范式方面大大不同于传统医学,其打通了医学与社会之间的传统壁垒,填补了个人利益与公共利益的鸿沟,引发了个体善和公共善的新问题。简言之,由于康复医学的使命从促进患者身体功能恢复到维护健康,康复医学伦理从传统的临床康复伦理延展至康复医学研究,进而拓展至健康伦理。

(四)"新医科"框架下的康复医学伦理面临的挑战

"新医科"因依托人工智能、生物工程等新型技术,打开了康复医学伦理学的公共性向度。"新医科"在实践中体现了生命全周期、健康全过程的"大健康"理念,这对康复医学人才的人文素养提出了新的要求,在促进医疗卫生事业飞跃式发展的同时也引发了相关的伦理思考。康复医学伦理面临的挑战既沿袭传统的利益主线,又叠加现代的权力和新型科技维度。

1. 患者权益的保障与尊重

在"新医科"框架下，患者权益的保障和尊重是康复医学伦理的首要挑战。随着自主意识的提高和个性化医疗的兴起，患者对于医疗决策的参与度和期望也在不断增加。康复医学作为一个以患者为中心、关注患者全面康复的学科，更需要尊重其自主决策权、知情同意权和隐私权。然而在实际操作中，由于信息不对称、专业知识差异等原因，患者的权益往往难以得到充分的保障。因此在实践中，康复机构需要不断加强医务人员医学人文关怀及康复伦理道德方面的培训，确保医务人员可以与患者充分沟通，告知充分的医疗信息，保证患者在了解自身病情和治疗方案的基础上作出明智的决策。

2. 社会伦理与道德标准的适应

在"新医科"框架下，康复医学伦理还需要适应不断变化的社会伦理和道德标准。随着医学模式的转变和医学技术的进步，传统的医学伦理观念正在受到冲击和挑战，例如基因编辑、人工智能等新技术在康复医学中的应用不仅带来了治疗效果的提升，也引发了关于人类尊严、生命价值等伦理问题的思考。因此，康复机构需不断提升伦理审查能力及对新技术、新项目的伦理风险把控能力，同时医务人员也需要不断学习和更新伦理观念，确保医疗行为符合社会伦理和道德标准。

3. 医疗资源的公平分配

在"新医科"框架下，康复医学面临着医疗资源公平分配的挑战。随着人口老龄化和慢性病患者数量的增加，康复医学的需求也在不断增长。然而由于医疗资源的有限性，如何公平、合理地分配这些资源成为了一个亟待解决的问题。因此，康复机构需要关注社会弱势群体的医疗需求，努力为其提供高质量的康复服务，同时也需要加强内部管理，优化资源配置，提高资源利用效率。

4. 团队协作与跨学科融合

康复医学是一个多学科融合的领域，需要多个专业团队的密切协作。在"新医科"框架下，随着医疗技术的不断进步和医疗模式的转变，团队协作和跨学科融合的重要性日益凸显。然而在实际操作中，由于学科背景、利益诉求等方面的差异，团队成员之间往往存在沟通不畅、协作困难等问题。因此，康复机构需鼓励医务人员加强跨学科学习和交流，了解其他专业领域的知识和技术进展，提高团队协作能力。此外，医疗机构也需要加强内部管理和制度建设，为团队协作和跨学科融合提供有力的支持。

5. 新技术应用与伦理风险的防范

在"新医科"框架下，新技术在康复医学领域的应用越来越广泛。这些新技术不仅为康复医学带来了新的发展机遇，也带来了一定的伦理风险，例如人工智能、大数据等技术在康复医学中的应用可能涉及泄露患者隐私、数据安全等问题，基因编辑等生物技术在康复医学中的应用可能引发关于人类尊严、生命价值等伦理问题的思考。因此，医务人员需要充分了解新技术的伦理风险，制订相应的防范措施和伦理规范；同时，医疗机构也需要加强新技术应用的监管和管理，确保新技术的应用符合伦理规范和法律法规的要求。

6. 全球卫生治理与跨国合作的挑战

在全球化背景下,"新医科"框架下的康复医学伦理还面临着全球卫生治理和跨国合作的挑战。随着全球卫生问题的日益严峻和跨国医疗合作的不断深入,康复医学也需要积极参与到全球卫生治理和跨国医疗合作中。然而,由于不同国家和地区的文化背景、法律法规、伦理标准等方面的差异,全球卫生治理和跨国医疗合作往往面临诸多困难和挑战。因此,医务人员需要加强国际交流与合作,了解不同国家和地区的文化背景和伦理标准,为跨国医疗合作提供有力的支持。

综上所述,"新医科"框架下的康复医学伦理面临着多方面的挑战。为了应对这些挑战,医务人员需要不断学习和更新伦理观念和技术能力,加强团队协作和跨学科融合,关注新技术应用的伦理风险,积极参与全球卫生治理和跨国医疗合作。此外,医疗机构也需要加强内部管理和制度建设,为康复医学伦理的发展提供有力的支持和保障。

二、康复机构管理伦理面临的挑战与对策

由于医学科学技术的发展,医学伦理现象变得越来越繁杂,为了寻求生物医学研究的收益最大化与研究参与者风险最小化,各级康复机构伦理审查工作正在逐步走向完善,伦理委员会在保护研究参与者、医务工作者、研究者的权益以及保证人体科学研究质量推动医学发展等方面发挥了重要作用。然而由于对康复医学伦理缺乏足够的重视,大部分人仅仅将目光放在研究者的道义标准方面,却忽视了康复机构的伦理责任。康复机构伦理是机构价值属性的集中体现,是机构行为和活动的方向灯,是机构的灵魂。康复机构管理伦理面临的挑战与对策是一个复杂而重要的话题,涉及患者权益、机构责任以及社会公正等多个方面。本节通过梳理、分析当前在康复机构管理伦理面临的挑战及存在的问题,提出适合提升伦理审查质量的对策与建议,旨在为康复机构伦理审查进一步发展提供参考。

(一)康复机构管理伦理面临的挑战

1. 缺乏专业化伦理团队支撑

医院伦理审查兼具科学性和伦理性审查双重要求,而伦理团队委员架构合理化、工作人员专职化的问题一直以来都是阻碍伦理审查质量提升的根源性问题。伦理审查作为保障研究参与者权益和安全的重要平台,有必要调整人员组织架构,组建更具伦理审查能力的专业团队。《涉及人的临床研究伦理审查委员会指南》和《涉及人的生命科学和医学研究伦理审查办法》均明确规定,应当从生命科学、医药、生命伦理学、法律等不同学术界的人员和非本机构的社会人员中遴选出符合要求的伦理人才。目前,全国康复机构中只有5家符合机构认证中伦理人员设置要求,其中主任委员由行政领导兼任,院内委员由各科室主任兼任,秘书也可以兼职担任。委员们的专业背景涵盖了医药和伦理学、法学,但是由于缺乏专职律师,参会率较低。此外,由于院内专家居

多，伦理审查能力仍未完善，且院领导与中层兼具临床与行政管理于一身，工作繁忙，伦理参会率、培训率、审查工作量等较难有数量保证，加之伦理团队无专职工作人员，无法做到各司其职，难以保证质量。

2. 伦理委员会建设缺乏独立性

《涉及人的生命科学和医学研究伦理审查办法》规定伦理委员会设主任委员1名，副主任委员若干，由伦理委员会委员协商推举产生。其中，委员应当从生物医学领域和伦理学、法学、社会学等领域的专家和非本机构的社会人士中遴选产生，人数不得少于7名，并且应当有不同性别。但是《涉及人的生命科学和医学研究伦理审查办法》中并没有明确规定具体人员组成比例以及主任委员由谁担任，这给伦理审查委员会的医疗机构造成困惑。大多数康复机构多由医院党委书记或副院长兼任主任委员，委员由专业科室主任兼任，院领导在审查会议上的发言往往影响其他成员的意见，科主任之间审查成了专家互评，这一定程度地导致伦理审查的过程和结果不客观和不公正。此外，大部分康复机构伦理委员会设置在科研处，而科研处通常负责机构的科研项目管理和资金支持，与研究者之间存在直接的利益关系，可能导致伦理委员会在审查涉及科研项目的伦理问题时产生偏见或倾向性，从而损害其独立性。此外，受科研处的管理和制约，导致伦理委员会在审查科研项目时可能受到内部压力或影响，从而难以保持其独立性。

3. 缺乏完善的管理运行体系

《涉及人的临床研究伦理审查委员会建设指南》、新版《药物临床试验质量管理规范》等对加强伦理委员会建设管理提出了很多较为具体的要求，但由于伦理委员会运行管理事务烦琐，很多工作规范还存在盲区，多数康复机构伦理委员会建设只能自行摸索，同一事务在不同康复机构间差异较大。从项目申请到评审流程，直至审查文件归档管理，制度文件、标准操作流程等的科学性、可行性、执行力尚欠缺，部分机构仅停留在理论层面，未结合本机构实际情况制订文件，更谈不上解决审查实践中的难点问题，指导研究者准备伦理材料的意义有限。同样的伦理资料在不同医疗机构间出现备案、快审、会议审查等不同选择，伦理审查出具的规范性批件、意见在不同医疗机构间也存在形式、格式、要素各不相同的情况。除此之外，多数康复机构伦理审查委员会的管理制度尚未健全，伦理审查委员会形同虚设，伦理审查流于形式，尤其是对科研项目往往只重视初始审查，跟踪审查不到位甚至无跟踪审查，因此无法真正实现伦理委员会保护研究参与者安全和权益，缺乏规范、完善的管理运行标准及运行体系。

4. 伦理工作效率难以满足实际需求

（1）流程烦琐复杂：伦理审查往往涉及多个环节和部门，需要提交大量材料和信息。很多康复机构流程设计不合理，各部门之间缺乏有效地沟通协作，导致审查过程烦琐复杂、效率低下。

（2）人员配置不足：伦理工作需要有专业的人员承担，包括伦理委员会成员、伦理秘书等。然而一些康复机构的人员配置不足或者专业素质较低，平时工作只能疲于应付、维持运转,组织伦理会议不严密,导致项目未能进行充分讨论和解释;对医学伦理委员会管理知识学习不够,规范处理医学伦理委员会日常事务的能力还显得不足。

(3)信息化建设滞后:随着信息技术的快速发展,信息化已经成为提高工作效率的重要手段。然而在绝大多数康复机构中,伦理工作的信息化建设滞后,缺乏有效的信息系统支持,导致信息传递不畅、数据共享困难,影响了工作效率。

5. 缺乏必要的监督考核手段

康复机构伦理的常规做法是对于院内的科研审查通常为免费审查,对院外审核项目收取一定的审查费用,这部分费用可作为日常伦理开销,比如专家讲座的劳务发放等,但是通常院外项目有限、数量并不稳定,国家目前尚无统一的伦理经费标准,行业内部尚无明确的规范,许多机构很难获得伦理专项拨款且缺乏足够的经费收入。为了解决这些问题,伦理审查通常会参照《中央财政科研项目专家咨询费管理办法》以及本单位科教部门科研经费制度管理。此外,伦理绩效考核制度缺乏详细的考核标准或未认真对标执行,例如委员年终履职能力考核、秘书履职能力考核,其中与提升伦理审查能力相关的伦理会议参会率、伦理培训次数、委员授课率、审查项目数等均未进行严格的量化考核,考核的结果也未与实践相挂钩,审查能力缺乏必要的监督和考核手段。

(二)康复机构提升伦理审查质量的对策

1. 坚持党建引领,健全和完善伦理审查体制机制

完善的伦理机构设置和制度体系是开展常态化、规范化伦理审查工作的重要支撑,是确保伦理委员会为保护研究参与者安全与权益而独立、客观、公正决策的根本保障。《关于加强科技伦理治理的意见》明确指出,坚持和加强党中央对科技工作的集中统一领导,加快构建中国特色科技伦理体系,健全多方参与、协同共治的科技伦理治理体制机制。这就要求康复机构的伦理治理要体现党建引领作用,也只有坚持机构党委的统一领导,才能更好地衔接"伦理先行""敏捷治理"的新要求。当前,康复机构的伦理审查基础性工作较薄弱,解决伦理机构配置能级偏低和健全伦理审查运行机制等问题都是涉及推动康复机构科技高质量发展和伦理治理工作定位的重要决策,属于机构"三重一大"问题之一,需要康复机构在顶层设计和方向把控方面充分体现党建引领作用,要积极探索党的领导融入康复机构治理结构的路径,为推进康复医疗高质量发展打下基础。实践证明,坚持党建引领对接国家政策和法律法规,能够较快地建立康复机构党委领导下的伦理治理框架,健全和完善伦理审查运行体制机制;同时可建立定期向党委汇报制度,使伦理治理工作真正成为党委议事内容,有利于形成长效的治理机制,能更好地开创新时代伦理治理工作的新局面。

2. 通过管理创新,驱动伦理审查工作新突破

医院伦理审查工作的常设机构——伦理办公室,从制度政策主导、资源整合、平台搭建、流程设计、提升人员伦理素养、规范档案信息管理等方面作用日趋凸显,是医院伦理治理和伦理审查工作创新的主要推动部门。新时代做好"被动的伦理审查"向"主动的伦理综合治理"转变过程，如何发挥教育培训、审查监督、政策研究与应用、咨询服务的基本功能，不断加强和拓展内涵建设，是决定伦理机构今后发展的关键。康复伦理机构内涵建设的短板还表现在工作创新不足、工作协同程度不高、质量评价体系不健全等方面，而且当前医院伦理治理不仅仅局限于伦理审查工作，其功能正朝着伦理教育培训监督检查、服务咨询及文化聚力等方面拓展和延伸。机构在创新实践过程中也必将面临规则冲突、新旧观念碰撞、创新思维与惯性思维之间的纠结等问题。不管是伦理机构功能重构或伦理规则修订，还是质量控制和评价体系构建等方面的变革和完善，都要做到有前瞻性、预见性分析和判断，做到有法可依、有章可循，在"依法依规""立足国情"的前提下，大胆创新、不断实践和验证，更好地推动伦理审查工作创新发展。

3．加大基础设施投入，推动伦理信息化管理

我国康复机构伦理委员会建设经过多年的努力，取得了较大的成就。但相对于迅猛发展的医学科技，伦理机构建设甚显滞后。一直以来，各康复机构在伦理建设方面投入较少，基础比较薄弱。随着科技伦理治理和伦理审查的力度加大、业务量剧增，很多康复机构开始出现协同不足、工作脱节、信息孤岛、效率低下等问题，严重影响科技伦理治理的深入开展，各机构需要在理顺伦理机构关系设置的同时，加大软硬件设备设施的投入力度，及时配置满足于当前伦理治理工作开展的办公场所档案室、视频会议室、信息化设备及系统等。伦理工作信息化管理，尤其是药物临床试验（GCP）和研究者发起（IIT）项目的全过程质量管理、档案溯源、信息统计、远程会议等体现了强大的功能，引入伦理审查信息管理系统并融入科研信息平台，可更有效地推动"项目申报-部门备案-科学审查-伦理审查-批准立项-开展研究-跟踪审查-结题审查"的循环联动体系建设。实践证明，建立伦理审查管理信息系统平台，可实现全程信息化管理和数据共享，实时监测研究项目合法、合规地开展研究的全过程，是提高伦理审查质量和效率的重要手段，也是康复机构实施伦理协同共治的系统性、闭环管理的重要抓手。

4．加快专业队伍培育，提升伦理治理能力

近年来，我国政府及机构加大对研究者发起的临床研究投入，临床研究数目增长迅猛，在政策层面对伦理审查的效率和质量提出更高要求。当前各康复机构普通存在伦理专业人员配置缺口大的问题，以致工作模式仅停留在"有因审查"的被动工作模式，面对急激增长和复杂的伦理审查工作往往会流于形式，这与新时代伦理治理的要求明显不相适应。医学伦理审查与监督是政策性、专业性较强的工作，伦理审查运行管理人才和伦理委员会骨干委员是医学伦理稳定、持续、有效治理的纽带。伦理办公室是多学科交叉融合的平台部门，其工作对接需要有一定的理论水平、政策应用能力及医学伦理专业知识支撑。《关于印发公立医院高质量发展促进行动（2021—2025年）的通知》对加快交叉学科和复合型人才培养衔接医防管理工作也作了重要论述。因此亟待积极培育交叉、复合型学科人才队伍，将康复机构伦理专业队伍打造成能力导向型、制度导向型和资源导向型学科团队，才能适应新时代伦理治理的需要，确保生物医学科技创新高质量发展与高水平安全良性互动。因此，医院在人才培养和职称晋升制度方面应有所倾斜，以稳定伦理专业队伍；在伦理委员会及办公室的选人用人方面坚持高标准、严要求，以确保伦理专业队伍能够独立、客观、公正地处理问题；拓展医学与非医学专业人员的交叉性知识结构融合和系统化继续教育培训，以开发伦理工作的互融互通潜能。

三、构建和谐康复关系的伦理要求

康复医疗作为一门旨在帮助患者恢复或改善身体、心理和社会功能的学科，其核心在于建立一种和谐的康复关系。这种关系不仅有助于促进患者康复，还能提升康复服务的整体质量，而要构建这种关系，伦理要求是不可或缺的基础。

（一）和谐康复关系的内涵

和谐康复关系是指康复专业工作人员与患者之间建立的一种基于信任、尊重、沟通和合作的关系。在这种关系中，双方能够共同制订康复目标、积极参与康复过程、实现最佳康复效果，这种关系的特点包括以下方面。

1．平等性

康复专业人员与患者处于平等的地位，共同制订康复计划，共同承担康复责任。

2．互动性

双方能够积极沟通，分享信息，共同解决问题，形成良好的互动关系。

3．尊重性

康复专业人员尊重患者的权利、意愿和选择，患者也尊重康复专业人员的专业意见和建议。

4．合作性

双方能够相互支持、相互帮助，共同面对康复过程中的挑战和困难。

（二）构建和谐康复关系的伦理要求

1．尊重患者自主权

尊重患者的知情权和选择权，向患者提供全面、准确、及时的康复信息，帮助患者理解康复方案的可能风险与收益。鼓励患者参与康复决策过程，尊重患者的选择和意愿，确保患者的决策权得到充分保障。

2．保障患者隐私权

严格遵守医疗保密原则，未经患者同意不得泄露个人信息和康复记录。在康复过程中，确保患者的隐私得到保护，避免在公共场合或未经授权的情况下讨论患者的病情。

3．提供优质服务

以患者为中心，关注患者的需求和感受，提供个性化的康复服务。不断提高自身专业素养和技能水平，确保为患者提供科学、有效的康复治疗方案。

4．建立良好的沟通机制

主动与患者进行沟通，了解患者的想法和疑虑，解答患者的疑问。善于倾听患者的意见和建议，及时调整康复方案，确保患者的需求得到满足。

5．恪守专业道德

遵循医学伦理原则，坚守职业道德底线，不从事违法违规的康复行为；尊重同事和其他医疗机构的合作关系，共同维护康复医学的声誉和形象。

6．关注患者心理健康

重视患者的心理需求，关注患者的情绪变化，提供必要的心理支持和辅导。在康复过程中，注重患者的心理建设，帮助其树立信心，积极面对康复挑战。

7．尊重患者的文化背景

了解患者的文化背景和宗教信仰，尊重患者的文化习俗和信仰观念。在康复过程中，考虑患者的文化背景对康复效果的影响，提供符合患者文化背景的康复服务。

（三）构建和谐康复关系的实践策略

1．加强伦理教育和培训

伦理教育和培训是构建和谐康复关系的基础。康复专业人员应接受系统的伦理教育，深入理解康复医学的伦理原则和价值观，增强职业道德意识；同时定期举办伦理培训活动，提升康复专业人员的伦理素养和道德水平，使其能够在实践中自觉遵守伦理规范，为患者提供高质量的康复服务。

2．建立有效的沟通机制

沟通是构建和谐康复关系的关键。康复专业人员应主动与患者及其家属进行沟通，了解患者的需求和期望，解答其疑问和顾虑。在沟通过程中，应注重使用通俗易懂的语言，避免使用专业术语，以确保患者能够充分理解康复方案和治疗过程。此外，康复专业人员还应关注患者的心理需求，提供心理支持和辅导，帮助患者树立信心，积极面对康复挑战。

3．尊重患者自主权

尊重患者自主权是构建和谐康复关系的重要原则。康复专业人员应尊重患者的知情权和选择权，向患者提供全面、准确、及时的康复信息，帮助患者理解康复方案的可能风险与收益；同时康复专业人员应鼓励患者参与康复决策过程，尊重患者的选择和意愿，确保患者的决策权得到充分保障。在康复过程中，康复专业人员应关注患者的反馈意见，及时调整康复方案，以满足患者的需求和期望。

4．加强团队合作与协作

团队合作与协作是构建和谐康复关系的重要保障。康复专业人员应建立紧密的合作关系，共同制订康复方案、分享康复经验和技术、提高康复服务的质量和效率；同时，康复团队应加强与患者及其家属的沟通与合作，共同关注患者的康复进展和问题，及时解决康复过程中的困难和挑战。此外，康复团队还应与其他医疗机构和社区组织建立合作关系，共同为患者提供全方位的康复服务。

5. 关注患者心理健康

心理健康对康复进程具有重要影响。康复专业人员应关注患者的心理需求，提供必要的心理支持和辅导。在康复过程中，康复专业人员应关注患者的情绪变化，及时发现并处理其心理问题；同时，康复专业人员还应引导患者树立积极的心态，鼓励其参与社交活动，增强社会适应能力。此外，康复专业人员还可以借助心理咨询、心理治疗等手段，帮助患者缓解心理压力，提高康复效果。

6. 持续改进服务质量

持续改进服务质量是构建和谐康复关系的必然要求。康复专业人员应关注患者的反馈意见，及时收集和分析患者的需求和期望，不断优化康复服务流程和质量；同时，康复专业人员还应关注康复技术的发展和创新，积极引进和应用新技术、新方法，提高康复服务的效果和效率。此外，康复机构还应建立完善的评估体系，对康复服务的质量进行定期评估和改进。

第二节 康复机构伦理审查委员会

一、伦理审查委员会的源起

伦理审查委员会（Institutional Review Board，IRB）是一个将生命科学、医学、生命伦理学、法学等专业知识综合有效地应用于审查和监督涉及人的生命科学和医学研究项目的独立组织，其主要目的是保护研究参与者的权益和安全。随着世界生物医学科学技术的迅猛发展及其在临床实践中的快速应用，一系列复杂且影响深远，甚至威胁到人类安全的伦理难题及违背伦理原则的事件不断涌现，尤其是近几年人工智能等高新技术的飞速发展，使伦理委员会面临更加严峻的考验，同时社会也对其提出了更高的要求。如何使伦理审查在确保研究的合法性和伦理性方面发挥重要的作用？如何避免"伦理丑闻"的发生？本节探讨伦理审查委员会的起源及历史发展，以期更好地保护研究参与者的权益、安全和福祉。

（一）伦理审查委员会的起源

第二次世界大战结束以后，人们开始反思这些涉及人的生物医学研究带来的惨痛代价。在1946年国际社会组织的国际军事法庭上，23名德国军医教授和高级专家因为开展的医学研究严重违背医学人道主义基本原则而受到审判，纽伦堡军事法庭决议的审判解释形成了《纽伦堡法典》。《纽伦堡法典》作为人类社会历史上科学规范人体试验的第一部伦理法典，在对这些医生的审判中，将人体研究伦理从医疗伦理中分离，从此开启了关于临床研究伦理原则与保护受试者实践的探索，其制订和实施有着极为深远的意义。《纽伦堡法典》提出的关于人体试验的一系列原则与规范为人类以后更好地规范人体试验提供了蓝本和基础。此文件的精神被1964年第十八届世界卫生大会通过的《赫尔辛基宣言》所接受。《赫尔辛基宣言》以更丰富而落地的条款补充和修正了《纽伦堡法典》中较为抽象和简单的伦理原则，进一步规范了人体医学研究的道德行为。在此后多次世界医学协会全体大会上，《赫尔辛基宣言》的版本历经多次修订、发展和完善，成为事实上得到国际公认的生物医学研究伦理准则规范。2024年10月19日，时隔60年，在芬兰赫尔辛基召开的第七十五届世界医学会全体大会正式通过了《赫尔辛基宣言》最新修订版本。

"二战"后美国的医药行业发展迅猛，医疗体系建设也逐渐成为民众生活的热点话题。然而在那个凭借专业知识和个人经验行医治病的年代，医生在医疗决策中具有绝对话语权，其他人则无权插足。直至1966年，哈佛大学医学院教授亨利·彼彻尔在国际医学杂志《新英格兰医学杂志》发表"伦理与临床研究"论文，列举了已经发表的22项医学研究中违背同意原则、侵害被试生命健康的情况。论文发表后引起轩然大波，一场围绕生命伦理的诉求颠覆了医生的职业系统，法官、律师、哲学家、伦理学家和社会学家等非医学人群进入了医学决策领域，从而催生了伦理委员会的诞生。

《赫尔辛基宣言》中有一段文字阐述了伦理委员会在人类研究中的作用："试验开始前，研究方案必须提交给研究机构所在的伦理委员会进行考量、审议、意见反馈、指导并批准许可。该委员会的运行必须透明，必须具有独立性和权威以抵制来自研究者、申办者或其他的不当影响。委员会必须有足够的资源履行其职责，委员和工作人员必须共同具备足够的教育、培训、资质和多样性，以有效地评审各种类型的研究。委员会必须考虑进行试验的某个国家或几个国家和地区的法律法规以及适用国际规范及标准，但是所有这些都不得减少或者撤除本宣言涉及的对研究参与人员的任何保护措施。"

（二）伦理委员会的历史发展

在伦理委员会的发展历程中，由于国情及产生的背景不同，每个国家的机构伦理委员会最初的功能及目的也不同，但其维护人类受试者及患者权益的根本宗旨是相同的。

1. 国外的机构伦理委员会的产生

1974年，世界上第一个伦理委员会在美国诞生，同时美国也是第一个建立受试者保护制度的国家。早在1953年，美国就出台了最早的关于临床研究程序的集体讨论指南，并在部分大学建立了委员会审查制度。然而，真正推动美国伦理审查委员会发展的是一系列人体研究丑闻被揭露之后，诸如Tuskegee梅毒试验、威洛布鲁克（Willowbrook）学校智力障碍者儿童肝炎病毒研究、辛辛那提大学的整体照射实验等。此类接连不断的人体试验中失范乃至令人发指的丑陋事件引发了社会公众对科学研究的信任危机。同时，一些科学家们敏锐地意识到公众信任的丧失会导致受试者、公共资助的丧失。此后至1985年，美国政府和美国医院协会等相继颁布了《国家研究法》《贝尔蒙报告》《保护受试者法规》《关于生物医学伦理学的医院委员会的准则》《美国医疗保健机构道德委员会准则》等有助于促进医院伦理委员会建设的政策措施。从20

世纪80年代开始，加拿大、日本、法国、德国开始出现医院伦理委员会，并在西方发达国家人权利益及实践斗争中引起重视和得到蓬勃发展，且相关理念开始在世界各地迅速传播，世界各国也开始相继成立伦理委员会。

2. 中国医疗机构伦理委员会的发展历程

与国外伦理委员会以审查监督人体试验为最初目的不同，中国大陆的伦理委员会最初目的是以医德医风建设，伦理审查只是其延伸的一个作用，主要是由于当时国际合作的临床研究较少。随着现代科技革命的迅猛发展，生命科学和医学研究遇到大量伦理问题，这为医疗机构伦理委员会提供了新的使命，并逐渐成为伦理委员会的主要职能，即审查职能。2023年由国家卫生健康委员会、教育部、科技部、国家中医药局等四部门联合印发的《涉及人的生命科学和医学研究伦理审查办法》中将"伦理委员会"改成"伦理审查委员会"，强调突出了伦理委员会的审查职能。

1987年，我国学者首次提出设立"医院伦理委员会"，至今，医疗机构伦理委员会在中国的发展从无到有，到逐渐规范，大致经历了以下三个阶段。

（1）1987—1996年：医疗机构伦理委员会从无到有。

1987年11月，在苏州召开的"全国第四届医学哲学学术研讨会"上，时任中国自然辩证法研究会医学哲学委员会主任委员、北京大学医学部彭瑞璁教授首次提议建立"医院伦理委员会"。次年，北京医科大学李本富教授等去国外考察伦理委员会建设情况，进一步推动了医疗机构伦理委员会在我国的设立。当时医疗机构建立伦理委员会的主要目的是促进医德医风建设，其是由多学科人员组成的医学道德决策咨询组织。伦理委员会的工作职能包括教育职能、伦理咨询职能、监督职能、制定规范职能等。

（2）1997—2006年：医疗机构伦理委员会快速发展。

自20世纪90年代中期起，随着国外生物医学研究伦理审查的需要和国内医疗机构对医院伦理工作的重视，我国医疗机构伦理委员会进入快速发展时期，全国近400家医院建立了伦理委员会。在这一时期，医疗机构伦理委员会的职能由建立之初的伦理咨询职能为主转向以伦理审查职能为主，主要负责审查涉及人的生物医学研究项目的科学性和伦理合理性。

（3）2007年至今：医疗机构伦理委员会逐步规范。

这一时期医疗机构伦理委员会发展更加具体化、规范化，一个重要的标志是2007年原卫生部制订了《涉及人的生物医学研究伦理审查办法（试行）》。随后《药物临床试验伦理审查工作指导原则》《人体器官移植条例》《涉及人的生物医学研究伦理审查办法》《药物临床试验质量管理规范》《医疗器械临床试验质量管理规范》《关于加强科技伦理治理的意见》《涉及人的生命科学和医学研究伦理审查办法》《科技伦理审查办法》《医疗卫生机构开展研究者发起的临床研究管理办法》等一系列法律法规、部门规章相继出台，我国医疗机构伦理委员会的相关工作制度、标准操作规程、人员组成、审查流程等也在不断完善和逐步规范。在国内法律法规不断出台以及国际合作的不断推进下，伦理审查委员会如雨后春笋般在各地各机构纷纷建立，尤其从2023年《涉及人的生命科学和医学研究伦理审查办法》出台以来，除了医疗卫生机构外，绝大多数高等院校、科研院所都成立并规范了伦理审查委员会审查涉及人的生命科学和医学研究中的伦理问题，部分生物医药企业也成立了自己的伦理审查委员会。在生命科学和医学技术以及伦理学发展的共同作用下，伦理审查委员会体系的建设和职能的发挥也日臻完善。

二、伦理审查委员会的组成与分类

（一）伦理审查委员会的组成

医学伦理审查委员会的人员组成关系到伦理委员会能否充分履行职能和发挥作用，能否对研究参与者的安全和权益进行充分的保护，能否对研究项目的伦理问题进行独立、公正、公平和及时地审查。医学伦理审查委员会的组成在诸多规范性文件中均进行了明确规定，其基本要求如下。①伦理审查工作应具有独立性，任何单位和个人不得干预伦理委员会的伦理审查过程及审查决定；②伦理委员会成员应当具备一定的资质和素养，能保证其有能力对提交的研究项目和临床中遇到的伦理问题进行客观、公正和透明的伦理审查；③伦理委员会成员的组成应当是多样化的，涵盖多学科、多背景人员；④伦理委员会成员在专业、年龄、性别等方面的构成比例应科学合理；⑤伦理委员会应具备一定的规模，以保证其能顺利地履行职责。

2010年原国家食品药品监督管理总局组织制订了《药物临床试验伦理审查工作指导原则》，其中第五条是组建伦理委员会应符合国家相关的管理规定。伦理委员会应由多学科背景的人员组成，包括从事医药相关专业人员、非医药专业人员、法律专家以及独立于研究/试验单位之外的人员，至少5名，且性别均衡，确保伦理委员有资格和经验共同对试验的科学性及伦理合理性进行审阅和评估。伦理委员会的组成和工作不应受任何参与试验者的影响。

2016年修订的《涉及人的生物医学研究伦理审查办法》第九条和第十条规定：伦理委员会的委员应当从生物医学领域和伦理学、法学、社会学等领域的专家和非本机构的社会人士中遴选产生，人数不得少于7人，并且应当有不同性别，少数民族地区应当考虑少数民族委员。必要时伦理委员会可以聘请独立顾问，对所审查项目的特定问题提供咨询意见，不参与表决。伦理委员会委员任期5年，可以连任。伦理委员会设主任委员1人，副主任委员若干人，由伦理委员会委员协商选举产生。伦理委员会委员应当具备相应的伦理审查能力，并定期接受生物医学研究伦理知识及相关法律法规知识培训。

2023年国家卫生健康委员会、教育部、科学技术部、国家中医药管理局四部门联合印发的《涉及人的生命科学和医学研究伦理审查办法》第八条规定：伦理审查委员会的委员应当从生命科学、医学、生命伦理学、法学等领域的专家和非本机构的社会人士中遴选产生，人数不得少于7人，并且应当有不同性别，民族区域自治地区应当考虑少数民族委员。伦理审查委员会委员应当具备相应的伦理审查能力，定期接受生命科学和医学研究伦理知识及相关法律法规知识培训。必要时伦理审查委员会可以聘请独立顾问，对所审查研究的特定问题提供专业咨询意见。独立顾问不参与表决，不得存在利益冲突。

2023年由科技部、教育部、国家卫生健康委等十部门联合印发的《科技伦理审查办法（试行）》第七条规定：委员会由具备相关科学技术背景的同行专家，伦理、法律等相应专业背景的专家组成，并应当有不同性别和非本单位的委员，民族自治地方应有熟悉当地情况的委员。

（二）伦理审查委员会的分类

伦理审查委员会可以根据管理层级、审查项目类别进行分类。

1. 按管理层级分类

（1）国家科技伦理委员会：2023年3月，中共中央、国务院印发了《党和国家机构改革方案》，国家科技伦理委员会作为中央科技委员会领导下的学术性、专业性专家委员会，不再作为国务院议事协调机构。国家科技伦理委员会下设人工智能、生命科学、医学三个分委员会，主要职责是为中央科技委员会提供高水平、专业化的科技伦理咨询建议，重点做好以下几方面工作。①开展重大政策咨询，对重要科技伦理政策制度、国家重大科技规划中的伦理问题和科技伦理审查监管的重要事项提出学术性、专业性意见。②强化战略研究，针对国内外重大科技伦理议题及时组织研究并提出相关决策咨询建议。③加强学术交流与科普宣传，积极开展高层次科技伦理治理重大问题学术交流研讨，加强科普宣传，引导社会公众提高科技伦理素养。④探索建立与有关国家、地区、国际组织等的沟通交流机制，推动我国科学家参与制订科技伦理领域国际规则，提高我国在全球科技伦理治理领域的话语权。

（2）省市级医学伦理专家委员会：负责协助参与省市医学伦理治理体系建设；对医学伦理管理的措施、指南、规范等提供决策咨询；研究涉及人的生命科学和医学研究发展的前沿、高风险等伦理问题；指导伦理审查委员会的运行评价、监督检查，伦理审查互认实施的监测评价，伦理审查质量的能力提升，伦理管理人才建设等工作；协助调查重大医学伦理案件，对伦理问题进行研判和分析等。

（3）区域伦理委员会：我国区域伦理委员会建设尚处于初步探索阶段，主要依托或挂靠卫生行政管理部门、学会/协会或较强的医疗机构组建，服务范围也主要是省、市级的地方行政区域，且受人力、时间、经费等的限制，区域伦理委员会在实施跟踪审查、现场检查等有一定难度，使其推广受限。区域伦理委员会职责定位既是全市伦理工作的技术支撑机构，也是一个区域伦理审查机构。区域伦理委员会有三大工作任务：①开展人才培训，制订区域伦理培训计划，提升医学研究伦理意识和伦理审查能力；②推动区域伦理审查工作的制度化、规范化，起草建立地方统一标准；③承担"不具备伦理审查条件的机构或注册申请人委托对临床试验方案进行伦理审查"。另外接受多中心临床研究的伦理委托审查，旨在避免重复审查、提高审查效率以及高风险的创新药或医疗技术的临床试验，旨在解决医疗机构审查能力不足的情况。

（4）机构伦理委员会：机构伦理委员会是一个将生物医学、伦理学、法学等专业知识综合有效地应用于审查和监督涉及人的生命科学和医学研究的科学性和伦理合理性的机构，旨在规范医学科学研究、促进科研诚信、保护研究参与者或患者的安全和权益；依据国内外相关法规和伦理准则，遵循规范的审查流程，以保障生命科学和医学研究过程良好发展的体制化调控形式。委员会主要包括医疗机构、高等院校、科研院所等机构内建立的伦理审查委员会。

2. 按审查项目类别分类

包括药物临床试验伦理委员会、医疗器械临床试验伦理委员会、科研伦理委员会、干细胞伦理委员会、动物伦理委员会、人类辅助生殖伦理委员会、人体器官移植伦理委员会、新技术伦理委员会、科技伦理委员会等。总之，伦理委员会的分类方式多种多样，具体取决于设立机构、审查范围、功能定位以及所在国家和地区的法律法规要求等因素。不同类型的伦理委员会在保障受试者权益、促进医学伦理发展方面发挥着重要作用。

三、伦理审查委员会的职能与运行

康复机构伦理审查委员会对涉及人的生命科学和医学研究进行伦理审查的内容包括：①初始审查和跟踪审查；②受理研究参与者的投诉并协调处理，确保不会将研究参与者置于不合理的风险之中；③定期对从事涉及人的生命科学和医学研究的康复科研人员、学生、科研管理人员等相关人员进行生命伦理教育和培训，并提供伦理咨询。康复机构伦理审查委员会的委员组成除了法规要求的类别以外，必须有康复相关专业的专家组成。

（一）伦理审查委员会的职能

1. 伦理审查与批准

（1）初始审查：康复机构伦理委员会对在本机构内开展的所有涉及人的康复医学研究项目进行初始审查，审查内容包括但不限于：①研究者的资格、经验、技术能力等是否符合研究要求；②研究方案的科学性、伦理合理性以及纳入和排除标准是否恰当、公平；③研究风险与受益比是否在合理范围内；④研究参与者的招募与知情同意过程是否合规、恰当；⑤隐私保护措施是否充分；⑥研究参与者的治疗权、补偿权、赔偿权和随时退出权等是否得到保障。通过严格的审查程序，确保研究项目在开始前就符合伦理要求。

（2）跟踪审查：伦理审查委员会有权批准或不批准一项临床研究，并对批准的临床研究项目进行跟踪审查，审查内容包括：①是否按照已批准的研究方案进行研究并及时报告；②研究过程中是否擅自变更研究内容；③是否增加研究参与者风险或者显著影响研究实施的变化或者新信息；④是否需要暂停或者提前终止研究等。通过跟踪审查，确保研究项目在整个实施过程中都遵循伦理规范，促进研究健康、合规开展。

2. 知情同意管理

康复机构伦理委员会在知情同意过程中发挥着重要作用，其负责审查知情同意的材料和研究者知情告知的过程。研究者必须以简明的语言充分告知研究参与者相关信息，确保研究参与者或其监护人在充分了解研究内容、风险与受益后自主决定是否参与研究，并保障研究参与者有权拒绝参与研究或随时撤回参与研究的知情同意而不会受到报复。

3. 隐私保护

在康复医学研究中，研究参与者的隐私保护是伦理审查的重要内容之一。康复机构伦理委员会负责审查研究项目中涉及研究参与者隐私信息的收集、使用、保存和销毁等流程，确保这些流程符合相关法律法规和伦理规范；同时伦理委员会还监督研究者在研究过程中严格保护研究参与者的隐私信息，防止信息泄露和滥用。

4. 风险管理

在医疗实践和医学研究中，大多数干预措施都涉及风险，康复医学研究也不例外。这些风险除了生理风险外，还存在心理风险、社会风险和经济风险等。康复机构伦理委员会在审查时需要评估研究项目的风险程度，确保研究风险在可接受范围内。同时伦理委员会还指导研究者制订有效的风险管理措施，如制订应急预案、提供必要的医疗支持等措施确保风险和负担最小化。

5. 伦理咨询与教育

康复机构伦理委员会还承担着为研究者、医务人员和研究参与者提供伦理咨询和教育的职责。通过定期举办伦理讲座、培训班等活动，提高研究者和医务人员的伦理素养和科研诚信意识；同时，伦理委员会还向研究参与者普及伦理知识；帮助他们更好地理解和参与研究。

6. 培训与考核

（1）委员培训：康复机构伦理委员会定期对委员进行生物医学研究伦理知识及相关法律法规知识的培训，以提升伦理委员会的审查能力。培训内容包括最新法律法规、伦理审查原则、审查标准、审查流程等。通过培训，提高委员的伦理审查能力和专业素养。

（2）考核与评估：医院对伦理委员会委员的履职情况进行定期考核和评估，考核内容包括委员的出勤率、审查质量、工作态度等。通过考核和评估，激励委员积极履行职责，提高审查工作的质量和效率。

7. 监督与管理

（1）内部监督：康复机构伦理委员会通过定期召开会议、审查会议记录、评估委员履职情况等方式进行内部监督；同时，伦理委员会还接受医院管理层的监督和指导，确保审查工作的规范性和有效性。

（2）外部监督：康复机构伦理委员会定期接受省市级等上级政府部门的监督检查，包括常规检查、有因检查及飞行检查等。这些部门负责对伦理审查工作的检查、督导或日常监督管理，确保伦理审查工作符合国际、国内的相关规范和法律法规。

（二）康复机构伦理委员会运行

1. 组织架构与人员构成

（1）组织架构：康复机构伦理委员会作为康复机构内部的一个独立审查机构，通常直接隶属于医院管理部门，以确保其审查工作的独立性和权威性。委员会设有主任委员、副主任委员及委员若干，下设秘书处或办公室负责日常事务管理。

（2）人员构成：伦理委员会的成员应具备广泛的学科背景和专业知识，包括但不限于康复医学、生物医学、伦理学、法学、社会学等。委员的选拔应注重其学术声誉、伦理素养和独立判断能力；同时为了增强委员会的代表性和公正性，还应邀请一定数量的非本机构专家和社会人士参与。

2. 审查流程

临床试验或医学研究伦理审查申请由项目负责人提出，由伦理委员会秘书受理申请并进行形式审查，确保提交的文件资料齐全且符合规定要求。审查方式包括会议审查、紧急会议审查和简易程序审查，会议审查是主要的审查方式，简易程序审查适用于研究风险不大于最小风险的研究等特定情况。审查结束后产生审查决定，并由主任委员或副主任委员进行审批，由秘书传达审查决定。

3. 其他运行机制

（1）伦理咨询与指导：伦理委员会需为研究者、医务人员和研究参与者提供伦理咨询和指导服务，解答其在研究过程中遇到的伦理问题，帮助其更好地理解和遵守伦理规范。

（2）保密与利益冲突管理：伦理委员会需严格保守研究项目的机密信息，防止信息泄露；同时需签署保密协议和利益冲突声明，确保其在审查过程中不受利益冲突的影响，保持独立性和公正性。

（3）持续改进与优化：伦理委员会需不断总结经验教训，优化审查流程和标准，提高审查工作的效率和准确性；同时还需关注国内外伦理审查的最新动态和发展趋势，及时更新审查理念和标准，确保审查工作与国际接轨。

综上所述，康复机构伦理委员会的运行机制是一个复杂而系统的过程，需要康复机构、伦理委员会委员以及社会各界的共同努力和支持。通过不断完善和优化运行机制，可以确保康复医学研究和实践活动的伦理性和规范性，保障研究参与者的权益、安全和福祉，促进康复医学事业的健康发展。

实践性研究：
康复伦理何以可行

综合性、多样态的康复治疗手段需多方协作、全程管理，包括物理治疗、作业治疗、言语治疗、假肢矫形、中医治疗、心理治疗、音乐治疗、社区康复、社会康复等，为患者提供全面、连续、个性化的康复服务。康复伦理坚守尊重患者自主权、保护患者隐私、确保公平公正地分配资源等原则，为康复实践提供道德遵循，推动康复事业健康可持续发展。

第七章 物理治疗伦理

第一节 物理治疗概述

一、物理治疗及其相关概念

(一) 物理治疗的基本概念

世界物理疗法联盟(World Confederation for Physical Therapy, WCPT)指出：物理治疗是医学专业的一个重要分支领域，与其他专业如护理、作业治疗和社会服务等共同在躯体及精神残疾者的医学、社会、职业康复过程中起着重要而积极的作用。

物理治疗是康复医学的基本技术之一，由运动疗法和理疗组成，是通过运动、冷、热、光、水、电、按摩、教育指导等手段对人体进行治疗的技术与学科，其治疗目的包括减轻疼痛、促进循环、预防和改善残疾，最大限度地恢复残疾人的躯体功能、生活活动能力和家庭与社会的能力。康复评定是物理疗法的重要内容，包括为确定神经支配障碍和肌力障碍的情况所做的徒手检测和电检测、确定功能障碍测试、关节活动范围及肺活量测量等，这是寻找康复问题点、确定康复目标、制订康复治疗计划、决定预后、判断疗效等必不可少的手段，有利于诊断、制订整体的康复目标和治疗计划。物理治疗师是上述各项物理治疗内容的完成者，在残疾预防、残疾康复治疗工作中发挥积极的作用。

(二) 物理治疗的特点

1. 物理治疗是康复治疗医学中重要组成部分，是康复治疗的基本技术。
2. 主要改善基本性动作和以移动为中心的日常生活动作。
3. 强调徒手治疗的同时也借助器械。
4. 采用非侵入性、非药物性的治疗恢复身体原有的生理功能。

(三) 物理治疗的分类

物理治疗包括运动疗法和理疗，运动疗法为主要组成部分，理疗为辅助手段。

运动疗法是通过躯体的各种形式的运动达到维持和改善各器官和系统功能的目的，包括体位变换、姿势改善、修正运动模式、关节活动度和肌力的维持和增强、改善机体的平衡性与协调性、提高耐力等。在主动和被动运动形式中，更加注重主动运动，以自主运动为主,合理地运用被动运动。通过开发、利用患者功能的运动,促进身心功能的恢复,达到防治疾病的目的。

理疗是利用冷、热、水、光、电、磁等物理因子达到缓解疼痛、改善循环和放松目的的治疗方法。理疗可分为温热疗法、水疗、光线疗法、电疗和寒冷治疗等。理疗对炎症、疼痛、痉挛、防止瘢痕的增生和改善局部血液循环有较好的效果。理疗方法多数属于被动性治疗。在以改善各种活动为目的的物理疗法中,理疗技术与运动疗法并用,如水中运动疗法,就是将水的温度、浮力等特性与运动疗法相结合的治疗方法。

(四)物理治疗的目的

物理治疗作为康复医疗的基本技术之一,目的是改善患者因伤病带来的功能障碍、促进日常生活活动的自理、提高生活的质量。物理治疗有利于改善患者伤病部位的结构和功能障碍,主要作用为减轻疼痛、改善关节活动范围、增强肌力等。除了改善基本功能外,物理治疗还可以提高活动能力和参与家庭、社会的能力,帮助患者重新适应家庭和社会,具体的治疗目的包括以下几个方面:

1. 维持、改善末梢循环和组织代谢。
2. 维持、改善关节的运动功能。
3. 维持、改善肌力。
4. 调节全身状况。
5. 改善症状。
6. 预防并发症。
7. 辅助器具的调整。

二、物理治疗的内涵

(一)物理治疗的流程(图7-1)

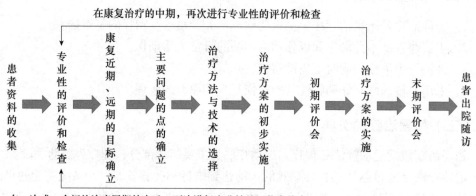

图7-1 物理治疗的流程

（二）物理治疗师的职责与作用

WCPT提出，物理治疗师的职责是为他人提供服务，使其发展、维持和恢复最佳运动及功能。物理治疗师工作包括为任何可能影响到运动和功能的情况提供服务，如年龄变老、损伤、功能紊乱和疾病。

WCPT指出"物理治疗师的工作目标是最大限度地帮助人们优化生活质量，并关注其身体、心理、情感和社会健康"，涉及的领域包括促进、预防、治疗、干预和康复、保健等领域。物理治疗指南要求物理治疗师在临床物理治疗的基础上可以胜任不同领域的角色，如美国与澳大利亚都要求物理治疗师具备临床治疗能力的同时还应在促进戒烟、监控饮食及慢性疾病的预防（脑卒中、癌症、心脏病、糖尿病、高血压等）中担任重要角色。美国还要求物理治疗师具备预防传染、皮肤护理等方面的知识，澳大利亚还要求物理治疗师具备为睡眠质量、营养方面提供咨询服务的能力。对物理治疗师的角色定义不局限于临床疾病的物理治疗，已延伸到如健康、预防等其他领域并扮演不同角色。

（三）物理治疗的对象

物理疗法作为一种重要的康复治疗方法，可适用于疾病的范围大致包括运动系统疾病、神经系统疾病、呼吸系统疾病、循环系统疾病、代谢系统疾病、儿童疾病、老年病和亚健康人群疾病的预防与治疗等。

1．运动系统疾病

运动系统疾病主要包括对软组织损伤、腱鞘与滑膜疾病、肌肉与肌腱损伤、腕管综合征、尺神经肘管综合征、手外伤、骨折、关节病变和损伤、关节脱位、骨性关节炎、类风湿关节炎、关节置换术后、截肢、颈椎病、腰椎间盘突出症、椎弓峡部裂和脊柱滑脱、腰椎小关节病、腰背肌筋膜炎、强直性脊柱炎、原发性脊柱侧弯和骨质疏松等疾病方面的物理疗法。

2．神经系统疾病

神经系统疾病主要包括脑血管疾病、脑外伤、脊髓损伤、脊髓灰质炎后遗症、周围神经损伤、帕金森病、多发性硬化症、重症肌无力和多发性肌炎等疾病方面的物理疗法。

3．呼吸系统疾病

呼吸系统疾病主要包括慢性支气管炎、肺气肿、哮喘、支气管扩张症、肺炎、气胸、胸膜炎、呼吸衰竭和肺纤维化等疾病方面的物理疗法。

4．循环系统疾病

循环系统疾病主要包括冠状动脉粥样硬化性心脏病、慢性充血性心力衰竭、心包炎、心肌炎、心内膜炎、缺血性心脏病、心脏术后、高血压、末梢血管疾病等方面的物理疗法。

5．代谢系统疾病

代谢系统疾病主要包括糖尿病、痛风、高脂血症、肥胖症和营养不良等疾病方面的物理疗法。

6．儿童疾病

主要包括脑性瘫痪、孤独症、注意缺陷多动障碍、脊柱裂、臂丛神经损伤、进行性肌营养不良、佝偻病等疾病方面的物理疗法。

7．老年病

主要包括老年运动系统呼吸系统、循环系统、代谢紊乱综合征和神经精神系统等疾病方面的物理疗法。

8．亚健康人群疾病

物理疗法的作用主要是以预防为主，包括纠正不良的身体或肢体的姿势与力线；维持正常的关节活动范围与肌纤维长度；提高肌力，以防止身体肌力分布的不平衡；改善生活或工作环境，避免身体各部损伤的发生等。

（四）物理治疗评估

通过阅读病历和与患者或家属的交谈后，物理治疗师对患者目前身体的状况、运动功能障碍、活动能力等方面有了初步了解，依据患者疾病诊断和功能障碍的不同，选择相应的、适当的评价内容与方法。

专业的物理疗法评价内容大致分为人体形态学测量、感觉评价、运动功能的评价、协调与平衡功能的评价、日常生活活动（activity of daily living，ADL）能力的评价、心肺功能评价、身体耐力的评价、神经反射检查、疼痛的评价和高级脑功能评价等。

1．人体形态学测量

包括对人体身高、体重、人体指数、躯干周径、四肢周径、长度和截肢残端周径、长度等方面的测量，同时利用观察法对人体姿势进行前、后、侧三个方向的评价等。

2．感觉评价

（1）浅感觉：触觉、痛觉、压觉、温度觉。

（2）深感觉：位置觉、运动觉、振动觉。

（3）复合觉：两点辨别觉、足底感觉、实体觉、重量识别、图形觉等。

（4）特殊感觉：视觉、听觉、味觉、嗅觉、平衡觉等方面的评价。

对于脊髓或周围神经损伤患者，在检查其感觉时，应根据疾病种类、病变部位与特征的不同，注重对其体表分布区域的感觉进行评价。

3．运动功能方面的评价

主要包括对关节活动能力、肌肉功能、运动活动能力、运动发育水平等方面的检查。

（1）关节活动能力的评价：主要包括对关节外观的检查，即有无肿胀、内外固定、伤口或瘢痕、力线位置等方面的检查、关节主动和被动活动范围的检查、关节生理性与附属性活动范围的检查和关节活动运动轨迹等方面的评价等。

（2）肌肉的功能方面的评价：主要包括肌容量的测量，肌肉伸展性与肌纤维走向方面的检查及肌力、爆发力、张力、耐力的评定，肌肉协调性收缩和控制运动能力等方面的评价。

（3）运动活动能力方面的评价：主要包括对人体肢体粗大与精细动作的评价，自主运动的动作分析及恢复阶段（如Brunnstrom分期）的评价，躯体与四肢、四肢与四肢、远端与近端之间运动协调性方面的评价和身体受到伤害或平衡受到破坏时，能否快速做出肢体动作的反应等方面的评价。

（4）运动发育的评价：主要是针对运动功能发育异常患儿进行的评价，包括对脊髓水平反射、脑干水平反射、中脑及大脑皮质水平反射等方面的评价。

4．协调与平衡功能的评价

协调功能的评价主要包括指鼻、指-指、轮替、还原、握拳、跟-膝-胫、拍地、拍手、画圆试验和肢体放置等。平衡功能的评价可按照平衡功能的分类，即静态、动态反应性平衡的方式进行，也可以按照不同体位下平衡功能的分类进行评价。另外还应对功能性平衡能力进行评价，如Berg平衡量表的评价等。这样才能真正地反映患者在活动参与能力方面平衡功能障碍的程度。

5．日常生活活动能力的评价

对于日常生活活动能力的评价，物理疗法侧重于患者日常活动范围内粗大运动能力的评价，如床上体位转换和活动能力、坐起及坐位转换能力、站起及立位平衡、步行能力、上下楼梯/斜坡、跨越障碍等方面的评价，其中患者步行能力的评价对物理治疗师极为重要。除了要对患者步态进行详细的分析评价以外，还需对患者步行的稳定性、耐久性、步速等方面进行评定。同时，当患者具有一定的步行能力之后，还需进行功能性步行能力评价，如患者是否只能在助行器、矫形器或辅助具的帮助下才可行走，能否在环境拥挤的地方独立行走，能否在凹凸路面上行走并保持身体的稳定等。

6．心肺功能的评价

心肺功能的评定虽然属于人体脏器康复评价的范畴，但是日后对患者实施运动疗法时，可用于判定运动康复训练时间的长短、强度的高低或能否具备从事某一活动能力的依据等，主要包括心率测定、运动试验、心电运动试验、气体代谢测定和肺通气功能的评价等。

7．身体耐力的评价

主要是针对肌肉耐力与心肺耐力的评价。肌肉耐力的评价是指肌肉在静态或动态收缩时，能抵抗疲劳程度能力的评价；而心肺耐力的评价则主要通过运动中人体最大摄氧量、无氧阈、代谢当量和心率等方面的测定对心肺功能进行综合评价。

8．神经反射检查

主要用于神经系统障碍患者，包括对浅反射、深反射、病理性反射、脑膜刺激征和自主反射等方面的检查。

9．疼痛的评价

主要包括对疼痛部位、强度/程度、性质、频率、发展过程等方面进行评价。

10. 高级脑功能的评价

（1）失认：触觉失认、听觉失认、视觉失认、视空间失认、身体失认。

（2）失用：意念运动性失用、意念性失用、运动性失用、结构性失用、穿衣失用、步行失用。

（3）失语：运动性失语、感觉性失语和混合性失语等方面的评价。

除了对上述相关内容的评价外，物理治疗师还需对患者的生活环境、心理、精神、情感等方面进行评价，这样才能对患者身体功能、功能活动和参与能力等方面有全面地了解，为下一步康复目标的制订和训练方法的选择奠定基础。

（五）物理治疗的原则及技术

（1）因人而异；

（2）循序渐进；

（3）持之以恒；

（4）主动参与；

（5）局部训练与全身运动相结合。

技术包括肌力训练、关节活动度训练、耐力训练、有氧训练、平衡协调训练、肌肉放松训练、神经生理学易化技术、运动再学习法、体操、物理因子疗法等。

三、物理治疗的国内外发展现状

（一）物理治疗政策制度规范

1949年中华人民共和国成立以来，物理疗法与传统医学相结合，与我国其他卫生事业一起快速的发展。特别是20世纪80年代初，我国大量引进了现代康复医学，并将其和中国传统医学相结合。一方面，原国家卫生部多次组团出访欧洲、美国、日本等康复医学较发达的国家进行实地考察，了解当地康复医学的进展情况、立法、工作流程、管理工作经验等；另一方面，派遣访问学者进行实地学习，为日后国内开展康复医学工作培养了学术和专业人才。1982年，原卫生部提出选择若干疗养院、综合医院试办康复医疗机构，通过试点，摸索经验。1986年4月，由中国政府投资、日本无偿援助、中国残疾人福利基金会募集基金建设的"中国康复研究中心"建筑工程全面开工。1988年10月28日，中国首家专业康复研究中心正式落成，并开展了康复治疗、研究、教学和科研等各方面的工作。与此同时，为了发展国内康复医学的学术研究，1983年4月经原卫生部批准成立"中国康复医学研究会"，并于1984年8月出版了我国第一部康复医学专著《康复医学》。

在20世纪90年代，康复医学得到迅速发展。1990年国家颁布了《中华人民共和国残疾人保障法》，标志着社会的文明与进步。该法规的第二章"康复"对于培养康复医学专业人才、设置康复医疗机构及网络等都做了明确规定。1996年，国家颁布《中华人民共和国老年人权益保障法》，对老年人康复设施也做了规定，成为发展我国老年人康复事业的依据。1997年党中央、国务院颁发《关于卫生改革与发展的决定》，再次强调要"积极发展社区卫生服务""积极开展老年人保健、老年病防治和残疾预防、残疾人康复工作"。2001年全国人大九届四次会议批准《中华人民共和国国民经济和社会发展的第十个五年计划纲要》，重申"发展康复医疗的决策"，提出"发展社会卫生服务""加强老年人服务设施建设""加强残疾人事业，帮助残疾人康复"等任务。

2016年12月25日，中共中央、国务院印发《"健康中国2030"规划纲要》中指出，推进健康中国建设是全面建成小康社会、基本实现社会主义现代化的重要基础，是全面提升中华民族健康素质、实现人民健康与经济社会协调发展的国家战略，是积极参与全球健康治理、履行2030年可持续发展议程国际承诺的重大举措。其核心是以人民健康为中心，将健康融入所有政策，坚持政府主导与调动社会、个人的积极性相结合，推动人人参与、人人尽力、人人享有，落实预防为主，推行健康生活方式，减少疾病发生，强化早诊断、早治疗、早康复，实现全民健康。将康复列入实现全民健康的规划之中，提出制订实施"残疾预防和残疾人康复条例"，将残疾康复纳入基本公共服务，实施精准康复，并就加强健康人才培养等诸多方面提出了要求。

总之，随着国内康复医学不断地进步，物理疗法在治疗理念、服务对象、工作流程、操作技术、学术交流、教学科研和管理等方面都得到快速的发展，已逐步成为现代医学中一门新兴的、必不可少的学科。

（二）物理治疗人才培育

随着"健康中国2030"规划纲要的提出，康复医学在促进全民健康进程中的重要地位日益凸显，老百姓不断提升的就医要求需要更加精准化的专科康复治疗，我国起步阶段"全能全用"的康复人才培养模式逐渐不再适合现阶段的发展，2021年国家八部委联合制订的《关于加快推进康复医疗工作发展的意见》，进一步推动了我国康复医学与各临床学科的协作发展，形成了医康融合的工作模式。这对国内康复治疗师队伍提出了更高的要求。据测算，全国2013年康复治疗技术人才实际拥有数为32 076人，每万人口配置为0.24人，与经合组织国家平均配置值（2.55人/万人）相差10.6倍；全国2020年、2030年康复治疗技术人才需求数（人口需求比例法）分别为495 602人与377 052人，与2013年实际拥有数（32 076人）相比较，缺口数分别达349 976人与344 975人。特别是随着我国人口老龄化的明显加快，对于高龄、空巢、失能和低收入老人以及一些患有慢性病而需要专业护理照顾的老人，康复治疗技术人才市场需求巨大。

我国康复医学始于20世纪80年代初，在康复治疗事业的起步阶段，为了能够较快地满足社会需求，综合性医院和基层康复医疗机构都希望录用的康复治疗师"全能全用"。这一时期为了满足行业的需求，国家采取了整体培养的康复治疗师教育模式，一定程度地缓解了社会需求的压力。但随着经济社会的不断发展，临床治疗分科日趋细化，传统的康复治疗专业人才培养模式逐渐暴露出一些问题。我国康复治疗教育情况见表7-1～表7-3。

表7-1 国内康复治疗相关硕士院校学科类别、学位设置、专业设置汇总

学位门类	学科类别	专业	学校数量（所）
医学	临床医学	康复医学与理疗学	58
教育学	体育学	运动人体科学	42
医学	医学技术	医学技术	31
医学	临床医学	运动医学	30
教育学	体育学	运动康复学	11
医学	医学技术	康复治疗学	2
教育学	体育学	运动康复	1
医学	中医学	中医康复学	5

表7-2 国内5所院校康复治疗学专业各类课程学时分配与WCPT比较

课程	同济大学	四川大学	首都医科大学	昆明医科大学	上海中医药大学	WCPT
公共基础课	780	608	748	956	455	
专业基础课	680	751	1056	1116	490	
专业课	1088	1217	1100	1134	1253	
实践课	1920	1360	1920	1760	1640	>1000
总计	4468	3960	4824	4966	3838	>3000

注：实践环节学时按实习周数×40学时/周计算。

表7-3 国内5所院校康复治疗专业主要开设课程

同济大学	四川大学	首都医科大学	昆明医科大学	上海中医药大学
康复治疗学概论	社区生活独立技巧和伤残管理	物理疗法概论	骨科肌肉物理治疗	物理因子治疗学
物理治疗学概论	练习与运动科学	作业疗法概论	成人神经疾病物理治疗	物理治疗评定学
物理治疗评定学	物理治疗从业基础	康复心理学	儿童神经疾病物理治疗	手法治疗学
运动治疗学	功能解剖	中国传统康复治疗学	心肺疾病物理治疗	肌骨关节疾病的物理治疗学实践
物理因子治疗	理疗物理治疗临床科学与实践Ⅰ	言语治疗学	运动损伤康复	肌骨关节疾病的物理治疗学
骨骼肌肉系统物理治疗Ⅰ	人体运动学	假肢与矫形器学	言语治疗学	神经疾病物理治疗实践
骨骼肌肉系统物理治疗Ⅱ	骨骼肌肉系统物理治疗临床科学与实践Ⅰ	社区康复概论	假肢矫形器学	神经疾病物理治疗应用
神经系统物理治疗Ⅰ	骨骼肌肉系统物理治疗临床科学与实践Ⅱ	运动疗法技术学		心肺疾病物理治疗
神经系统物理治疗Ⅱ	成人神经障碍的物理治疗管理	物理疗法评定学		儿童疾病物理治疗学
心肺系统物理治疗	儿童的神经与发育障碍的物理治疗管理	临床运动疗法学		中国传统康复技能
儿童物理治疗	临床神经科学			
物理治疗病例书写				

(三)物理治疗循证

循证医学作为一门研究证据的新兴医学科学,正在影响疾病诊治、卫生决策和临床实践的发展方向。其核心理念是将最佳证据、患者偏好和医务人员的知识技能相结合,慎重准确地应用所获取的最佳研究证据制订最佳治疗方案,确保患者获得最佳的服务。

物理治疗循证实践是指以相关高质量临床研究为指导,将患者偏好和物理治疗师技能相结合的临床实践。为有效地将证据转化为实践,物理治疗师需要严格执行以下5个步骤:①将信息需求转化为可回答的临床问题;②寻找回答问题的最佳证据;③批判性地评价证据的有效性和适用性;④将证据与临床专业知识、患者独特的生物学特征、价值观和实际情况相结合;⑤严格评估执行步骤①~④的有效性,并寻求未来改进这些步骤的方法。

循证实践能力已纳入WCPT物理治疗师专业准入指南,作为一项专业准入的指标,要求物理治疗师能利用证据指导实践,确保提供给患者、陪护者和社区的治疗措施/干预和照护基于最佳证据,并综合考虑了其价值观、信仰和当地文化背景等因素;应用信息技术资源获取有益于临床判断的信息资源,避免应用无效或不安全的方法;严格评价与物理治疗操作、研究和教育相关的信息来源,将这些来源中的知识科学地应用于适宜人群;坚持将信息资源中最佳证据与临床判断和患者的情况相结合,从而为患者确定最佳干预/治疗/照护,为物理治疗实践提供有效实证资料。

物理治疗证据数据库(Physiotherapy Evidence Database,PE-Dro)由澳大利亚神经科学研究所主办,悉尼大学公共卫生学院肌肉骨骼健康研究所循证物理治疗中心监制和管理,于1999年10月正式启用。

第二节 物理治疗伦理规范

一、物理治疗的伦理原则和具体规范

(一)物理治疗对象的特点

大部分物理治疗对象因为躯体残疾导致运动能力的降低,特别是日常生活能力的低下使患者难以回归家庭和社会。在康复训练后,多数患者日常生活能力提高,最终回归社会。然而因为后遗症患者仍存在残余的心身障碍,再加上日常生活的重新适应、活动能力的再学习、心理社会方面的失落感等,极易导致发生一系列心理问题,其中包括以下方面。

1. 失落感和躯体功能的残缺

个体一旦发生残疾,而又必须面对由残疾带来的身体功能障碍,这种失落感不仅

仅是躯体某个功能的减退或缺失、还包括社会层面的工作丢失，家庭责任不能承担，出现心理问题并且加重。因此，治疗师在制订治疗计划时，要充分理解患者的失落感，在实施康复计划时积极调整患者的悲哀情绪，并针对患者残疾的实际情况，从现实出发，共同制订康复目标。

持有这种失落感的患者往往并不认可残疾的现实，这是一种无意识的自我防御机制。虽然这种自我防御机制可以发生在任何个体，但是不能将此仅仅当成一种社会的不适应现象，这可能使患者陷入不能面对现实、不能积极康复的悲哀之中。但是，原本就有严重身体功能障碍的患者，如脊髓损伤后的四肢瘫痪、脑卒中后的偏瘫等，在日常生活中出现活动困难或者需要使用轮椅时，非常容易丧失社会功能，出现否认、回避现实或退行过度的防御行为，从而拒绝进行治疗。

还有些患者在经历比较漫长的康复治疗后虽然功能逐渐恢复，但仍然回避现实，拒绝社会再适应，拒绝出院，希望继续康复训练，所以出现了新的适应障碍。这类患者没有继续执行新的康复计划的愿望，这种状态影响物理治疗的进程，阻碍患者回归社会。

2．残疾的适应

残疾人心理变化分无知期、震惊期、否认期、抑郁期、反对独立期和适应期。残疾的适应过程要经历多个阶段，理解各阶段的过程对物理治疗有深刻的意义。功能障碍或临床症状相似患者的社会背景和心理特点各有差异，对残疾应对的方式也不尽相同，在适应过程中有不相同的表现。治疗师必须耐心地针对每一例患者的个体差异进行治疗，也就是说，对于残疾的适应，物理治疗的任务不仅应帮助患者恢复机体功能，而且要认真考虑到每一个康复对象的特点，针对其心理状况提出合适的训练计划。

（二）伦理原则

医学伦理学的价值在于规范和指引医学科学的发展，其核心价值集中体现为"四原则"，即尊重（自主）原则、有利原则、不伤害原则和公正原则。鉴于康复医疗服务对象和康复医疗服务的特点，医学伦理学的基本原则对康复医学具有特别重要的意义，康复医学更需要遵循和重视医学伦理原则，也更能体现和证示医学伦理的价值。

1．以患者为中心保障其权益是康复医学伦理的首要原则

医学伦理的尊重（自主）原则是指对患者的尊严及其自主选择的尊重。康复医学伦理中，尊重原则是首要原则。

康复医学的服务对象以老年患者和残疾人居多，康复治疗需要患者积极主动地参与，但这类患者往往身体和心理方面非常脆弱，主观能动性差，容易出现焦虑、抑郁、绝望、情绪变化大、依赖性强等心理问题，导致其消极面对康复治疗，以至于不配合甚至拒绝康复治疗。康复医学工作者应发扬中国文化中"尊老敬老、扶残助残"的传统美德，切实尊重患者知情同意和自主选择的权利，沟通时要有同理心和同情心，积极进行心理疏导，待患者能够主动配合时再提供康复服务。这并不意味着放弃康复治疗，而是暂时延缓康复治疗。

2. 贯彻对康复干预要对康复患者的不伤害和有利原则

医学伦理的不伤害原则是指医务人员在诊治、护理过程中，避免患者受到不应有的身心损害；有利（行善）原则是指医务人员的诊治行为应以保护患者利益、促进患者健康、增进患者幸福为目的。康复治疗常需要使用一些器械进行治疗和训练，若使用方法不当，不但没有效果，还容易出现意外伤害。因此，康复医学工作者需要有足够的责任心、耐心和同理心，全程指导和陪护患者进行康复训练，避免发生意外，这样才能取得良好康复效果，证实不伤害和有利的医学伦理原则。

由于需要康复的患者可能存在不同程度的自卑、焦虑、抑郁等心理问题，更需要得到康复医学工作者的尊重、关心和鼓励。一方面，康复医学工作者需要特别注意言行，保持和蔼可亲的态度，时刻把握患者的心理和情绪，避免给患者造成心理伤害；另一方面，康复医学工作者应用关心、爱心、耐心、同理心和同情心与患者及家属沟通，加强对患者及家属的心理疏导，消除不安和焦虑，用积极的心态影响患者及家属，使其树立信心，积极参与和配合治疗。这也体现了康复医学伦理的有利原则。

3. 保障康复患者的健康权益，实现康复服务均等化，体现公正原则

医学伦理的公正原则是指在医学服务中公平、公正地对待每一例患者，如公正地分配卫生资源、对待所有患者。在康复医疗活动中，器械、场地等康复医疗资源往往相对短缺，康复医学工作者更要做到公平公正、不偏不倚，使每例患者都能得到公平的治疗资源，充分体现公平公正的医学伦理原则。

因患者病情、家庭经济状况、依从性等因素各不相同，部分康复医学工作者可能倾向于选择相对早期、容易康复、家庭经济情况较好、依从性较佳的"质量好"的患者，放弃"质量差"的患者，甚至出现争抢"好患者"的现象，这明显违背了医学伦理学中的公正原则，要特别引起注意。

（三）WCPT的物理治疗师道德伦理准则

（1）物理疗法是全世界范围内康复医疗共同的需要，不应受到国籍、种族、信仰、肤色、政治、社会制度、性别的限制。

（2）物理治疗师明确自己的职责，了解本职业的局限性。因此如无明确要求，物理治疗师应根据各自国家的道德准则，只能治疗具有医师执照的医师推荐的患者。

（3）物理治疗师要忠于患者，与医师一起为达到恢复、提高患者身心功能的目标提供物理治疗技术。

（4）物理治疗师应认识、了解预防残疾的必要性和在社区如何增进健康的知识。

（5）物理治疗师应保持最高水平的知识与技术。

（6）物理治疗师应尊重患者和同事的文化及宗教信仰。

（7）物理治疗师应与同事及其他相关的健康职业从业者真诚合作。

（8）物理治疗师应对患者提供的个人信息保守秘密，除了与患者健康相关的事宜外，不能与他人谈及患者的个人信息。

（9）物理治疗师不允许用自己的名字做任何产品广告和做任何个人宣传，除非有国家道德条款特殊授权。

（10）物理治疗师授权根据自己提供的服务公平收费，所收的治疗费用要在治疗之前通知患者。

（11）物理治疗师要严格遵守职业准则和个人道德准则，遵守职业信誉。物理治疗师可能会发现同事有对患者不利的失职行为，此时应根据各自国家组织制订的程序向有关部门报告，不准直接在患者或其他同事在场时汇报。

（12）物理治疗师应与其他公民和其他从业人员分担公益卫生工作。

二、物理治疗的人际关系伦理

（一）医患关系伦理

现代的"生物-心理-社会"医学模式强调医学服务的目的在于提高人的生命质量而非单纯治疗疾病，这决定了医学技术必须与人文关怀相结合。康复治疗归根结底是为人服务的，涉及如何处理好人际关系的问题。一个技术精湛但缺乏沟通技巧的康复治疗师的康复治疗效果会大打折扣。良好的沟通是医生与患者之间的润滑剂，也是一种有效的心理康复技术，因此学会有效沟通对提高患者生命质量、增强患者康复治疗依从性、提高康复治疗效果非常重要。有效沟通的技巧包括以下方面。

1．以诚相待的首次沟通

首次沟通要以诚相待、耐心倾听，切不可表现出与己无关的冷漠态度，更不可批评患者及其家属缺乏康复意识、延误治疗时机等。

2．平等对话的深入沟通

无论患者贫富贵贱，都要给予充分尊重。在经过一段时间的康复治疗后，基于病情与患者深入交流、平等对话，以获得患者的配合。

3．通俗易懂的沟通

康复治疗的对象文化层次各不相同，沟通切忌使用晦涩的专业术语和生僻字词，要用通俗易懂的语言交流。

4．在沟通中使用共情

共情即同理心，是指站在对方角度思考和处理问题。共情能使患者感受到被接纳、被理解和被尊重，促进患者更多地与治疗师交流，反馈疗效；共情也可以使治疗师更准确地察觉患者的心理变化，及时发现康复治疗中存在的问题。

5．巧用非语言沟通

非语言是语言范畴以外人类用于沟通和交流的另一种有效方式，包括仪表服饰、形体姿势、面部表情、目光及肢体接触等。应用好非语言沟通技巧同样能达到关怀、理解、安慰、鼓励等效果，如点头微笑或轻拍患者以示鼓励等。这些非语言沟通都传递着治疗师的关爱和理解，对促进医患和谐、增强患者康复信心起到事半功倍的效果。

6. 善于倾听

沟通的意义在于理解，要想达到预期效果，首先要学会倾听。要鼓励患者说出想法和顾虑，真正了解其需求，才能针对性地为患者提供适宜的治疗。

（二）医际关系伦理

康复治疗强调团队合作，团队成员包括康复医师、物理治疗师、作业治疗师、康复护士、器具矫形师、社会工作者、家庭成员及照料者等。团队成员的合作程度对患者治疗效果具有至关重要的影响。

三、物理治疗的评估治疗伦理

（一）评估伦理

在对患者进行康复治疗的过程中，物理治疗师的工作包括评估、制订治疗计划、对患者和家属的宣教与指导、开展治疗、辅助具的使用和环境改造的指导、康复评价会、工作记录、器械和卫生管理等。

评估或评定是指治疗师对康复对象进行观察、检查、测量等，并将相关信息进行总结、归纳，全面掌握功能状况的过程。康复评定是制订康复治疗计划的前提，与康复治疗相伴随，贯穿于康复治疗的始终。目的是寻找出与康复相关的问题点，制订物理治疗目标、具体治疗计划，提出对危险因素的管理措施及注意事项等。

康复目标分近期目标和远期目标。近期目标是阶段性目标，指经过一个阶段的物理治疗和训练，在某些问题方面可能取得的康复治疗效果；远期目标是在院康复治疗结束或出院时达到的目标，也是康复对象通过物理治疗可能达到的最好效果。康复治疗计划要围绕康复目标确定，要有针对性、时间性、节律性、实际性和可完成性。康复治疗计划是康复目标实施过程中的基本策略，在康复治疗中要严格遵守。康复治疗计划的好坏是康复治疗成功与否的关键。

为了获得患者的理解和配合，在开始物理治疗前，治疗师要向患者说明治疗目的、介绍所采取的手段、提出要注意的问题和患者需要配合的内容等。要想圆满完成这一任务，治疗师要对患者的情况进行全面的分析与评定，并做出合理的解释和宣教，将一些必要的信息提供给患者，增强其康复的信心，使其理解和同意并且积极配合治疗。在整个康复治疗过程中，治疗师还要随着病情和治疗阶段的变化随时进行分析、说明与指导上述宣教和指导内容也应该向患者家属、监护人、陪护人员和其他相关人员进行恰当的解释与说明。对患者出院后的指导也是十分必要的，特别是要指导家属学会一些辅助性护理的方法；在指导患者的同时还要得到家属的理解。

（二）治疗伦理

1. 身体、心理的接触

（1）身体的零距离接触：大部分物理治疗的手段是徒手接触的运动疗法，患者有时还需要治疗师的肢体帮助进行被动运动，所以容易对治疗师产生特殊的亲近感。

（2）特定的治疗对象：一般在物理治疗过程中，治疗师与患者都是一对一且相对固定的，并且每天都接触。这种长时间相对固定的治疗关系也增加了患者与治疗师之间的亲密度。

（3）患者的心理依赖：在治疗过程中，患者长时间地依赖治疗师完成一系列的康复训练计划，有时可能助长了患者"疾病获益"的心理，延缓了患者的自立。

2. 信赖关系和移情

心理依赖并非是出现心理障碍的主要原因，治疗过程中的心理依赖对于建立良好的治疗关系有一定的作用。但是，患者因为长期住院与社会隔离，交流范围明显缩小，人际交流仅局限在与治疗师的接触中，可能出现感情的转移，这种转移往往是患者对亲人感情的另一种投射。过度的移情会出现治疗关系的混乱，不仅对治疗师有好感，愤怒、厌恶等负性情绪投射的情况也经常出现，甚至发生攻击性行为。无论这种移情是良性的还是恶性的，作为治疗师应该认识到其存在。

3. 物理治疗师的其他作用

作为物理治疗师还必须承担一定的心理治疗任务，指导患者运动再学习，即应用行为治疗的方法帮助患者适应社会，例如奖惩法、操作行为强化等可以纠正患者"疾病获益"的适应不良行为，刺激患者主动积极地参与康复训练。

物理治疗技术建立在人际关系的基础上，作为物理治疗师必须有职业意识，即在帮助患者身体功能康复的同时，充分了解其心理状态。

患者是康复治疗的主体，需要积极主动参与。患者病情、体能、需求、情绪等变化会影响治疗效果。这些因素与接触的环境、治疗者与照料者的态度等相互影响。从患者需求出发，在每个环节中对其实施改善心理状况的康复，不同患者虽表现不同，但共同的需求都是渴望康复。因此，给予不同的患者健康宣教，使其建立起治疗的信心；同时，诚恳的语言、大方的举止、细致的工作作风都能对患者的心理状况起到积极的影响。与此同时，注意有针对性地解决患者的特异性问题，做到因人而异。

四、不同疾病的物理治疗伦理问题

（一）脑血管病的物理治疗伦理

近年来，脑卒中成为我国成年人的首要死亡原因，而脑卒中住院死亡率也越来越多地被用作衡量脑卒中患者康复护理质量的一项指标。通过提供常规维持生命的干预措施可以降低患者的短期死亡率，但可能导致残疾或植物状态，这种状态或许违背了患者自身意愿。患者或其家属选择放弃抢救或拒绝维持生命的干预措施也会导致脑卒中住院死亡发生。基于患者的死亡率可能因为医疗技术水平和医疗质量限制，偏离康复护理标准，又或疾病不良发展等原因，因此并不清楚脑卒中患者的死亡率是否能够准确真实地反映康复护理质量及医疗质量,但这恰恰对脑卒中患者的康复治疗方案的选择制订和医疗风险评估产生一定影响。此外,采用死亡率作为评价脑卒中患者康复护理质量或医院治疗质量的一项指标,会产生一系列新的伦理问题,例如在收治接诊时会有意识或无意识地回避高危险重症患者、为了降低死亡率过早地提前选择临终关怀、不顾及患者和家属的意愿选择维持生命的干预措施等,都将成为脑卒中患者康复治疗过程中不可避免的伦理挑战。

脑卒中为中枢神经受损,神经损伤修复缓慢且常伴有骨折、颅脑损伤、胸部受损等问题,易导致患者康复时间长、功能恢复进展慢等,部分患者甚至需要终生康复。对患者康复目标的制订差异也会成为治疗中的伦理问题,例如,患者觉得恢复到能走即可,但家属要求其步态恢复至完全正常等。

(二)脊髓损伤的物理治疗伦理

患者脊髓损伤后面临肢体瘫痪、感觉丧失、大小便失禁、呼吸困难等问题。其经济、社会角色也骤然转变,伤前多为家庭经济收入的支柱,伤后成为需要别人照料、经济方面需要花费金钱治疗的家庭"负担"。这些均易导致患者心理失衡,出现悲观、消极情绪、兴趣丧失、人际交往退缩,重者有自杀倾向。脊髓损伤后患者及家属对性功能、生育功能的恢复有迫切的要求,但由于文化背景及教育程度的差异,其生理需求往往难以启齿,羞于提出具体的治疗要求,因而常被康复专业人员忽略。

(三)重症的物理治疗伦理

部分患者由于病情的需要或家庭照料条件的限制,长期在各康复治疗机构间转诊,因此对康复治疗人员及照料者过度依赖。但当治疗长时间达不到预期效果时,患者会对康复缺乏信心,而由于环境及条件的限制又不得不依赖治疗机构和人员,矛盾的心理会增加患者情绪方面的波动进而影响治疗效果。对于重症颅脑损伤深昏迷或植物状态患者,往往还面临康复效果难以进展、康复治疗终止问题。

(四)不同年龄阶段的物理治疗伦理

1. 儿童期

以欲求、喜悦、胆怯,表现半成熟、半幼稚的成人心理,不能控制自己的感情,易受成年人的情绪感染,依赖性强为主要表现。如对小儿脑瘫的自然疗法就是与患儿交流要耐心、细心,并且使用简单明确的语言、充分地倾听,尽量解答患儿提出的问题。此外,应与家长充分沟通,取得理解和包容。

2. 中青年患者

自尊心强,渴望康复的愿望迫切,盲目的悲观与乐观,情绪不稳定,常以急躁期待为主要表现。中青年患者在生活中因多重角色而承担的压力较大,对康复治疗的近期治疗效果要求较迫切,易引起焦虑。因此,治疗师要有理解及同情心,要认真地解答疑问,满足其探索心理,使其达到自我调节的状态。

3. 老年患者

经济状况欠佳及慢性疾病的患者往往顾虑重，担心花钱治不好病，表现为急躁易怒、疑病倾向等。另一部分老年患者存在孤独感和无价值感，表现为忧郁失望、情感脆弱。老年患者情绪变化较敏感，较注重别人对其的尊重，对其反映迟钝、语言不畅更要做到耐心操作与讲解，对其诉说的过去要给予赞许，消除其孤独感，用肯定的语言减轻其疑病倾向和无价值感。

（五）智能康复的物理治疗伦理

目前，人工智能等高新技术被引入康复医疗，康复机器人可以代替康复医学工作者的部分工作，使更多患者享受到高科技带来的良好康复效果。但目前人工智能技术和康复机器人并不能减轻患者的焦虑和不安，老年患者可能不会使用手机，甚至不会上网，如果长时间接受康复机器人训练，生冷的人机对话极有可能影响其本就脆弱的心理状态，进而影响康复效果。因此，患者在使用康复机器人进行康复治疗的过程中同样需要康复医学工作者的指导和陪同。

（六）物理治疗科研伦理

首先，患者作为研究参与者与研究者共同完成研究是医学科研发展的重要环节。但患者去医院是为寻求康复、恢复健康。在康复科研的过程中，研究参与者保护的运行障碍、研究者和研究参与者权利意识的不足均会导致患者权益受到侵犯。此外维护科研过程中的医患关系有更多的伦理要求。研究者要知晓让患者作为研究参与者参与科研的目的是推动康复的进步与发展，最终帮助更多的同一类型患者。患者和治疗师是相互帮助的平等关系，由于对医学知识的认知程度不同，治疗师往往起重要的引导作用。因此，研究者必须要有一定的科研伦理意识，保护患者权益、遵守伦理审查制度和流程、规范自身科研行为；患者就医或参与科研时要认真接受治疗师的健康教育，提高遵从性，在提升自身权利意识的同时也要理解治疗师工作，双向理解、共同构建和谐医患关系。科研要本着有利、公正、尊重、互助的原则，在患者签署知情同意书后进行。

（七）其他伦理问题

康复医疗资源分布不均衡、社区康复医疗服务体系不健全，影响了康复医疗服务的公平性和可及性，违背了医学伦理的公平原则。伦理原理中的德行原理和自主权原理间存在着矛盾，前者要求以患者的最大利益为中心，后者要求尊重患者的选择。例如，康复治疗师相对缺少，不能满足现有全部功能缺失患者的需求，当面对早期和后期的偏瘫患者时，因伦理的关系很难作出选择，尤其在准备终止后者的治疗时，往往受到患者家属的干扰。当患者的治疗进行到一定阶段时，继续治疗的效果甚微，需要患者及家属花费很多费用，因此应终止治疗，而将机会转向偏瘫早期患者。因后者的权利，使早期患者丧失了最佳的治疗时机。另外一项调查结果显示，虽然偏瘫后期患者进行康复治疗的效果不如早期患者，但由于得不到正规的康复训练，患者日常生活自理能力及运动功能有不同程度的下降。

第三节 物理治疗伦理挑战及应对

一、患者的评价

对患者物理治疗的首要前提是评价。在确认诊断、合并症后，通过病历和体格检查对患者状况初步了解，再与医师、护士、作业治疗师、言语治疗师、心理治疗师、假肢矫形师等建立病例交流，分别了解危险管理、药物使用情况、病房的生活情况、作业治疗问题点及治疗、吞咽和言语的状况及治疗等，形成全面了解。在收集患者信息或进行任何评估和治疗之前，必须获得患者的知情同意；全程保护患者隐私，确保其个人信息和健康数据得到严格保护。

（一）体格检查

对患者进行体格检查时，应选择科学、简便、轻柔、准确的方法。与此同时，要向患者解释清楚以取得配合。

和患者最初会面时，需要自我介绍；评价和治疗时间要考虑到患者的疲劳度，在合理的安排下执行；治疗师评价时要确保熟练后再进行，避免患者反感。在评价时，同一体位应尽可能完成更多评价内容，尽可能减少频繁更换体位，尤其是避免重复，例如仰卧位测量患者髋关节屈曲活动度后，俯卧位测量髋关节伸展活动度，再仰卧位测量屈髋肌肌力，可能引起患者反感，应在仰卧位下同时完成髋关节屈曲活动度和屈髋肌力的测量。

（二）康复评价

通过康复评价找出亟待解决的主要问题点，将评价结果进行科学、综合分析，然后设定各期康复目标。

（三）制订康复治疗计划并实施

按照指定的近期、中期、长期康复目标制订相应的治疗方案，采取科学、合理的康复治疗手段使患者早日康复。此外，治疗师还要经常给自己提问题、常思考，并及时根据治疗情况做适合的调整计划。则治疗时如有学生实习，则在治疗中适当减少提问和回答，以免影响治疗效果；在治疗完毕后，再进行提问、讨论。对患者的评价、治疗后还要完成病历报告和病案记录。

二、病案记录

（一）内容

包括患者一般情况、社会情况、临床信息、评价记录、治疗记录（治疗的部位、方法、经过、次数、时间、强度、频率等）、危险因素管理、问题点、康复目标等，时按时间的发展进行书写，从初评至末评；途中治疗变更应记录其理由，并记录新的治疗内容。

在书写病案记录时，应注意保护患者隐私。在使用患者信息进行研究或发表时，必须获得知情同意。在未告知患者的情况下，不能将其病例用于学术会议展示。病案记录必须准确、完整，避免误导或遗漏重要信息，一旦故意或无意地遗漏患者病史中的关键细节，可能影响后续诊断和治疗。

（二）病案记录的伦理必要性

完整真实的病例报告可以确保所有医疗人员都能获得患者的完整病史和治疗信息，从而提供相对一致合理的治疗，避免重复检查或治疗失误。此外，病案记录是法律文件，可以在医疗纠纷中作为证据。病案记录可以保护患者和治疗师的合法权益，确保治疗的透明性和可追溯性，维护患者的权益和信任。此外通过分析病案记录，治疗师可以总结和改进治疗方案，提高整体治疗质量，造福更多患者。

【病例举例】

下文以一例脑动脉瘤术后患者初期评价为例。

患者女，29岁，于2023年9月16日出现头痛、呕吐、昏迷，即送当地医院，诊断为蛛网膜下腔出血。于当晚行开颅减压术降颅内压。20日行血管造影，未能明示血管情况。21日行探查术，在脑部发现动脉瘤，已夹闭。11月5日行人工流产术。12月16日行颅骨缺补术。目前意识清醒，右侧肢体不利，言语表达障碍，为进一步康复入我科治疗。临床诊断：脑动脉瘤术后。

1. 物理治疗初期评价

患者言语表达困难，理解有一定障碍；乘坐轮椅，家属驱动，基本能配合检查，略感紧张。家属要求室内生活基本自理，能获得步行能力。具体评价内容包括反射、感觉、肌力、肌张力、关节活动度、协调、平衡、日常生活活动能力等。

在对患者评价前，应确保患者了解评估的目的、过程和可能的结果，并获得其同意。治疗师应详细阐述并回答患者的疑问。此外，治疗师必须严格保护患者的个人信息和健康数据，遵循相关法律法规，仅在必要时与相关医疗人员分享信息；使用医疗系统管理患者数据时，防止未经授权的访问和泄露；不强迫患者接受不愿意的评估或治疗。此外，治疗师应平等对待所有患者，不因种族、性别、年龄、宗教或其他因素而有偏见。总之，治疗师需始终确保评价过程的专业性和道德性，维护患者的权益和信任。

2. 初期主要问题点

功能障碍包括股四头肌、臀中肌、腘绳肌、小腿三头肌、胫前肌中到重度弛缓性麻痹，患侧上下肢深浅感觉减退。能力障碍包括端坐位动态平衡差，立位动、静态平衡均差，床椅转移、进出厕所、洗澡需借助。社会参与能力受限，如不能工作。

在寻找主要问题点时，治疗师应注意维护准确和完整的患者记录，确保信息的准确性和客观性。维护专业界限，避免与患者建立不当的个人关系。确保所有评价和治疗决策都基于患者的最佳利益。

3. 近期目标和远期目标

近期目标为提高端坐位、立位患侧的负重能力、改善日常生活活动能力（床椅转移）；远期目标为乘坐轮椅室内日常生活活动大部分能自理（床椅转移、如厕、穿脱衣服、洗澡）。

在治疗师制订治疗目标时，应注意目标的现实性与可达性，即设定切实可行的目标，避免给患者带来不切实际的期望。在目标设定后，根据患者的进展和反馈灵活调整目标，在目标调整过程中确保患者理解和同意，持续沟通以了解其感受和需求。

此外，确保患者充分了解各期治疗计划、目标和可能的风险，尊重患者的意愿和选择，鼓励其参与目标设定，根据具体情况量身定制目标，因人而异，不可一刀切。当患者完成目标时应积极鼓励，在分享患者进展时确保获得患者的许可。

4. 实施物理治疗

根据患者情况，当前的计划是提高股四头肌肌张力及腹肌和竖脊肌肌力的训练，功能性坐起、转移动作的训练，诱发屈髋、踝背屈的训练。

实施具体治疗计划前应确保患者充分了解治疗方案、风险和益处，自愿同意接受治疗后实施。尊重患者的自主权，允许其参与治疗决策。治疗师应在专业能力范围内工作，并持续更新专业知识，遵循循证医学原则，提供基于最佳证据的治疗。对患者一视同仁，提供相同质量的治疗，不因患者的年龄、性别、种族或经济情况区别对待；尊重患者的决策权，即使患者选择拒绝治疗；避免利益冲突，治疗师不应推荐有经济利益的任何产品或服务。在公开场合讨论患者病情时，避免使用患者的姓名或其他识别信息，确保治疗过程中患者的安全。在使用新技术或设备时，确保其经过充分测试并适合患者使用。

5. 总体考察

患者于发病后5个月来物理治疗科进行治疗，入院时CT片显示左侧大脑额中回、额下回、颞叶、左侧基底节区呈现大面积低密度阴影，患者除右侧肢体运动功能障碍外，还表现有明显的语言障碍与认知障碍。因此治疗师和家属应具备足够耐心，应用通俗易懂的语言解释指令，及时与患者沟通，并给予鼓励，树立康复信心，逐步改善言语和认知能力。在下达指令后，若发现患者不理解，可考虑应用肢体语言或简单词汇解释使其更容易理解，以达到训练目的。

初期评价时家属愿望是患者能获得室内日常生活能力，希望能获得步行能力，治疗师在根据其目标常规训练的基础上也需要积极宣教，发挥家庭成员在康复中的作用。

家庭成员的积极鼓励可以减轻和改善患者的心理障碍。此外，家庭成员更了解患者的生活习惯，家庭成员的积极参与不仅使患者能较快地适应目前的生活方式，主动地配合康复治疗，更可使患者从一开始就避免重复异常的运动模式以及痉挛的强化，帮助患者用最接近正常和最省力的方式运动。

在训练过程中，患者往往会出现因疲劳、疼痛或疾病导致情绪不稳、抵触训练等，此时，治疗师应首先考虑是否由于当前训练难度过大而致疲惫疼痛，是否患者情绪不佳以及如何积极疏导等问题。在医患沟通时，治疗师应时刻注意自身角色的定位，不询问与治疗无关的个人隐私问题，并保护患者的隐私，充分尊重患者意愿和自主权。对病情严重不能达到完全恢复的患者，应将功能锻炼的理念传达给患者，训练是为了回归家庭、社会。

当患者的实际进展难以达到家属预期时，治疗师需要在不破坏患者和家属信心的情况下，帮助其建立现实的期望。这需要积极的倾听理解和诚实透明的沟通，解释康复过程的复杂性和个体差异。但有时家属的急切和高要求可能会给治疗师带来压力，影响其专业判断。治疗师需要坚持基于证据的实践，确保治疗方案符合患者的最佳利益，而不是屈从于外部压力。此外，治疗师需要投入时间与家属沟通，告知其关于康复的过程、可能的进展速度以及影响康复的因素，这有助于缓解家属的焦虑，建立一个支持性的治疗环境。理解家属的焦虑和急切，提供情感支持和安慰，同时帮助其找到应对问题的方法，必要时也可与其他医疗专业人员合作，帮助家属理解和接受康复过程。

总而言之，在物理治疗中，治疗师应始终确保患者及家属知情同意、注意隐私保护、公平公正、充分尊重患者自主权、保持高度的专业性和伦理道德标准、避免利益冲突、持续更新专业知识，以确保患者的权益和福祉始终得到保护。

第八章 作业治疗伦理

第一节 作业治疗概述

一、作业治疗及其相关概念

(一) 作业治疗的基本概念

作业治疗（Occupational Therapy，OT）是康复医学的一个重要组成部分，是应用有目的的、经过选择的作业活动，对由于身体、精神、发育方面有功能障碍或残疾以致不同程度地丧失生活自理和劳动能力的患者进行评价、治疗和训练的过程，最终使患者最大限度地恢复或提高独立生活和劳动的能力，能作为家庭和社会的一员过着有意义的生活。这种疗法对功能障碍患者的康复有重要价值，可帮助其恢复功能障碍，改变异常运动模式，提高生活自理能力，缩短回归家庭和社会的过程。

2012年，世界作业治疗师联盟（World Federation of Occupational Therapists，WFOT）将OT最新定义为Occupational therapy is a client-centred health profession concerned with promoting health and well being through occupation，即作业治疗师需要通过改变作业和环境，提高参与度让人们完成其想要做、需要做和被期待去做的作业活动。

2024年11月，国家卫生健康委党组印发《关于认真学习宣传贯彻〈习近平关于健康中国论述摘编〉的通知》，指出党的十八大以来，以习近平同志为核心的党中央始终坚持人民至上、生命至上，确立新时代党的卫生与健康工作方针，全面推进健康中国建设，建成世界上规模最大的医疗卫生体系，健全遍及城乡、富有韧性的公共卫生服务体系，特别是取得了新冠疫情防控重大决定性胜利，居民主要健康指标居于中高收入国家前列。由此可见，人民的健康需求将日益提升。为了更好地维护和促进人类健康，康复科学的进步势不可当，OT作为帮助功能障碍者缩短回归家庭和社会过程的重要治疗手段，在公共卫生服务体系建设中扮演着不可替代的重要角色。

(二) 作业活动的分类

按照实际应用分类，作业活动大致可分为日常生活活动（包括自我照料、家庭活动、睡眠活动），工作生产性活动（包括有偿工作、志愿公益活动、学业活动），娱乐休闲（如唱歌、跳舞、骑车、划船、演奏乐器等）。

(三) OT 的特点

OT 是以作业活动为治疗媒介的治疗方法，针对的是日常生活作业能力，所以完成作业活动也可以作为 OT 的最终目的。OT 是一门专业，必须在受过专业训练的作业治疗师指导下进行，并强调患者主动参与，学习新的或失去的技能，从而使其得到行为方面的最大改变，变成有作业意义的个体，最终达到预防疾病带来的残疾和残障、维持健康、促进生活独立程度、提升生活质量，使人可参与及对社会作出贡献。

二、OT 的内涵

(一) OT 与作业活动的关系

作业活动能力组成人的生活能力，一旦生活能力降低，就需要 OT 恢复正常的作业活动；同时，作业活动与生活满意度之间的关系也决定着 OT 的过程与效果。

OT 的形式是利用日常作业活动作为训练方法，目的是促进患者在不同的生活领域重建生活能力、生活意志及生活方式。这些治疗活动可以在医院的模拟环境下进行，也可以在患者居家或实际生活环境中进行。

(二) OT 的过程

OT 的过程由患者的能力层次决定。不同的训练方式对不同能力层次的训练有针对性，作业治疗师需要谨慎选择训练方式，以达到最佳的训练效果。训练针对的能力层次可分为基本功能、任务技能、生活技能、生活角色。患者的 OT 过程需要经过评定-设定预期目标-制订治疗方案-治疗实施-再评定-决定康复去向。

(三) 作业治疗师的职责与作用

作业治疗师最基本的职责是帮助患者恢复身体功能，如加强关节的活动性及肌肉的力量，改善和提高运动的协调性和灵活性。作业治疗师可以采取不同的方式去促进患者有效地参与作业活动训练，包括手法、运动和动作任务等。手法指治疗师徒手促进主动活动能力产生的方法，如关节松动技术、肌肉牵拉和关键点控制等。运动是指患者主动运动单一某一肢体部位或完成单一身体功能的过程，如患者主动使肩关节屈曲的主动肌收缩导致肩关节产生前屈动作、完成"100-7"计算任务的认知活动等。动作任务是指要求患者应用多种器官功能完成包含多个步骤任务，如床上翻身坐起、坐站转移、伸手取物、抓放、推拉、投掷、用言语表达自己等。

作业治疗师还需要教导患者学习自我照顾、日常生活活动训练，发挥健侧及残存功能的代偿能力，如需要指导患者使用辅助器具完成日常生活活动，并需要顾及患者出院返家后的居家康复。同时根据患者的能力探寻患者的职业潜能及工作能力、习性及适应情况，提供资料给职业治疗师参考，为患者选择最合适的职业。

(四) OT的对象

作业治疗的对象涵盖了各个年龄阶段的身体功能和社会心理领域的患者，主要以是否有功能障碍界定是否需要OT。需要对个体的身体状况、认知能力、作业种类、物质环境、社会环境、文化背景、个人态度及法律等因素进行综合评估。OT可以在患者住所、学校、工作单位、保健中心、福利院、康复医院以及医院等各个场所进行，因此不仅需要治疗对象的积极参与和主动配合，还需要根据治疗场所的不同挖掘治疗对象的深度需求。

(五) OT评定

OT评定是前提，着眼于患者的功能障碍，需掌握患者的全身状态及心理状态，以各种方法判断患者的残存功能及恢复能力，并判明妨碍恢复的因素，尤其注重强调患者的日常生活、工作和娱乐等独立活动状况，可分为初期、中期、末期评定三个阶段。除了基本功能的评定外，还需要评估作业表现，如可采用COPM评估工具通过自我照顾活动、生产活动、休闲活动三个方面，自查作业活动、活动重要性评定、活动表现及活动满意度评定三个层次对患者作业表现综合评估。除此之外，还需要进行作业活动分析，考查患者实际作业表现与活动需求与环境之间的动态关系，形成人-环境-作业模式的作业评定模式，为OT提供治疗基础。

(六) OT的原则及技术

OT需要遵循以下原则，即选择的作业活动应与康复目标一致、根据患者的愿望和兴趣选择作业活动、选择患者能完成80%的作业活动、考虑局部效果的同时需要注意对全身功能的影响、作业活动的选择需要考虑患者所处的环境条件、选择合理的作业治疗量等。

OT技术按照作业功能分类可分为日常生活活动技能训练、工作和职业技能训练、利用手工艺制作活动的治疗技术、环境改造技术等；按照作业技能分类可分为感觉技能训练、运动技能训练、认知技能训练、吞咽技能训练、心理技能训练等。

OT常用的治疗用具可包括站立台、滚筒、木钉盘、手指功能训练器、治疗泥、磨砂板、分指板、治疗球、认知功能卡片、打字机、餐具、梳子、洗漱用品、自助具、矫形器等。

三、OT的国内外发展现状

1952年，WFOT正式成立。第一届世界OT大会于1954年在苏格兰举行，以后每隔4年召开一次国际会议。随着作业科学在南加利福尼亚大学的形成，美国OT学界在20世纪90年代初开始了有关"作业科学"与"作业治疗"关系的研究，并将"作业科学"定位在基础科学的位置，将"作业治疗"定位在应用学科的位置，尽管两者分离，但关系密切。目前，有关"作业科学"的科学根据尚未得到广泛的认同，对"作业治疗"的研究无较大突破。国外学术界的趋势是将"作业科学"的基础研究和"作业治疗"的临床应用作为一个体系对待。在美国,教学程序必须遵从1983年的"作业治疗师学会程序的纲要",以便能获得美国国家作业治疗注册委员会的认定。在完成至少6个月的临床实习后,认定了资格的毕业生才能通过美国国家作业治疗注册委员会的证书考试,成为注册作业治疗师。

我国其他地区现代OT起步较晚,随着20世纪80年代康复医学的引进开始引入OT的概念,随后部分单位开始派专业人员赴日本等国学习OT。1989年原卫生部发布了《医院分级管理(试行草案)》,要求二、三级医院必需设立康复医学科并应设立作业治疗科/室,这促进了国内第一批作业治疗室的建立。1988年中国康复研究中心成立时已建立了作业治疗室(后改为作业治疗科)。但在发展初期,多数单位并未真正开展OT工作,或仅开展了手功能训练、木工等作业活动。20世纪90年代后期,随着中国经济的快速发展和人们生活水平的提高,OT的作用和重要性逐渐被人们认识,部分医院的康复科设立了作业治疗室并开展了认知训练、矫形器制作、日常生活活动训练、文体训练等工作。21世纪以来,OT进入了有序发展阶段,大部分大型医院和康复中心都设立了作业治疗室(科),开展了系统的现代作业治疗工作。但内地OT人才培养和人力供应明显落后于康复医学事业发展的需求。在人才培养方面,中国康复研究中心从1988年开始已进行OT人才培训,1989年同济医科大学附属同济医院(现华中科技大学附属同济医院)WHO康复培训班开设了比较系统的OT课程,随后将其作为医学专业重点授课内容之一。2006年在悉尼召开的WFOT大会上,首都医科大学的OT课程正式得到了WFOT认可,首批10余名OT学生于2006年毕业。相比亚洲其他已发展或发展中国家,国内OT培训尚处于初级发展阶段。2011年以来,随着原卫生部一系列加快康复医学发展的具体措施的出台,国内的OT人才及师资队伍培训加快发展,未来一定能与国际OT发展接轨。2008年四川大学华西临床医学院康复医学系与香港理工大学合作,为全国培养了大量优秀的康复人才,将康复专业分为物理治疗、作业治疗及假肢矫形三个专业,是全国最早开办康复专业的全国重点大学。2017年得到了WFOT认可的5所国内大学OT学士课程包括首都医科大学、昆明医科大学、四川大学、上海中医药大学、福建中医药大学。四川大学-香港理工大学灾后重建与管理学院2013年联合培养OT专业硕士生,是国内首办的OT硕士课程。

我国进行的OT是根据世界作业治疗师协会的有关章程,参照美国、日本、加拿大等国家的操作方法开展的工作,各级拥有康复科或康复中心的医院均实施OT,应用于偏瘫、截瘫、脑瘫、截肢以及内科、外科疾病的治疗。我国相继成立了中华医学会物理医学与康复医学会、中国残疾人康复协会、中国康复医学会、中国民政系统康复医学研究会、中国医师学会康复医师分会及各省市的康复医学会等团体,这些机构对制订OT的相关制度及操作规程起到了十分重要的促进作用。在中国大陆,《中华物理医学与康复杂志》《中国康复》《中国康复理论与实践》《中国康复医学杂志》《中国临床康复》等专业杂志有力地促进了OT理论和知识的传播与发展。但是,目前OT仍有待大力发展,无论是从业人员的数量、专业教育还是技术水平,与国际先进水平相比都还存在着相当大的差距。如何借鉴国外有益的先进经验并结合我国的实际国情,发展具有中国特色的OT是国内作业疗法工作人员的当务之急。

综上所述,OT的国际研究趋势主要体现在临床治疗、多学科多文化合作交流以及教育实践和高科技技术应用等领域。进入21世纪,随着科技的进步,越来越多的新技术诸如虚拟现实、机器人、互联网、人工智能等也逐渐融入到OT的临床实践中,如南加州大学作业科学与作业治疗学部Sook-LeiLiew研究团队主要研究作业对人类神经可塑性的影响以及如虚拟现实、远程医疗、BCI、大数据、医学影像技术等不同科学技术在OT中的应用。

第二节　作业治疗伦理规范

一、OT的伦理原则和具体规范

伦理规范体系主要由伦理原则和具体规范构成,一系列原则和规范的提出和形成源于实践及发展过程。这些原则和规范一旦确立则对实践产生引导、评价、辩护和修正作用,以指导实践向符合道德要求、体现伦理精神的方向发展。OT的伦理原则是对OT伦理规范、准则抽象和概括的产物,而具体规范是原则的细化。两者处在OT伦理认识的不同层面,但都是作业治疗师在OT实践中进行价值判断和行为选择的依据,是评价OT人员行为的标准。

OT工作具有着眼于患者实际生活能力的特点,强调如何将各种机能有效地应用于日常生活中,从而提高患者的生活水平和质量。治疗师不仅需要从患者自身功能、认知、精神需求、心理状态、性格爱好的内部角度出发,更要关注其家庭生活环境需要、个人社会价值实现的外部因素,综合设定适合每例患者的康复目标,再根据不同作业活动的性质、特点选择最有利于患者达到康复目标的OT方法和手段,如图8-1所示,康复服务对象正在进行作业活动。因此,伦理原则及具体规范需要从OT的特点出发,不仅要体现预防治疗的基本康复手段,更要关注患者回归社会生活的治疗方式,以弘扬人道主义为基本要求,全心全意为人民健康服务为价值目标。

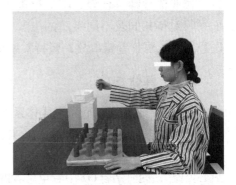

图8-1　康复服务对象完成作业活动

(一)伦理原则

1. 尊重原则

作业治疗师因需综合患者各个方面的信息,如兴趣爱好、生活习惯、职业工作等,制订符合患者作业需求的治疗计划,因此在尊重患者的知情同意、知情选择、要求保守秘密和隐私等权利方面需要更加谨慎。尊重患者的生命，通过良好的康复治疗照顾提高患者的生命质量以维护其生命价值；尊重患者的人格，重视其生活质量，体悟其伤病造成的痛苦，尊重患者内心感受与价值理念，重视社会和心理因素对患者的影响，并肯定其对自我生命价值的理解；尊重患者隐私，个人私密信息不得泄露，个人身体功能状况不能随意讨论，同时也需在实施评估和治疗时避免被他人随意观察；尊重患者的自主权，患者依照个人意愿产生的自我管理和自我决策在OT过程中处于指引性的位置，治疗师必须经过有效交流充分理解患者意愿，为其提供治疗决策，尊重其选择的权利，但需要避免患者的自主决定不会与他人、社会的利益发生严重冲突，否则要加以限制。

2．不伤害原则

康复周期需要贯彻疾病发生阶段的始末，一般存在时间较长，部分甚至终身存在，因此作业治疗师不但要重视早期康复，而且要防范继发性残疾或者其他并发症的形成；在治疗过程中应尽量避免对患者造成生理、心理和精神方面的伤害，更不能人为有意地制造伤害；全面详细地通过多方渠道了解患者病历，悉知病情，不得拒绝必要的评估治疗，不得滥施不必要的治疗手段造成故意伤害；应提前告知治疗手段的可知伤害，应尽量降低可控伤害的损伤程度；树立不伤害意识，当风险不可避免时，要善于平衡伤害和受益。

3．有利原则

作业治疗师肩负着最大限度地提高患者日常生活活动能力、提高生活质量、尽早回归社会生活的责任。康复是最终目的，在允许的残疾范围内让患者逐步锻炼为不依靠医护人员或家属的独立生活者。因此治疗师在康复过程中要帮助患者掌握必要的康复知识和技术，促进其肢体和器官功能的康复，提高残疾后适应工作和生活的能力。因此，在治疗过程中，要保护患者利益、促进患者健康、增进其幸福。

4．公正原则

作业治疗师应合理分配治疗资源、合理差别分配治疗收益和负担。在治疗态度方面平等对待相同及不同疾病的患者，对残障人士给予平等的耐心和尊重；公正地面对医患纠纷、医疗差错事故，坚持实事求是，站在公正立场。

（二）具体规范

目前OT的具体规范尚未成体系，因此可参照《中国医师道德准则》中的要求，遵从"以人为本、救死扶伤、严谨求实、精益求精、平等交往、一视同仁、举止端庄、语言文明、廉洁行医、遵纪守法、诚实守信、保守医密、互尊互学、团结协作、乐于奉献、热心公益"，同时结合OT中着重患者的实际生活能力的特点，灵活应用，以身作则。

二、OT的人际关系伦理

（一）医患关系伦理

在康复治疗的医患关系中，"医"包括医师、医技人员、治疗师、护理人员、药技人员、医疗管理人员及后勤服务人员等，有时也包括医疗卫生机构本身；"患"包括患者、与患者利益相关的亲属或监护人、代理人、单位组织等，尤其是失去或不具备行为能力的患者（如昏迷休克的患者、婴儿等），患者的利益相关人往往直接代表患者的利益。

康复治疗的首要关注点是在康复治疗范畴内缓解或解除患者因疾病造成的痛苦，既要通过主诉，也要通过相应测试评估手段分析其致痛因素，在此过程中，治疗师应当充分调动自身同情情感，基于同情给予患者最大程度的关怀与照护。关怀着眼于提升人与人之间的相互关心和连结，是人的基本需要，而关怀能力和关怀情感并不是天生的，需要教育引导和经验积累才能发展起来。作为一种建立在移情基础上的道德实践，关怀品质和关怀素养在坚持实施关怀行为中得以形成。在具体的实践过程中，关怀者的个人品德不仅从个体角度予以评判，更是应交由关怀关系的另一方。治疗师应当始终作为帮助患者对付疾患的同盟者，在坚持自身治疗原则、履行自身职业义务的同时，始终以患者感受和体验为导向，发挥医患互动积极性。在此基础上，治疗师更要善于用关怀之情不断维护、丰富内心关怀世界，从而提升自我对待医疗卫生保健事业和服务对象的职业情感。

（二）医际关系伦理

康复治疗的医际关系包括康复团队内部的关系、康复团队与医疗机构职能部门的关系。由于康复需要关注患者的躯体功能、情感以及心理状况，因此治疗师往往是以团队的形式去帮助患者。团队的每一个成员都有专职的职责和治疗内容，也存在互相覆盖的部分。康复方案通常由康复医师主导，在与康复治疗师、护士、相关临床医学科研人员等共同协作的情况下进行制订和实施，并在治疗实施过程中根据病、伤、残者情况的变化及时进行小结并调整治疗方案，直到治疗结束时为止。

作业治疗师虽以患者的功能障碍为着眼点，但也要密切观察其在治疗过程中的病情进展情况，尊重其他医务人员及患者本人在治疗过程中提出的建议或看法。由于OT更关注患者的日常生活活动能力及回归社会后的生活质量，因此在评价会议上也需提出患者的治疗需求，建议康复团队内的其他医务人员在诊疗过程中可以考虑以患者的生活需求为出发点。现实的康复活动需要各个学科之间、不同专业人员的密切配合、相互支持、优势互补，这样才能发挥医疗团队的整体合力。

三、OT伦理问题

（一）常见疾病所涉及的OT伦理问题

OT伦理覆盖的疾病范畴包括但不限于脑卒中、脊髓损伤、骨折、老年病、认知障碍、儿童脑瘫、社会心理障碍、手外伤等临床常见疾病。

如脑卒中、脊髓损伤等疾病的康复周期较长，当患者对功能障碍恢复的预期较高，且期望康复时间尽可能短时，需要结合其实际病情情况客观冷静地分析病程预后发展，不可因个人情感的倾向产生偏颇；考虑到实际情况可能会对患者造成心理上的压力时，需要结合其当下的情绪心理状态，综合康复团队的整体建议，合理、适时地采用恰当的方法进行疏导排解。如认知障碍患者无法配合作业治疗活动时，要准确剖析其认知障碍的类型，设计适合其认知功能水平的作业活动，不要让患者因作业难度产生畏难情绪，诱导其积极主动地参与到主动活动中去，以达到促进认知功能、提升主动运动能力的目的。

（二）治疗手段所涉及的伦理问题

OT伦理覆盖的治疗手段包括但不限于传统的OT、上肢康复机器人、手部康复BCI系统、联合近红外脑功能成像系统评价治疗、虚拟现实技术。

如将人工智能引入OT会提高医疗责任主体认定的复杂度，进而产生医疗责权问题。在传统医疗模式下，如果发生医疗事故，医疗机构和医护人员是责任主体，而将人工智能引入医疗领域之后，医生和患者之间增加了人工智能和制造商，这使医疗责任主体的认定变得更加复杂。如当上肢康复机器人在治疗过程中造成患者上肢关节肌肉损伤，如何界定对患者的伤害是因治疗师操作不当引起、因治疗过程中患者配合不佳引起，还是因机器人治疗系统故障引起？当出现医疗事故时，如果医疗责任主体难以认定，患者权益将难以得到保障。除此之外OT还存在歧视性问题，医疗人工智能在研发设计阶段，由于训练数据偏倚等原因而将种族、性别、阶层偏见等伦理问题带入模型中，从而导致人工智能在医疗应用中出现歧视性问题，如一种上肢康复机器人的训练数据采集于欧美人群，那么当其应用于上肢功能障碍的亚洲人群时将会产生治疗偏倚。图8-2为在近红外监测下进行上肢机器人训练。

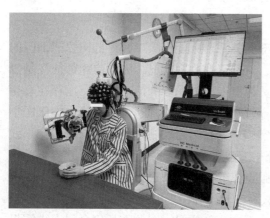

图8-2　在近红外监测下进行上肢机器人训练

第三节　作业治疗伦理挑战及应对

此小节将围绕OT的伦理挑战及应对这一主题，结合OT伦理案例"颈部脊髓损伤患者多次尝试手部作业活动但失败，想放弃作业治疗"，详细剖析在实际OT中将会遇到的伦理挑战及应对方法。

一、OT的伦理挑战

临床中的OT伦理问题是康复伦理学中的重要组成部分，亦是最易被忽视的部分，通过识别和辨析临床实践中的伦理问题，开展伦理论证、咨询、决策和教育，倡导以患者为中心的康复医疗服务。OT的主要内容及表现形式由评估和治疗组成，因此OT的伦理问题也产生于评估及治疗的过程中，能否准确地评估和恰当及时地治疗是每一名OT从业者切身关切的伦理问题。正确面对及处理临床中的OT问题，有利于OT从业者最大限度地发挥评估治疗技术转变服务理念，适应新的康复医学模式需求，避免或减少康复医疗纠纷，改善康复治疗过程中的医患关系，构建和谐有序的康复治疗环境。

（一）评估伦理

作业疗法评定是康复医学临床工作中针对作业疗法所实施的评定，属于操作意义方面的概念，需要作业治疗师掌握作业评定的基本理论、基本技能和临床思维方法，学会采集、归纳、综合分析客观资料，提出符合障碍本质的结论，为预防和治疗功能障碍提出依据。

作业评估的目的在于了解患者能做什么、不能做什么；患者在进行某种作业活动时是否需要帮助，需要何种帮助，程度如何；为确定康复目标，制订适当的康复治疗方案提供依据；评估阶段性治疗效果，对比确定是否需要调整原有治疗方案；判断预后，为决定患者出院、预测生活独立程度乃至残疾等级提供依据；评估医疗质量，进行投资-效益比分析。因此，作业评估更侧重于患者日常生活活动能力、就业能力、创造性或工作性活动、娱乐、环境等的评定，可分为作业技能评定、作业能力评定和环境评定三部分。

针对具体的案例，以"颈部脊髓损伤患者多次尝试手部作业活动但失败，想放弃作业治疗"为例。①首先要采集客观资料：患者男性，19岁，因"外伤后四肢无力半年"入院。患者半年前遭遇车祸，当时即感四肢无力，送往就近医院就诊，颈椎MRI示C_5、C_6椎体骨折，行减压清创植骨$C_{4\sim7}$内固定术，手术顺利。术后给予常规康复治疗及其他营养神经药物等支持治疗。待病情稳定后转康复医院行康复治疗，予以截瘫肢体功能训练、关节松动训练、电子生物反馈、站立床、针灸、气压治疗等。患者病程中无呼吸困难，无黑矇，无昏迷。②结合客观资料综合分析其现存在的临床问题：四肢功能障碍、大小便功能障碍、双上肢感觉痛觉过敏、T_3节段束带感。为进一步治疗，门诊拟"颈椎骨折、脊髓损伤"收治入院。发病以来神清，精神可，留置导尿，排便困难需开塞露，体重无明显减轻。患者既往有双侧泌尿系结石史。否认药物过敏史，否认疫水疫区接触史，否认糖尿病、高血压冠心病病史，否认传染病病史，否认外伤史。③对其进行康复评定：神清，口齿清晰，对答切题，定时定向力可，计算记忆力可。眼球活动可，面部感觉对称，咽反射对称，伸舌居中。双上肢肌力4-3-1-1-0级。双下肢肌力0-0-0-0-0级。双侧C_7以下感觉减退，双侧T_3以下感觉消失。肛周区感觉无保留。双下肢肌张力低下。膝反射、踝反射（＋），双侧巴氏征（＋），双侧霍夫曼征（＋）。双侧跟腱略紧张。美国脊髓损伤学会分级法（ASIA）：A级，四肢瘫，感觉平面C_7，运动平面C_6。感觉评分：左16分，右16分。运动评分：左9分，右9分。球肛门反射（＋）。无法独立维持坐位。留置导尿管。Barthel指数20分。④分析作业治疗适用性：该患者运动平面为C_6，伸肘肌肌力1级，去重力和抗重力条件下无法产生伸肘的主动运动，因此在作业活动中，肢体远端不能主动触摸前或侧方物品，手部抓握运动有肌肉的主动收缩，但抓握力量弱，无法完成握勺、握笔等各种精细作业活动。因此为了能够实现平面内的物体转移，可以通过使用手部辅助器具代偿抓握功能、提高作业活动能力，同时在任务导向情境下的作业也有利于刺激伸肘肌的功能重建。综上所述，患者可以在作业训练中获益。

（二）治疗伦理

能够作为治疗手段应用于患者的作业活动数不胜数，各种作业活动都各自具备不同的特点和对身体、精神功能的要求，而患者因不同疾病造成的身体功能水平各异，个体的生活环境、文化程度、性格、爱好等也都有特点，所以应在对患者身体、精神水平等充分地进行评定的基础上，结合本人的愿望和需求、家庭状况等诸多因素设定适合每例患者的康复目标，再根据不同作业活动的性质、特点选择最有利于其达到康复目标的OT方法和手段。

针对具体的案例，以"颈部脊髓损伤患者多次尝试手部作业活动但失败，想放弃作业治疗"为例，患者对OT中辅助器具的使用有抵触情绪，且欲放弃OT。但此情绪的产生仍有缓解的余地，可以分析其产生抵触情绪的原因，在尊重患者偏好的前提下，实现利益最大化。患者可能将"辅助器具的使用"等同于"手部功能再也不可能提升"，不愿意接受需要通过辅助器具才能完成日常的生活活动这一现实。治疗师可以首先借助非侵入性BCI设备刺激患者的手产生运动，如图8-3所示，令患者重建主动运动的信心，再针对患者的手部功能设计独立的单关节训练，强化单一的运动功能恢复，选择最贴切患者功能、辅助最小化的器具帮助患者完成其最想完成的作业活动，从而使其认识到辅助器具的功能重建优势，在使用与作业训练中找到平衡点，实现患者运动能力的提升。

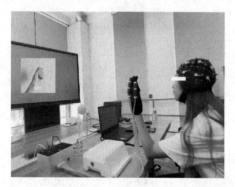

图8-3　脑机接口设备刺激手部产生运动

二、OT的伦理应对

在临床中面对实际的OT伦理问题时该如何应对十分关键。为了将伦理原则更好地应用于具体临床病例中，临床伦理学确立了以治疗适用性、患者偏好、生命质量和情境特征为基准的"四主题理论"分析框架，该框架简洁、清晰、解释力强。治疗适用性主要涉及患者自身疾病的临床问题、诊治效果的预期、诊疗中如何让患者充分获益且避免或减少伤害，充分体现了有利/不伤害的基本原则。患者偏好主要涉及知情同意、患者行为自知或不自知情况下对接受某些诊疗措施的偏好、对某些诊治措施的拒绝及其原因，是对患者自主性的充分尊重。生命质量涉及对患者未来生命质量的判断及影响因素，其中以不良生活预期患者的伦理学问题为重点。情境特征是指患者诊治所处的周围环境、人物、机构以及宗教、医学教育、临床研究等影响医患共同决策的因素。

针对具体的案例，以"颈部脊髓损伤患者多次尝试手部作业活动但失败，想放弃作业治疗"为例，具体如下。①治疗适用性：经过全面的临床及康复评估，上文已论述此患者满足治疗适用性；②患者偏好：患者偏好明确，对OT中辅助器具的使用有抵触情绪，且欲放弃作业治疗；③生命质量：患者现病情稳定，颈部脊髓完全性损伤，四肢功能障碍，大小便功能障碍，双上肢感觉痛觉过敏，T_3节段束带感，对其当下生活质量产生了很大的影响，OT能够提升患者的肢体功能能力、改善运动及感觉障碍、提高日常生活活动能力、改善其生命质量，因此应从提高生命质量的角度告知患者OT训练的利大于弊；④情景特征：患者的评估治疗过程不涉及商业利益、临床研究等目的，不涉及宗教、法律等因素。患者家属的意见与患者不一致，对OT呈支持态度。患者如长期维持康复治疗，经济、工作、家庭因素可能会影响其临床决策。医生需向患者及家属告知更多OT及辅助器具使用的细节，以消除其顾虑、提高其信任度和依从性。

第九章
言语治疗伦理

第一节 言语治疗概述

一、言语治疗及其相关概念

（一）概念

言语治疗是由言语治疗专业人员对各类言语语言障碍以及摄食吞咽功能障碍者进行治疗或康复训练的一门专业学科，致力于预防、评估、诊断和治疗儿童以及成年人的言语、语言、社交沟通、认知沟通和吞咽等方面的障碍。

（二）服务对象

言语障碍（speech disorder）是指个体的口语产生及应用出现了异常，难以正确或流利地发出语音（例如口吃是言语流畅性障碍当中的一种类型）以及声音或共鸣出现问题，从而影响了人们的交流和沟通。

语言障碍（language disorder）是指在口语和非口语的应用中出现障碍。美国言语语言病理与听力学协会在1993年将其定义为在理解和/或使用口语、书面语、其他符号时有困难。该障碍可能涉及语言形式（音韵、构词、语法系统）、语言内容（语义）、沟通功能（语用）。

社交沟通障碍（social communication disorder）是指当个体在语言和非语言交流的社交使用方面遇到困难时就会发生社交沟通障碍。这些障碍可能包括以下问题，如出于社交目的进行交流（例如问候、评论、提问）、以不同方式说话以适应听众和环境、遵循对话和讲故事的规则。

认知沟通障碍（cognitive communication disorder）包括组织思想、注意力、记忆、计划或解决问题等出现问题，这些疾病通常是由于脑卒中、创伤性脑损伤等原因而发生。

吞咽障碍（dysphagia）是指进食和吞咽困难，可能发生在疾病、手术、脑卒中或外伤之后。

同时还涉及为听力障碍者提供听力康复，为患有严重表达或语言理解障碍的个人提供替代沟通系统。

二、言语治疗的内涵

言语治疗目前在各级别康复中心、三甲医院、社区基层卫生保健机构等相关医疗机构,同时还包括科研单位、教育机构以及各大医学高校等各种不同的环境中开展工作。在工作当中主要以治疗室内一对一功能训练为主要治疗形式,同时还存在早期卧床患者的床旁训练以及后期出院后的指导、随访等康复支持(图9-1)。言语治疗师与患者及家属形成了指导者与被指导者的关系。言语治疗师作为医疗行业从业人员,具备"医、教、研"多层面的职业背景特点,同时在许多情况下,言语治疗师通常作为多学科康复团队的成员之一,在工作环境中要面对包括医生、物理治疗师、作业治疗师、教师、患者及家属、学生、共同研究者等具有不同角色、责任级别的各种群体。

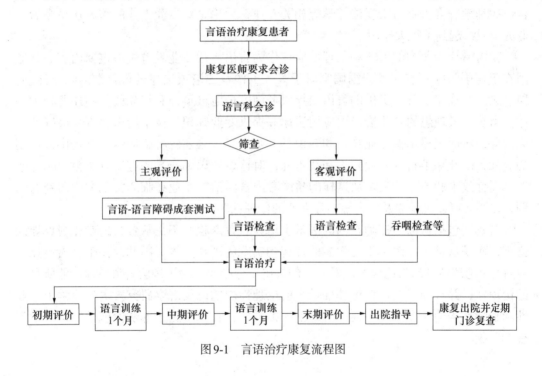

图9-1 言语治疗康复流程图

三、言语治疗的国内外发展现状

言语治疗在欧美大多数发达国家已经有半个多世纪的历史。目前,该领域已形成完整的教育体系,从事此项工作的人大多被要求取得本专业本科甚至硕士学位,且需要通过资格考试后才能从事言语治疗。在美国,由于人口老龄化的增加、医学的进步、早产儿以及各种外伤和脑卒中患者存活率的提升、各种言语语言障碍以及吞咽障碍患者人群数量的增加,对言语治疗行业的需求持续增加。美国、加拿大、澳大利亚等国已将言语治疗师更名为言语语言病理学家(Speech-Language Pathologist,SLP)。同属东亚的日本则称为言语听觉士（Speech-Language-Hearing Therapist，略称ST）。在日本，对于建立国家言语治疗专业资格的呼吁早在20世纪60年代中期便开始，1971年日本成立国立听力语言障碍中心，专门培养言语听力康复专业人员；1997年12月通过言语听觉士法；1999年3月举行了第一回国家资格考试，并诞生了4003名具有国家资格的言语听觉士。我国言语治疗专业起步较晚，20世纪80年代末期，中国康复研究中心听力语言科在李胜利主任带领下开展言语治疗，是国内最早开展语言言语障碍康复治疗的科室。由于我国言语治疗专业目前还没有统一的专业资格认证，言语治疗师仅与其他康复专业如物理治疗师、作业治疗师等共用康复治疗专业资格。与欧美、日本等国家相比，独立的从业资格认证以及系统全面的言语治疗专业教育是今后发展的必经之路。但目前为止上述发展还尚不完善，特别是我国人口众多，受到系统的专业学习教育的言语治疗从业人员十分不足。目前，我国多所高校已经相继开设了言语治疗学、言语病理学、言语听力康复治疗学等相关专业，无论是对专业人才的培养还是今后专业的发展都起到了很大作用。

言语治疗专业中的道德和伦理学应该作为言语治疗专业教育中的重要内容。其原因在于言语治疗师有义务根据国家对于医务工作者的诸项法律进行日常的临床活动。换言之，在临床实践中提供的言语治疗服务内容最应被重视和优先的是不违背相关法律。当然，最理想的是能恰当地应用法律并提供专业知识、技术给患者带来最好的临床服务，然而仅靠掌握专业技术和知识且了解法律很难在各种临床情况下提供最适切的服务，因此除了自身专业知识和技术外，对这些知识和技术的应用方法会影响专业性、训练效果和治疗意义。从这样的角度考虑言语治疗专业在临床实践中所遇到的问题、课题时可以说是涉及"言语治疗专业的伦理性"。

在我国包括言语治疗师在内的医学生培养教育课程并不是从各自的专业观点导入伦理，而是从整个《医学伦理学》的理解和实践的观点导入。因此，关于言语治疗专业自身"伦理性"的讨论以及应对方法的提出十分必要。为了理解言语治疗专业所具有的伦理性，并且为了应对该伦理性带来的伦理性课题以及观察研究言语治疗学中专业性和独特性当中存在的伦理性，言语治疗师需要在临床中更多地从伦理学的角度来审视本专业。

第二节 言语治疗伦理规范

一、言语治疗的伦理原则和具体规范

（一）不伤害

在言语治疗中，不伤害是指在面接、诊治、训练过程中不使患者的身心受到损伤。公元前4世纪的希腊医生希波克拉底曾说过"关于疾病，让两件事成为习惯——帮助他

人,或至少不造成伤害"。言语治疗师,虽然不希望也不会故意去做伤害患者的事情,但会在不经意间做出可能伤害患者的事情,即使有时是出于善意。一个明显的例子就是言语治疗师可能会在工作中做一些本专业领域之外的实践工作。

例1：一名言语治疗师擅长儿童语言发育方面问题的言语治疗工作,但他却接了一个因脑卒中造成吞咽障碍的患者。虽然他从事的是本专业的工作内容,但由于该领域的经验不足或相关知识的欠缺,他给该患者制订了一套并不适合的治疗计划。不胜任但独立接诊了不适合的个案,这也是一种对患者的伤害。

例2：言语治疗师在对患者的长期训练过程中取得了较好的言语康复效果。患者出于对言语治疗师的信赖,咨询了一些言语治疗之外的康复问题。言语治疗师进行了回答,虽然是出于好意,但是自己专业以外建议的内容是否适当并不能保证,这同样可能对患者造成伤害。

（二）尊重

在言语治疗中,尊重是指对患者的人格尊严及自主权的尊重。《残疾人权利公约》的一般原则中,明确指出要"尊重个体的固有尊严和个人自主,包括自由作出自己的选择以及个人的自立"。我们应该尊重患者的自主权,如知情同意权等。

言语治疗过程中,患者可能存在不同程度的言语或语言障碍,在与人交流时,或多或少存在不能很好地理解他人的语言以及无法准确有效地表达想法和意愿等困难。因此,我们更需要确保患者能够得到有尊严的对待。

例如：在对存在交流障碍的患者进行知情同意说明时,使用交流板等辅助交流工具能最大限度地让患者理解具体内容,确保其在充分理解项目具体内容的前提下进行后续的干预治疗。

（三）有利

在言语治疗中,有利是指作为言语治疗师要始终将有利于患者的生命健康利益,即言语、语言功能以及吞咽功能的改善放在第一位,并切实为患者谋取利益最大化的伦理原则。时刻自检是否将患者的利益放在最优先的位置上。但该原则常需要频繁检验"谁才是服务对象"。

例如：家长带着语言发育迟缓的儿童来科室进行干预治疗。家长认为儿童目前需要解决的是发音准确性的提升,但在评测过程中发现儿童口语的理解力及表达能力欠缺是造成儿童在社交沟通中出现问题的主要原因,同时也影响到儿童与同龄小伙伴之间的交往。那么是以家长的需求制订目标,还是应考量儿童的实际需要为主。

在言语工作中,我们常常需要判断需求是患者切实需要的,还是患者家属认为的。因此,需要全面关注患者的生命健康利益,保障其得到最佳的治疗方案。

（四）公正

在言语治疗中,需要公平公正地对待每一例患者,不因宗教、国籍、种族、政见、职业、地域、文化、贫富或地位等对患者进行区别对待。

例如：言语治疗师在工作中同时接诊了2例患者，一例家境优越，一例家庭经济条件困难。经济优越的患者家属对治疗费用毫不在意，而经济拮据的患者家属对治疗的自费项目及费用的多少比较介意，反复向该言语治疗师确认。对此言语治疗师应该予以理解，对于产生的治疗费用都要做出充分的解释，不应因家属不在意而疏于解释，也不应因家属反复确认而歧视对待该例患者。

（五）追求卓越

言语治疗在我国是一个快速成长的专业领域。在快速成长、发展的同时，言语治疗师需不断学习与完善言语治疗专业相关知识，对自己从事的学科专业要抱有敬畏之心，对于专业知识、手法技术等必须严谨对待、精益求精。紧跟本专业领域的新发展，并在不断更新的守则和规定方面与时俱进。追求卓越意味着需要了解整个领域以及专业方面的最新研究，固步自封只能导致专业的落后。是否定期参加学会的论坛讲座，是否订阅权威的期刊，是否定期查阅国际前沿的文献及资料，这些都决定着是否在自己的专业和领域方面追求卓越。

例如：某医院一名高年资的言语治疗师临床经验非常丰富，在工作中遇到的问题都能从容应对，对一些疑难个案也能凭借之前的经验指点一二，直到参加了国外的学术论坛才发现自己固步自封，国内外的言语治疗专业都在大踏步地前进，前沿信息都在共享，而自己对此一无所知，不由为自己多年疏于查阅文献资料，对前沿动态的敏锐度下降感到汗颜。

二、言语治疗的人际关系伦理

言语治疗学属于交叉学科，涉及神经科学、耳鼻喉科学、口腔科学以及护理学等多个专业的知识，因此，言语治疗师需要在执业的过程中掌握并熟悉相关临床专业的知识和常见疾病特点，制订适合的康复形式和康复次数，满足患者的康复需求。

同时，言语治疗学也和物理治疗、作业治疗相关联。举例来讲，构音障碍和吞咽障碍的相关治疗会应用物理治疗中的运动疗法原则以及作业治疗中的辅助扩大作业功能的方面，因此，对于邻近治疗专业知识的熟悉有助于言语治疗师更加专业地应用治疗理论和技术，满足患者综合康复的需求。

（一）言语治疗师自身的负责任行为

1. 言语治疗师应履行责任，将专业服务对象或研究和学术活动中参与者的福利置于首位。

案例：小A是一名言语治疗师，在小区偶遇了曾经的患者C的家属，小A高声喊叫，"嗨，C出院后好久没见到他了，最近说话清楚一些吗？"C家属对这个谈话感到不舒服，她并不想让小区的人知道她家里的情况。在这里，小A虽然可能是出于关心而询问，但是暴露了患者的隐私。

2. 言语治疗师应当在能够胜任的范围内提供服务、教学和从事研究，而胜任的定义是与自己所受的专业教育、培训和临床经验相符。

案例：小A是一名康复治疗师，在单位主要从事PT及OT工作，由于该部门没有合适的ST治疗师，出于工作需要，小A偶尔也从事ST工作。一例患者存在吞咽障碍，家属询问相关治疗方法，小A以前并没有接触过吞咽障碍患者，于是就按照书上的一些方法给家属进行了相关指导。小A超出了他能够胜任的范围。

3. 由于言语治疗是一门涉及知识范围很广的学科，能够全面胜任各种言语，语言吞咽障碍需要过硬的专业能力，言语治疗师应通过不断学习，努力提高和完善与专业活动相关的知识及技能，力求不断提高专业能力。

4. 言语治疗师在提供专业服务或进行研究和学术活动时，不得歧视患者年龄、国籍、残疾、种族、性别以及地域、文化、语言、方言和口音等。另外，在临床工作中面对各种疾病以及不同程度障碍或残疾的患者，由于障碍程度的不同，言语治疗师所需付出的辛苦程度也会有所不同，在提供专业康复治疗以及临床服务时，同样不能因为这些因素而歧视对待患者。

5. 持有国家认可临床能力证书（康复治疗技术资格证书等）的治疗师可以委托学生（进修生、规培生、实习生等）提供相应言语治疗的临床服务，且学生需要在充分的准备和适当的监督下才能提供相应的治疗。对于被服务者的利益及责任，仍由持有相关资格证书的言语治疗师个人负责。

6. 言语治疗师应获得被服务者关于其被提供的治疗服务、所使用的治疗技术和可能存在的风险和影响的知情同意。这项义务还包括告知被服务者不接受治疗或不遵循临床建议可能产生的影响。如果怀疑被服务者的决策能力下降，言语治疗师应寻求当事人适当的服务授权，如法律方面的授权人/指定的代表人等，例如其直系亲属、法定监护人等。

7. 只有在患者/受试者自愿参与，并且知情同意的情况下，言语治疗师才可以将其作为研究、临床实习或教学演示/模拟的参与者或演示者。（图9-2）

8. 言语治疗师应保护专业服务、研究和学术活动以及临床记录的机密性和安全性。只有在获得法律授权或法律要求时，其他人才被允许查阅这些记录。

9. 言语治疗师应保护有关专业服务人员或参与研究和学术活动的参与者信息的机密性。只有在获得法律授权或法律要求时，治疗师才允许披露机密信息。

10. 言语治疗师应及时记录对提供的康复治疗服务和相关使用产品的过程、费用明细单，不得歪曲提供的服务、产品或进行的研究和学术活动。

（二）言语治疗师对服务对象的责任

言语治疗师应履行责任，以达到应尽的工作职责，并且保持最高水平的专业能力和治疗服务。

1. 言语治疗师应利用一切资源，包括在自身不能胜任的情况下进行适当的转诊或

中国康复研究中心附属北京博爱医院听力语言科

康复治疗知情同意书

尊敬的患者及家属，您将在听力语言科接受治疗的同时需要了解以下情况：

1. 语言治疗时间为30分钟，包括了进出治疗室的时间。
2. 家属（护理人员）请于治疗前3分钟送患者进入治疗科后在治疗科门外等候，结束治疗前3分钟进入治疗科内接患者离开。
3. 患者在治疗期间家属或家长（护理人员）请不要在治疗科内逗留。
4. 为保护患者隐私，科内禁止摄/照相以及录音。
5. 请自觉保持治疗科内环境。
6. 请保持治疗科内安静，不要大声交谈。
7. 需要了解患者/患儿病情的家属或家长请与主管治疗师预约咨询和指导时间。治疗时间内因时间有限不进行咨询或指导。
8. 语言科康复治疗费用中有部分自费项目属于本院自管项目，医保报销比例请与当地医保机构联系。
9. 为保证治疗安全，家属不要远离治疗科。
10. 患者出现癫痫、发热、情绪异常以及身体损伤需要及时同治疗师进行沟通。
11. 成人患者在治疗科内行走时须家属陪同以防跌倒。
12. 儿童患者在治疗科内家长需要注意保护患儿不要摔伤或被物品碰/划伤。
13. 患者治疗期间不能无故不到，若因疾病等原因须向治疗人员请假，超过3天以上者需要重新安排治疗时间。

以上各项我已了解清楚并会在此后的治疗过程中进行遵守。

患者或监护人（签字）：＿＿＿＿＿＿＿＿ 与患者的关系：＿＿＿＿＿＿＿

时间：＿＿＿年＿＿＿月＿＿＿日

治疗师（签字）：＿＿＿＿＿＿＿＿

时间：＿＿＿年＿＿＿月＿＿＿日

图9-2 知情同意书

寻求多学科间合作，以确保提供高质量服务。

2. 言语治疗师不能由于某些个人因素如自身困难、心理社会痛苦或身体精神健康状况欠佳等而干扰或影响提供合理的技能和安全的专业康复治疗服务。对专业实践受到上述任何因素不利影响的言语治疗师，应在解除这些影响因素前对其继续提供专业职责进行限制或暂停提供相关专业协助。

3. 言语治疗师应制订对症、合理的言语治疗目标、方案及具体实施计划，以确保训练或治疗的有效性及连续性，并在今后转院/出院后确实无法再提供相应服务时提供有关治疗替代方案的信息。

4. 言语治疗师需采取合理的预防措施保护共同工作或咨询服务对象的个人隐私或机密，同时必须认识到这些秘密是由国家法律、相关医疗/康复/教育等机构条例以及专业或科学的特殊关系确认的。

（三）言语治疗师对行业及社会的伦理责任

言语治疗师应维护职业尊严和自主权，保持专业间和专业内关系的协作与和谐，并力求建立我国言语治疗行业的从业标准。因此，我国言语治疗学的发展需要每一名从事该领域的言语治疗师以谦虚、严谨、认真的态度对待专业问题，常以敬畏之心面对医学基础知识以及相关专业知识。这也是时代赋予这一代言语治疗师的伦理责任。

1. 言语治疗师始终努力获取相关领域的知识和技能，并致力于它的进步和发展。

2. 言语治疗师应认识本职业的特殊性和责任，深化教育，努力提高素质，对所提供的康复治疗具体内容，应确保自身理论知识的支持以及使用技能、技术的准确性和有效性。

3. 言语治疗师在履行职责时不以个人名利为目的，而是将接受康复治疗、培训、指导和受帮助的人们的利益放在第一位。

4. 言语治疗师应通过实践国家相关法律法规对全体医疗行业以及包含言语治疗专业的康复治疗行业所制定的职责、法规为社会的发展作出贡献，严格遵守法律规范，努力建立法律秩序。

5. 言语治疗师应在实践领域中使用公认符合的专业准则的技术和仪器设备。当某种评估检查或治疗技术确实有必要给患者使用，但不具备使用条件时，应进行适当的转诊。

6. 言语治疗师应确保所有用于提供康复治疗服务或进行研究和学术活动的技术和仪器设备都处于适当的工作状态并及时进行正确校准。

7. 言语治疗师作为专业领域的角色，在与公众接触时应诚实正直，并在涉及专业领域方面的内容时，提供专业、准确的信息。

8. 言语治疗师不得歪曲从业资格证书、认证能力、教育背景、培训经历、工作经验或学术贡献等。

9. 言语治疗师应避免发生利益冲突，即个人、专业、经济或其他利益或关系可能影响其在履行专业职责时的客观性、能力或有效性。如果这种利益冲突无法避免，则需要进行适当的信息披露、声明和管理。

10. 言语治疗师不得从事任何对职业造成不利影响的行为，如商业营利性活动，例如：在训练以外代售一些训练中使用的器材/耗材（如训练用卡片、书籍、吞咽训练用增稠剂等），有时是出于好意给患者提供方便，但是在这种过程中可能会衍生出利益关系。即使当事人没有从中获利，作为康复医疗行业从事者，从事与言语治疗无关的活动也可能会对言语治疗的职业形象造成不利影响。

11. 言语治疗师对公众的声明应提供包含专业解答、具体服务内容和使用设备产品以及研究和学术活动相关的准确信息。对公众的陈述应遵守现行的专业资质及标准，在为相关产品、机构等做广告代言、推广专业服务、科研研究招募时，不得包含虚假、夸大的陈述。

12. 言语治疗师不得歪曲诊断信息、服务的结果、产品的效果，或篡改研究和学术活动。

13. 言语治疗师不得欺诈、阴谋欺诈以及从事任何有关获得服务、设备产品、研究经费资助的非法行为或因疏忽的、间接故意的相关非法行为。

14. 言语治疗师不得出现不诚实、疏忽、欺骗或虚假陈述。例如：在工作中利用信息的不对等故意减少治疗时间或内容，从而多收取实际康复治疗中并没有实施或涉及的治疗费用，或故意少收、漏收已经实施的治疗项目等以及出于个人目的故意篡改病案记录、治疗次数等。

案例：某言语治疗师小A在工作中有意减少治疗时间或降低训练质量，而患者因想要获得更好的治疗质量与小A约定，每次治疗额外给予小A一定的好处费，以求小A能够更加用心地对待自己。

（四）言语治疗师对同事/学生/协作人员的伦理责任

言语治疗师的工作内容决定了工作中会接触到多学科康复团队成员，包含上下级治疗师、科主任、临床医生、物理治疗师、作业治疗师等。工作既有独立工作的内容又包含团队协作。同时，由于医疗相关专业"医、教、研"的模式，言语治疗师还会担任医学院讲师、研究生导师、科研人员等不同身份，因此，对同事、学生、共同研究人员的伦理关系也是需要每名言语治疗师充分考虑到的伦理责任。

1. 言语治疗师应适时与本专业成员和/或其他专业成员合作，以提供最高质量的训练和治疗。例如：吞咽障碍患者的姿势调整可以通过体位代偿改善吞咽功能，而姿势控制能力的提高与物理治疗师的协作密不可分，呼吸的改善对于咳嗽力量以及发声功能的提升至关重要。呼吸训练同样需要与物理治疗师或专业的呼吸治疗师进行协作，才能使被服务者的利益更大化。

2. 当行政指令、临床医生下达的处方、或转介绍人的要求等妨碍其保持被服务者的最高福利时，言语治疗师在向被服务者推荐和提供专业服务时应行使独立的专业判断，以使被服务者的利益最大化。

3. 言语治疗师向同事或其他康复团队协作人员发表的关于言语治疗专业服务、相关产品或科研研究结果的陈述应符合现行的专业标准，不得包含虚假陈述。

4. 言语治疗师不得进行任何形式的骚扰或滥用职权。

案例：某主管言语治疗师小A，以往因琐事与下级治疗师小B有过不愉快，于是当上主管后利用可分配患者的职务权利，故意将严重程度较重、耗费精力高的患者分配给小B。

5. 言语治疗师不得在知情的情况下从事任何违反道德准则的行为。同时，如果同事出现违反道德准则的行为，损害了被服务者和/或研究参与者的福利。个人应向单位相关部门、相关专业监管机构或专业协会报告。言语治疗师不得以此作为解决个人敌意的手段或报复手段，不得提出或鼓励他人向相关部门提出虚构事实的投诉以用于报复或贬损同行。例如：工作中因琐事与其他同事发生矛盾，利用私下关系指使他人对该同事进行诽谤、造谣，从而达到报复的目的。

6. 提出和回应投诉的言语治疗师在考虑裁决和解决涉嫌违反道德守则的投诉时，应完全遵守相关法律以及道德委员会的政策；同时，涉及道德投诉的个人不得故意虚假陈述或隐瞒公正裁决投诉所必需的相关事实。

7. 言语治疗师不得与相关利益者、同事或康复团队中其他学科协作人员因提升自身名利、增加患者信任为目的进行夸大或虚假宣传、相互吹嘘、不正当引导。

案例：言语治疗师小A在治疗中为了增加自己的知名度，与物理治疗师小B、作业治疗师小C以及护工等相关人员约定在患者中互相推荐，从而增加绩效。

8. 言语治疗师不得在与同事、学生、共同研究人员或其他职业成员乃至无限制民事行为能力的个人关系中存在歧视，包括公民身份、残疾或障碍、种族、性别、遗传信息、国籍、地域、文化、语言、方言和口音、民族、宗教、社会经济地位或身份。

9. 担任行政或监督职务的个人不得要求或允许下级言语治疗师提供从事超过该言语治疗师的从业认证、专业能力、教育、培训和经验的专业康复治疗服务以及相关科研活动。

10. 担任行政或监督职务的个人不得要求或允许专业人员提供损害该工作人员独立和客观的专业判断的服务或进行临床活动。

11. 言语治疗师应尊重接受培训、指导、帮助者的人格，包括下级同事、进修学员、规培/实习学生等，应以诚相待，通过适当解释培训、指导、帮助等努力赢得其信任与尊重。

12. 言语治疗师之间应相互尊重，与康复团队成员在内的专业人员、共同研究人员合作，并履行自己的职责。

13. 言语治疗师知道同事无法提供专业服务与合理的技能和安全时应当向适当的权威提出，不应包庇、隐瞒或不作为。

三、言语治疗伦理问题

言语治疗工作的过程中不可避免会遇到伦理问题。当工作中接到一个言语治疗的个案（患者）时，应意识到以下几个问题：是否得到允许观察和评估个案？是否可以查看个案的医疗记录？是否可以和其他学科康复团队成员或同事讨论个案以及在怎样的场合讨论个案？所带教的学生是否对个案有胜任力？所服务的每一例患者在进行每一种康复训练时是否都签署了相关知情同意书？这些可能都会涉及到伦理问题。我们面对的个案是一个人，而不是一组数据。他们享有同等的隐私权，享有尊严并应该受到与所有人同样的尊重，那么伦理规范反映了专业价值观和对科学以及临床实践的期望。其基于尊重、不伤害、有利、公正等原则，致力于建立一个实践标准的框架和指南，以反映当前的实践状况，并解决行业内不断发展的问题。

第三节 言语治疗伦理挑战及应对

一、言语治疗的伦理挑战

（一）言语治疗特殊的伦理问题

作为从事康复治疗专业的从业人员，无论是在医院还是各种康复机构，临床医生、护士、物理治疗师、作业治疗师等医务人员，患者、家属、护工、院领导、科主任、同事、下级治疗人员，几乎每天都会面临复杂伦理问题。

这些伦理冲突常常是在意想不到的情况下出现。当冲突不期而至时，言语治疗师可能会有中埋伏的感觉，有些伦理情境涉及隐藏的法律陷阱、经济隐情或某些发生在言语治疗师身上的严重后果。例如：如果你跟上司说不能接诊某个患者，因为超出能够胜任的范围之外，那么会有被辞退的风险。而某些为难的情况虽然尴尬，但没有那么复杂。这种情况下要做的是对临场问题的简单决定。例如："您是小A的言语治疗师吗？我是小A同病房小B的家属，小A在病房经常夸你训练认真，效果很好，我们家小B之前在上一家医院也练了一段时间，但是效果不是很理想，您能给我们做康复治疗吗？"如果自己有空余时间可以临场做出决定，而有的情况需要在不理想的选择之间谨慎权衡。例如："我们是否需要转院？那边设备设置会比较全面，我们希望能得到更好的临床治疗，但听说那边言语治疗师比较少，患者太多，可能很长时间会分配不过来……"。这种情况下，我们没办法简单地回答或替患者做出某项决定，这同样涉及很多伦理问题。换句话说，伦理问题牵涉甚广，有的更复杂。例如：多重关系的处理，在和明显接受完全不同教育或理论的人面前如何开展关于以证据为基础的治疗方法的讨论。这都是敏感而复杂的伦理议题，需要谨慎处理。

（二）"两难境地"的伦理困境

在实践中，我们会遇到更为复杂的伦理问题，甚至是伦理冲突的两难局面。在一些报道中，言语治疗师在进行吞咽障碍训练中会遇到"两难境地"的伦理困境，这种困境是指在某个问题上存在两种选择，无论选择哪一种都会带来痛苦。同时，每一种选择都有道德基础，当试图遵循其中一项道德准则时，就会出现另一项道德准则与之冲突的情况。这样的问题不仅出现在言语治疗专业的工作当中，也会出现在医生、护士等其他医疗工作当中，因此，有必要对这样的伦理两难问题进行说明。例如在告知患者存在反复吸入性肺炎及直接进食训练风险的前提下，家属及本人强烈要求继续采用摄入食物的直接吞咽训练（直接训练）。这时治疗师会感到无法兼顾尊重及有利的核心伦理。

例如：对存在重度口语交流障碍的患者使用诸如交流板等代偿交流手段进行交流练习时，患者出现抵触，坚持要求练习口语交流。虽然言语治疗师从专业角度判断可能最终无法达到患者想要的效果，也会浪费患者的时间与金钱，但又会感到无法兼顾尊重及不伤害的核心伦理。

对因进行性疾病而不可避免导致功能下降患者的直接训练以及对希望经口摄入临终患者的直接训练。当出现这种给予难以恢复功能的患者进行摄食和吞咽训练指示时，也可能会让言语治疗师进退两难。

二、言语治疗的伦理应对

在看过这样的案例后，必须基于前述的"不伤害""尊重""有利""公正""追求卓越"的言语治疗的核心伦理。在涉及伦理案例时，必须至少顾及两个方面，即言语治疗师所受教育及培训与经验层次以及案例的复杂程度。如果两者之间不匹配，如一个经验不足的治疗师处于一个复杂的案例中，并发状况就容易随之而生。

在大学时代，包含言语治疗师在内的每一名医学生，伦理培训都是必不可少的内容。在社会当中，每天都会面临伦理标准带来的各种问题，而且人们可能存在一个倾向，即会将这些日常伦理事件泛化到工作之中；将自己的利益凌驾于他人的利益之上，回避冲突等；对自己的行为拒绝承担责任的人，不可能在工作中立即考虑到伦理标准。基于此，与言语治疗师面对环境的相关伦理规范应运而生。我们希望言语治疗师通过审视这些原则和规范，能够让一整套肩负职责的行为价值清晰地得以践行，这将推动整个行业的进步，并使世人更加尊重康复治疗学当中非常重要的也是相对新兴的言语治疗领域。

第十章 假肢矫形工程伦理

第一节 假肢矫形工程概述

一、假肢矫形工程及其相关概念

随着临床医学、康复医学的发展，假肢矫形器的技术要求越来越高。假肢矫形器是康复医学、康复工程的一部分，其装配更需要由患者、临床医生、假肢矫形器师、康复师等团队协作完成。只有这样，假肢矫形器的研制和应用才能持续发展、提高。从另一方面讲，随着假肢矫形器装配网点扩大，假肢矫形器产品的进一步普及，原材料、零部件供应服务逐步配套和改善，假肢矫形器在临床和康复医疗中发挥的作用亦将越来越重要。

（一）假肢与矫形器的功用

假肢是为恢复原有四肢的形态或功能，以补偿截肢造成的肢体部分缺损而制作和装配的人工肢体。安装假肢可以恢复残缺肢体原有形态或减轻功能障碍，以便患者今后独立地生活、学习和工作。

矫形器是一种以减轻四肢、脊柱骨骼肌肉系统功能障碍为目的的体外支撑装置，主要有以下基本作用。

1．稳定和支持

通过限制关节异常活动，稳定关节、恢复承重功能，如脊髓损伤下肢肌肉麻痹者使用的膝踝足矫形器用于稳定膝踝关节，以利站立和步行。

2．固定和保护

通过对病变肢体或关节的固定和保护，促进病变痊愈，如用于治疗骨折的各种骨折矫形器。

3．预防、矫正畸形

多用于肌力不平衡或静力作用引起的骨与关节畸形，如先天性马蹄内翻足，以预防为主多用于儿童，因儿童生长发育阶段由于骨关节生长存在生物可塑性，可得到一定的矫形效果。

4．减轻轴向承重

指减轻肢体或躯干的长轴承重，如坐骨承重矫形器用于治疗股骨头无菌性坏死。

5. 抑制站立、步行中的肌肉反射性痉挛

如硬塑料踝足矫形器用于脊髓损伤患者可以防止步行中出现痉挛性马蹄内翻足，改善步行功能。

6. 改进功能

改进患者步行、进食等日常生活和工作能力，如帮助手部畸形患者改进握持功能的腕手矫形器。

（二）假肢与矫形器的分类

1. 假肢的分类

假肢按部位与功用可以分为上肢假肢、下肢假肢和装饰性假肢。

2. 矫形器的分类

矫形器按部位与功用可以分为上肢矫形器、下肢矫形器与脊柱矫形器。

二、假肢矫形工程的内涵

（一）假肢矫形工程的特点

1. 复合型

假肢矫形工程是集医学、工程学、生物力学、高分子化学、电子学、材料学以及计算机技术于一身的学科。

2. 多样性与特异性

假肢和矫形器不同于一般的器械，是穿戴在人体身上的辅助装置，需要严格适应肢体伤残者的心理、病理和医学原理的需求。矫形器是针对功能障碍者的生理、病理要求进行辅助治疗，更需要得到临床医生与康复工作者的指导，因为人体是一个很复杂的机体，每一例截肢或伤残后的患者都有特殊的身体状况，因此，假肢与矫形器是个性化定制，因人而异。

3. 主导性

用工程的办法和手段使伤残者康复，促使其功能恢复、重建或代偿，是假肢与矫形器技术的主要任务。对由于意外损伤造成的肢体伤残者，借助假肢与矫形器技术手段是必要的，有时甚至是唯一的康复方法。但患者主要依靠临床医生为其提出治疗与康复的进一步方案，临床医生在这个过程中具有主导作用，假肢与矫形器技术还需要物理治疗、作业治疗和言语治疗等康复手段协作。因此，假肢与矫形器技术在康复医学中占有重要地位，起着不可替代的作用。

4. 实用性

假肢与矫形器技术是以医学、工程学、生物力学、高分子化学、电子学、材料学以及计算机技术的理论为指导，与临床医生、康复工作者、患者、患者家属密切合作，以各种工艺技术为手段，帮助伤残者最大限度地开发潜能，恢复其独立生活、学习、工作、回归社会、参与社会能力的科学。假肢和矫形器是针对患者特定残疾或功能障碍所制作的辅助器材，具有特定的实用性。

（二）假肢矫形工程发展历程

公元前43 000年，使用原始工具进行的截肢手术首次出现。公元前1500年，人工制造的假肢作为概念被提出。在一具3000年前（可追溯到公元前1069—664年）古埃及木乃伊上发现的人造脚趾可能是"世界上最古老的假肢"（图10-1）。

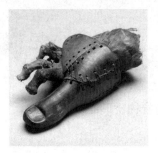

图10-1　现存最早的假肢

到了中世纪，一些有特权的骑士和爵士尝试穿着精美的盔甲遮掩他们在战争中的伤残。17世纪，工匠开始用木材制作假肢的接受腔，用金属制作假肢的膝关节，完成了假肢技术的一次大飞跃。

19世纪初期，工业革命与文艺复兴使假肢制造行业不再是有技巧的铁匠和木匠的工作，而被人们尊称为"假肢制造者"。

第一次世界大战中，德国战伤者中约有6.9万人成为了截肢者，这些人的社会康复问题刺激了德国假肢行业的发展。

第二次世界大战后，美国、苏联、日本的假肢行业得到了很大发展，相继成立了假肢研究所、假肢工厂、职业辅导所等机构。

为了在截肢、假肢学领域有更多更广泛的国际交流，1970年人们对截肢、假肢学的命名作出了一个标准，这个标准的命名法来自于各个时期、各个国家在此领域的不断摸索与总结、积累。

随着工业的发展，人们采用合金、塑料等新型材料成功研制了各式现代假肢，且在材料学、工程学发展的同时，在人体生物力学的启示下人们提出了假肢解剖学适配和动态、静态对线这两大假肢装配的基本理论，使假肢作为一门学科有了长足的进步。

2000年，推出了由微电脑控制的智能膝关节（图10-2）。

中国近代假肢事业起步于20世纪40年代，上海、北京、天津、沈阳等大城市曾有过几家私营的假肢作坊，主要服务上层社会残疾人。

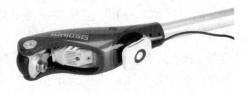

图10-2　智能假肢膝关节

解放战争时期大批革命军人因战致残。1945年，晋察冀边区在张家口建立了中国第一所公立假肢厂。

20世纪50年代末，国家有计划地安排各地分批建厂、布点，陆续在全国绝大部分省、自治区、直辖市建立假肢厂，有的省还建立了假肢装配站。服务对象由面向革命伤残军人转为面向全社会的肢残者，从而在全国形成了一个专门为肢体残疾人制作装配假肢、矫形器、轮椅车等辅助器具的假肢矫形器行业。

三、假肢矫形工程国内外发展现状

纵观各国辅助器具的发展历史，康复辅具的研究开发均从假肢、矫形器、轮椅车等辅助器具的研究和生产开始，我国也不例外。经过四十多年改革开放的发展，我国在假肢、矫形器和轮椅车等领域制定和发布了不少相关国家标准和行业标准，已形成一定产业规模。假肢、矫形器经受了从低级到高级，从引进到自主研发生产的过程。现代假肢的发展呈现出以下特点。

（一）智能化

传统产品与计算机技术相结合，形成机电一体化、智能化产品，如智能化下肢假肢。德国、英国、日本都有自创品牌和智能膝关节产品，并且还在不断发展。智能膝关节产品一般都装有力-位置传感器、微机处理系统和力矩控制装置，可以感受步行速度、路面状况等信息，并根据这些信息调节关节力矩，改变假肢的运动，达到保证安全、改善步态的目的。尽管计算机辅助设计和计算机辅助制造技术（computer aided design/computer aided manufacture，CAD/CAM）应用于假肢接受腔的设计与制造已经有几十年的历史，由于残肢形状及骨骼和肌肉等组织参数的复杂性，CAD/CAM假肢接受腔通常还需要假肢技师根据经验进行修型。

（二）人机一体化

将生物材料技术用于人体康复，形成人机一体化产品。例如：植入式骨整合假肢是20世纪90年代后期发展的技术，原理是采用生物相容性材料制成植入体，一端植入患者残端骨骼，一端在体外与假肢连接。

目前，针对截肢者使用假肢的调研中，截肢者反映日常活动通常没有得到足够的改善，进而弃用其所适配的假肢。假肢除了弃用的问题外，同时还存在拒用、难用、少用等问题。前述问题的产生主要受制于现有假肢在固定连接及信息交互方面的不足。

接受腔是目前假肢固定连接的通用方案，然而在实际应用中也存在诸多缺点，具体如下：①接受腔穿戴不舒服，连接的低稳定性；②当患者残肢较短、软组织多或者较软时，接受腔难以安装；③接受腔穿戴后普遍影响到残端肢体近端关节的正常运动；④患有特殊疾病的人群，不适合穿戴接受腔；⑤接受腔较为笨重的连接方式也影响了假肢整体的美观性。

在人体肢体信息交互包含了下行运动控制及上行感觉反馈双向信息传递。在目前的假肢应用中，以肌电假肢控制为代表的下行运动控制在上肢假肢手中得到了广泛的应用。然而，假肢控制的肌电信号通常采用表面肌电信号，该信号的采集也存在不足之处：①表面肌电信号容易受干扰，干扰因素包括温度、电磁干扰、身体阻抗变化和运动伪影等；②残肢较短如截肢部位靠近肩部及肘部患者，难以采集可用的表面肌电信号；③相较于深层肌电信号，表面肌电信号包含的运动特征信息较弱，难以为直觉控制提供丰富解码信息。相对于肌电控制的成熟广泛应用，无论是在上肢假肢还是下肢假肢中，上行感觉反馈技术的研究及开发远远滞后，其挑战在于如何构建感觉反馈接口并形成有效的感觉反馈编码。

上述不足限制了截肢患者与假肢之间的"自然"交互，现有假肢系统给用户的普遍感觉是缺乏直觉控制并剥夺了感觉反馈。

骨整合技术为改善假肢的固定连接提供了可能，同时交互信息更符合残端神经或肌肉信息流特征，增强了人机之间的自然交互。骨整合替代了传统接受腔悬吊固定的方式，将假肢直接整合到残存的骨骼中，不仅避免了接受腔相关不足，还提供生理负重，并改善近端关节的活动范围和骨感知感觉反馈，从而使截肢者能够更好地控制假肢。同时，骨整合为植入式采集或刺激电极提供了可靠和长期稳定的经皮通讯接口，避免了经皮接口感染，使假肢和植入电极之间的长期双向通讯成为可能，从而提高了与表面电极相比的可控性，并实现了感觉反馈。骨整合技术不但为假肢连接提供更好的稳定性，还通过残端骨骼提供包括本体感受反馈（骨感知）在内的感觉反馈，极大地提高了假肢对用户的具身感，即假肢是用户身体的一部分。

（三）仿生控制

根据人体功能的可塑性，一些促进功能恢复和再生的装置，例如生物反馈功能康复技术被设计出来。生物反馈康复治疗是恢复和改善肌肉自主控制能力的主动训练方法，通过视觉和听觉反馈使患者自主控制肌肉收缩，达到对神经-肌肉进行训练的目的。

第二节　假肢矫形工程伦理规范

一、假肢矫形工程的伦理原则和具体规范

在假肢矫形工程的治疗过程中，伦理问题始终是一个不可忽视的方面。首先，假肢矫形器师在评估和设计阶段需要尊重患者的自主权，充分听取其意见和需求；其次，假肢矫形器师在制造和适配阶段需要确保假肢或矫形器的质量和安全性，避免对患者造成二次伤害；此外，假肢矫形器师还需要保护患者的隐私权和尊严权，不得泄露个人信息和病情。

在假肢矫形工程领域还存在一些特殊的伦理问题，在假肢或矫形器的设计和制造过程中，如何平衡患者的个性化需求和经济效益，如何确保假肢或矫形器的可持续性和环保性，这些问题都需要深入的思考和探讨。

（一）有利原则在假肢矫形器领域的体现

1. 个性化定制

假肢和矫形器的设计与制作需充分考虑患者的个体差异，包括残肢形态、肌力状

况、活动需求等因素。通过个性化定制确保假肢或矫形器能够紧密贴合患者身体，提供稳定支持和有效代偿功能，从而最大限度地提升患者的使用体验和效果。这种个性化定制正是有利原则在假肢矫形器领域中的具体体现。

2. 技术创新与应用

随着科技的不断进步，假肢和矫形器的技术也在不断创新，例如：神经控制假肢通过植入电极实现残肢神经信号与假肢的直接连接，使患者能够更自然、精确地控制假肢运动。这种技术创新不仅提高了假肢的功能性，还增强了患者的自信心和独立性。有利原则鼓励和支持技术创新与应用，以促进患者健康利益的最大化。

3. 康复指导与后续服务

假肢和矫形器的使用并非一蹴而就，而是需要长期的康复指导和后续服务。假肢矫形器师应为患者提供全面的康复计划，包括假肢或矫形器的使用培训、日常护理指导以及心理支持等。通过持续的康复指导和后续服务，确保患者能够充分发挥假肢或矫形器的功能，提高生活质量。这是有利原则在假肢矫形器领域中的重要体现。

（二）有利原则的伦理要求

在应用有利原则时，假肢矫形器师需遵循以下伦理要求。

1. 确保患者利益最大化

将患者的健康利益放在首位，确保所提供的服务核心都是为了促进患者的福祉。

2. 尊重患者自主权

在提供假肢或矫形器服务时，应充分尊重患者的知情权和选择权，确保患者在充分了解相关信息的基础上做出决策。

3. 持续评估与调整

对患者的康复效果进行持续评估，并根据评估结果及时调整康复计划和假肢矫形器配置，以确保患者获得最佳的治疗效果。

（三）不伤害原则在假肢矫形器领域的体现

1. 安全性保障

假肢和矫形器的设计与制作需严格遵循安全标准，确保在使用过程中不会对患者造成意外伤害。例如：假肢的材料应具有良好的耐磨性、耐腐蚀性和生物相容性，矫形器的固定装置应稳定可靠，避免在使用过程中松动或脱落导致患者受伤。

2. 适度干预

在为患者配置假肢或矫形器时，假肢矫形器师需遵循适度干预的原则。即根据患者的实际需求和功能状况选择合适的假肢或矫形器类型及配置方案，避免过度干预或干预不足对患者造成不必要的伤害，或对日常生活造成负担。例如：对于轻度肢体功能障碍者可能无需配置累及众多关节的大而重的矫形器，对于重度肢体功能障碍者则需配置功能足够满足矫正或行动需求的矫形器以辅助日常生活。

3. 风险评估与防范

在为患者配置假肢或矫形器前，假肢矫形器师需对患者进行全面的风险评估，包括身体状况、活动能力、心理状况等因素。通过风险评估识别潜在的安全隐患和风险点，并制订相应的防范措施以减少或避免伤害的发生。例如：对存在膝关节不稳定风险的患者，可配置具有稳定膝关节功能的假肢或矫形器，或采取辅助稳定膝关节的踝关节设计，对存在心理问题的患者则需提供必要的心理支持和干预措施。

（四）不伤害原则的伦理要求

在应用不伤害原则时，假肢矫形器师需遵循以下伦理要求。

1. 最小化伤害

在假肢矫形器配置过程中尽量避免对患者造成不必要的伤害，减少可能出现的力线不正、压痛等情况。

2. 充分告知

在配置假肢或矫形器后，应充分告知患者使用注意事项和康复训练要点，减少使用中出现的意外情况。

3. 持续监测与调整

对患者的使用情况进行持续监测，并根据监测结果及时调整假肢矫形器的配置方案或康复计划，以减少或避免伤害的发生。

（五）有利原则与不伤害原则的关系

在实际应用中，假肢矫形器师应综合考虑患者的实际情况和需求，平衡有利原则和不伤害原则的要求。一方面，通过个性化定制、技术创新与应用以及康复指导与后续服务等措施促进患者的健康利益；另一方面，通过确保假肢矫形器的安全性、适度干预以及风险评估与防范等措施减少或避免对患者造成不必要的伤害。只有这样，才能真正实现假肢矫形工程伦理的目标——促进患者的健康福祉。

二、假肢矫形工程的人际关系伦理

（一）假肢矫形工程中的尊重原则

作为伦理学的基本原则之一，在假肢矫形器的应用过程中体现为对患者人格、尊严、自主权及个人选择的全面尊重。其要求医务人员、康复工程师及相关服务提供者在评估、配置、训练及后续支持等各个环节中始终将患者的需求和利益放在首位，确保患者的权利得到充分保障。

1. 无歧视对待

首先，尊重原则要求所有服务提供者对患者应保持无歧视的态度。无论患者的年龄、性别、种族、宗教信仰、经济状况如何，都应获得平等对待和尊重。这意味着在假肢矫形器的配置过程中，假肢矫形器师不应有任何形式的偏见或歧视，确保每例患者都能感受到被重视和关怀。

假肢矫形器师应和蔼地与患者打招呼，对年长者宜用尊称，不可生硬地直呼其名，更不可用门诊号、床位号呼叫患者。同情是尊重的基础，理解是尊重的前提。

2．保护患者隐私

患者的隐私权是人格尊严的重要组成部分。在假肢矫形器的评估、配置及后续服务中，假肢矫形器师应严格遵守保密原则，不得随意泄露患者的个人信息和病情资料。同时在服务过程中应创造私密、安全的环境，让患者能够放心地表达自己的需求和感受。

以脊柱侧弯患者的矫形器配制为例，特发性脊柱侧弯往往发生于青少年，而其中女性患者多于男性。在适用脊柱侧弯矫形器治疗的患者中，年龄在青春期的女性占比相当突出，而从检查开始的矫形器适配步骤总是伴随着对隐私的触及——在对病史和影像资料的收集过程中，患者的个人信息和影像资料都需要进行隐私保护；在进行体格检查时，往往不得不要求患者脱去上衣，进行扫描或者取型时其至需要患者完全暴露皮肤，这对青少年女性而言是非常私密的情况，应当选取一个隐私性良好的房间，在家长陪同下进行，如有可能尽量由同性假肢矫形器师完成操作。

3．知情同意

知情同意是尊重患者自主权的重要体现。在假肢矫形器的配置过程中，假肢矫形器师应向患者详细介绍假肢矫形器的种类、功能、优缺点及可能的风险信息，确保患者在充分了解的基础上做出自主选择；同时应尊重患者的决定权，不得强迫或诱导患者接受某种治疗方案。

4．参与决策

尊重原则还强调患者应参与到假肢矫形器的配置决策过程中。假肢矫形器师应鼓励患者表达自己的需求和期望，共同制订个性化的康复计划。通过参与决策，患者不仅能够更好地理解自己的病情和治疗方案，还能增强对康复的信心和动力。

假肢矫形器师与患者沟通的目的是为患者寻求更适宜的假肢矫形器装配方案，必须严谨、规范、有序；与患者沟通要忌冷淡、忌专业词汇晦涩表述、忌语言粗俗。系统、规范的问诊成为与患者沟通的坚实载体。

随着时代的发展，新的假肢矫形器技术和产品不断涌现，假肢矫形器师还需要不断学习，在假肢矫形器配置工作中引进新技术新方法，为患者提供更好的假肢矫形器选择方案。

5．心理疏导

假肢矫形器的配置往往伴随着患者身体形象的改变和社会角色的调整，这可能对患者的心理产生一定影响。因此，尊重原则要求假肢矫形器师关注患者的心理需求，提供必要的心理疏导和支持；通过倾听、安慰和鼓励等方式帮助患者建立积极的心理状态，更好地应对康复过程中的挑战。

6．情感支持

此外，情感支持也是尊重原则的重要方面。假肢矫形器师应展现出对患者的同情和理解，通过温暖的话语和关怀的举动，让患者感受到被关心和支持。这种情感支持有助于增强患者的归属感和信任感，促进康复进程的顺利进行。

患者、家属对假肢矫形器师的评价取决于最终结果，也取决于假肢矫形器师的同情心、服务态度和职业道德。患者、家属感受到被重视及周到细致的服务就会由衷地尊重、感谢假肢矫形器师。在一定意义上可以说，与患者良好的沟通本身就是一种心理支持、心理治疗。尊重包括对患者家属的同情、理解。假肢矫形器师不能因为患者就医晚延误了疾病的诊治时机就埋怨患者家属。

尊重原则还要求假肢矫形器师对患者情况进行持续评估和改进，通过定期随访、功能评估等方式及时了解患者的康复进展和存在的问题，并根据实际情况调整康复计划。这种持续改进的态度体现了对患者需求的持续关注和尊重，有助于确保康复效果的最大化。

（二）假肢矫形工程的公正原则

在假肢矫形器领域，公正原则体现在多个方面，具体如下：①资源分配的公平性：确保所有有需求的患者都能获得适当的假肢矫形器资源；②服务过程的公正性：包括评估、配置、训练及后续支持等各个环节；③结果导向的公正性：追求患者功能恢复与社会融入的最大化。

1. 普遍可及性

公正原则要求假肢矫形器服务对所有人开放，不因经济、社会地位、种族、性别等因素而有所偏颇。这需要通过政府补贴、医疗保险覆盖、慈善捐赠等多种途径降低患者的经济负担，确保服务的普遍可及性。

2. 稀缺资源的合理调配

面对智能假肢、外骨骼机器人等高端、稀缺医疗资源，公正原则要求专业的分配机构作为分配决策者，坚持医学标准优先，确保资源能够公正地分配给最需要的患者。如今智能假肢或矫形器常常达到数十万元，对于很多患者而言是遥不可及的天文数字，而能否得到这样高价且高性能的假肢或矫形器改善自身的日常生活引发了人们的思考。这为假肢矫形器的临床应用带来了挑战。

3. 标准化服务流程

假肢矫形器的配置应遵循标准化的服务流程，包括接待、检查、评估、处方开具、协议签订、配置前的准备、康复训练及后续跟踪等。这一流程确保每例患者都能获得全面、专业的服务，减少因服务不一致导致的不公。

4. 个性化定制

在标准化服务的基础上，强调个性化定制。每位患者的身体状况、功能需求及生活环境各不相同，因此，假肢矫形器的配置需充分考虑个体差异，确保假肢矫形器既能满足患者的功能需求，又能提高生活质量。

5. 功能恢复的最大化

公正原则的最终目标是实现患者功能恢复的最大化，这要求假肢矫形器的设计、制作与康复训练均围绕患者的实际需求展开，通过科学评估、精准配置与有效训练，帮助患者最大限度地恢复或代偿失去的功能。

6. 社会融入的促进

功能恢复不仅是生理层面的，更是心理与社会层面的。公正原则鼓励假肢矫形器服务关注患者的社会融入问题，通过提供心理支持、社交技能训练等服务，帮助患者重建自信，更好地融入社会。

为确保公正原则的有效实施，我们需建立完善的伦理监督机制与改进机制。一方面，通过设立伦理委员会、加强行业自律等方式，对假肢矫形器服务进行全程监督；另一方面，鼓励患者、家属及社会各界参与监督，及时反馈服务的问题与不足，促进服务的持续改进与优化。

三、假肢矫形工程伦理问题

（一）当下的假肢矫形工程伦理问题

1. 隐私保护问题

智能假肢、矫形器可收集使用者的肢体动作数据（包括角度、加速度等）或定位数据为其运动模式提供参考，这些数据不仅涉及个人身体状况，还可能揭示生活习惯、行为模式甚至心理状态，这种深度数据收集引发了一些隐私担忧。用户往往不清楚数据是如何被收集、存储和使用的，是否存在被不当利用或泄露的风险。因此，如何规范数据收集与隐私保护，成为亟待解决的问题。

2. 数据安全与防护机制

尽管智能假肢或矫形器公司采取严格的加密措施，但数据泄露事件仍可能发生。这要求企业不断升级安全技术，确保即使数据被非法获取也无法被轻易解读；同时对于数据的存储和处理应遵循最小化原则，只保留必要的数据，及时删除不需要的信息。建立强大的数据安全防护机制是保障用户隐私的关键。

3. 数据所有权与科研工作

智能假肢或矫形器公司收集的数据可用于改进产品和服务或进行健康研究，这种数据共享在推动科技进步的同时也可能侵犯用户的隐私权。用户应明确知晓并同意数据的使用方式，且数据的使用和分享必须严格遵守相关法律法规。此外，用户数据的所有权应得到尊重，任何第三方在未经用户同意的情况下不得擅自使用或贩卖这些数据。

4. 社会接受度与道德观念

智能假肢和矫形器的应用还引发了社会接受度和道德观念的讨论。在智能穿戴设备领域已经出现这样的例子，例如智能眼镜设备将实时采集用户的视觉焦点，同时捕捉周围的画面信息，这样的信息采集不但影响使用者，对处于同一场所其他人的肖像或隐私权也有影响。当下一些场所甚至出台了禁止佩戴智能眼镜的禁令，显示出社会对这类设备的担忧。随着技术的进步和智能化程度的提高，智能假肢和矫形器也将面临这些质疑或者抵触。如何在保障隐私与促进社会接受度之间找到平衡仍是一个长期课题。

5. 法律法规的完善与监管

涉及公民电子信息保护的工作已经出台了一些相关的法律法规，例如：全国人大常委会《关于加强网络信息保护的决定》规定国家保护能够识别公民个人身份和涉及公民个人隐私的电子信息。任何组织和个人不得窃取或者以其他非法方式获取公民个人电子信息，不得出售或者非法向他人提供公民个人电子信息。但是在智能假肢和矫形器领域，尚没有政策出台细节，提示着这一行业可能存在的漏洞，需要相关部门进行填补。

综上所述，智能假肢和矫形器在引入新技术、带来更好的运动辅助效果的同时，也引发了一系列新的伦理问题，涉及隐私保护、数据所有权、数据安全、伦理边界、社会接受度、个人自由意志以及法律法规等多个方面。这要求假肢矫形器师在科技发展与伦理道德之间找到最佳平衡点，确保其在增进人类福祉的同时不侵犯个人隐私和自由意志。

（二）未来的假肢矫形工程伦理问题

人类与技术的关系日趋复杂。许多人都依赖智能手机、笔记本电脑和 GPS 设备等工具。当技术不仅可以帮助人，还可以直接替代人体某些部分或功能时，技术对生活的影响更为显著。

脑机接口假肢产生的伦理问题值得关注，假设存在这样一个案例：一名机械工程师因外伤右肘部以上截肢，在医院进行了1年的积极康复治疗后，自愿与某研究团队合作，开发一种由脑机接口系统控制的先进机器人假肢，植入其大脑中的电极和芯片组采集分析神经信号，并通过无线连接将信号发送到机械臂假肢。

如果采用不同形式的技术，一个人的身份也可能会被扩展，用于控制智能假肢的脑机接口也可用于控制独立辅助设备，比如机械臂。在这种情况下，手臂即使发挥作用，也不再需要永久地附着在其身体上。该设备可能以无线方式连接到脑机接口，以便其能轻松控制该设备。如果该设备有足够的范围和可操作性，也许能够将其发送到隔壁房间执行一项任务——给她倒一杯饮料或者拍拍孩子入睡。这种离体的机器人"手臂"看起来更像是某种工具，还是说她也能将这样的手臂视为"她的手臂"？在后一种情况下，人们对身份的共同理解将经历根本性的转变。

如果假肢能够为其提供更大的力量或耐力，并让其能够取代其他几名工人完成一项工作。这样的设备能为其带来竞争优势吗，是否会以某种方式给其带来特权，或者带来以传统的方式（例如通过力量或耐力训练）无法获得的好处？在这种情况下，"正常人"和"使用假肢者"之间的界限将被打破，为追求功能的提升而将已有肢体更换为假肢的现象将会发生，并带来新的伦理问题。

脑机接口假肢还有另一个令人忧虑的问题，即什么信号是一个人的意图，而不是转瞬即逝、支离破碎、放弃的想法。假设脑机接口智能假肢正在驾驶机动车，并且在一瞬间产生了"不当"的想法，而她的假肢可能收集信号，并且确实做出了这一行为。那么其主观想法和客观行为将会发生冲突。于是"什么样的想法应当被执行"成为了脑机接口假肢必须考虑的伦理问题。

此外，脑机接口假肢还有显著的隐私问题，对数据的收集、存储和处理较现有的假肢或电子设备更为敏感。

脑机接口假肢涉及的伦理问题十分复杂，因此，虽然目前市面上尚未有此类产品出现，但这一问题不得不提前纳入考虑。

第三节　假肢矫形工程伦理挑战及应对

一、假肢矫形工程的伦理挑战

以旋转成形术为例阐述假肢矫形工程面对的伦理挑战，解答临床中常见的一个假肢矫形工程伦理问题，即保功能、保肢体还是保外观？

儿童恶性骨肿瘤的保肢手术一直是骨肿瘤医生面对的巨大挑战。罹患此疾病的患者常常因为骨骼过小而没有可用的假体；同时又因生长潜力巨大，历经反复手术后下肢仍然不等长，遗留严重残疾；而伸膝装置因肿瘤累及，手术部位存在感染或者软组织覆盖不良都将导致保肢失败，可能不得不进行高位截肢手术。

一名芭蕾舞者自6岁开始学习芭蕾，是一位颇有天赋的小舞蹈家，但是在9岁时，她在滑冰的时候突然摔倒，做检查后发现是骨肉瘤，肿瘤长在膝关节附近。为了保住性命，多数医生给她的建议就是截肢。但这让她很难接受，对于她而言，失去一条腿意味着此生将无缘于舞台。

但保肢手术面临的问题依然很多。保肢手术的主要思路是切除病变骨后，使用其他东西来填充缺损处。但她年仅9岁，骨骼仍在生长，切掉患处意味着同时切掉了骨骺，患肢的生长速度难以赶上健侧肢体。即使手术成功，最终也面临着两条腿一长一短的局面。

那能否人工解决保肢患者长短腿的问题？其实临床上还有一种方法，即利用可延长假体植入患者体内以调整长度。但可惜的是，目前该技术并不成熟。在实际临床中，远期肿瘤假体会松动，因为肿瘤手术会切除大量软组织，对假体的附着和稳定性很差。20年后，80%的人都需要更换假体，而二次手术的难度比第一次大得多。

后来，她接受了一种叫做旋转成型术的手术，这种手术于1930年首次用于一位股骨缺损患者中。具体方法如图10-3所示，将病变部位连同膝关节一起切除，再将小腿的下半部分旋转180°，与大腿的上半部分相连。

这样做的原因是为了让踝关节代替膝关节的功能，相当于将腿截肢后又补上一个膝关节。旋转成形术的实质是将膝上截肢转变为膝下截肢，保留了更长的肢体，用踝

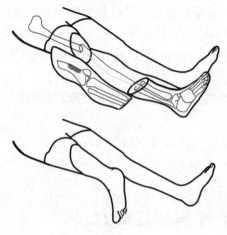

图 10-3 旋转成形术示意

关节代替步行中重要的膝关节,使行走更加省力,同时新的关节有一定的自主屈伸功能。

后来的事实证明,她的腿在功能方面几乎与常人无异。她参加了很多芭蕾舞比赛,获得了优异的成绩。

一项随访调查显示,在61例下肢肉瘤旋转成形术患者中,85%的患者积极参加高水平运动,例如滑雪、跑步、摔跤和长曲棍球。旋转成形术可以为患者提供接近正常的功能康复和真正持久的体育活动的可能性。

那么为什么这样的一项手术,实际患者的采用率不高?"这太可怕了,像个怪物。""我宁愿截肢,也不想变成这个样子。"这是很多患者看到手术示意图时的第一反应,也是旋转成形术在推广过程中遇到的最重要的问题——患者在心理方面难以接受。

其实,旋转成形术的适应征是非常狭窄的,适用于肿瘤过大、累及伸膝装置、软组织侵犯广泛、髓腔直径过小无可用肿瘤假体、肿瘤假体松动或感染,且生长潜力较大、年龄小的儿童。换句话说手术是在保肢无望、只能截肢的情况下进行。

之所以限定得如此严格,不只是因为医学问题,还有心理问题。在能正常保肢时,没有人会选它,人们都想拥有一条完整的腿,即使保肢手术会有各种各样的并发症,但人们也往往选择接受。只有在面临各种问题只能截肢时,旋转成形术才会被代替截肢。而之所以限定于儿童,也不是因为成人不能做,而是因为其在成人中极不受欢迎,成人普遍对术后的外形很抵触。对接受旋转成形术10年后的22例患者进行的一项调查显示,几乎一半的患者声称手术对社交、亲密关系、身体形象等有负面影响。但是进行评估后发现,与健康的同龄人相比,其社会心理适应或生活满足感没有降低,换句话讲,旋转成形术患者的日常生活与其他保肢患者相同。

因为适应征非常严格,加上患者心理接受度低,膝关节附近骨肉瘤患者很少做旋转成形术,据调查,这一比例在国内最多占3%左右。

这反映了在有利原则中,对于相似生理条件的不同患者,其利益最大化的表现不同的现象。部分患者重视功能,而对外观因素需求不高;部分患者对外观需求高,但对功能需求较低。假肢矫形器师和骨科医生针对此种差异,要在广泛地给出案例参考的同时,详细描述不同方案的利弊,并且针对患者具体需求给出不同的参考意见。

患者需求的偏好可能并不是固定的,例如:表面极度重视外观的患者可能并不知道自己有达成功能的潜力;看似重视价格的患者可能并不知道花费更高的方案所具有的外观或功能优势;显然,患者当然更倾向于选择多者兼顾的方案。这就要求假肢矫形器师和骨科医生在描述方案时足够细致,并且能够敏锐捕捉到患者的需求;同时也要求其与时俱进,能够随科技的进步提供更多更好的治疗方案。

二、假肢矫形工程的伦理应对

以针对不同康复需求的假肢与矫形器选择为例,本段将讨论假肢矫形工程的伦理应对,解答临床中常见的另一个假肢矫形工程伦理问题,即院内康复、居家康复还是回到社会?

人们常言,康复的最终目的是回归家庭、回归社会,然而这一问题对不同患者而言有不同概念,实现起来难度也不同。

有一个现象非常常见,临床康复患者将"恢复到和普通人一样"作为康复目标,认为完全恢复了功能,自然就能实现对家庭和社会的回归。为达到这一目的,患者往往长期住院进行康复训练,结果在不断的重复训练中因功能改善逐渐变缓,渐渐丧失对回归家庭和社会的信心,这一现象尤以青年患者最为突出。

也正是这一心态的存在,临床中功能性矫形器的使用备受抵触,因为这似乎意味着"对回归健康的放弃",仿佛是在提示使用者"是具有身体残疾的,和健康人有异的",因此其宁可"暂时"保持较差的活动能力,也不愿意"借助外物"进行日常活动,最终可能永远脱离不了医院,反而不如一些虽然自身活动能力较差,但是善用功能性矫形器、康复辅具进行日常生活甚至工作的人,进而对自身、家庭和社会都产生持续而严重的负担。

世界卫生组织发表的《国际功能,残疾和健康分类》(International Classification of Functioning, Disability and Health)为这一现象提供了有力的指导,指出一个人的活动能力取决于自身状况和环境状况的共同作用,任何人在日常生活中都可能成为功能障碍者,同样地,任何人在环境条件充足的情况下都可以毫无障碍地进行活动。肢体活动能力的匮乏并不意味着与普通人日常生活的脱轨,而是可以借助假肢、矫形器、康复辅具达成与其他人无异甚至更好的生活。

在脊髓损伤者的康复中,这类选择的情况尤为常见,腰椎损伤甚至胸椎下段损伤者可借助膝踝足矫形器或交替步行矫形器进行功能性步行,也可以借助轮椅进行移动,同时可进一步选择电动轮椅、站立式轮椅甚至机械外骨骼产品。但无论作何选择,假肢矫形器师都应当结合患者自身情况提供参考信息和心理疏导,帮助其最终实现走出病房、回归社会的目标。

这一矛盾涉及有利原则中确保患者利益最大化和尊重患者自主权等方面,不同患者对自己的需求理解不同,符合其利益最大化的手段自然也不同,但自主权建立在患者对所涉及的假肢、矫形器、康复辅具等辅助手段足够了解的基础上,这意味着假肢矫形器师必须针对这些内容对患者做出足够详细的说明。

同时,不伤害原则中的充分告知和及时监测与调整也在这一环节中有所体现,对假肢、矫形器的使用说明不当,或者没有及时对假肢和矫形器的适配情况、使用情况做出监测,就可能出现适配不良或使用不当,影响康复效果,甚至对肢体产生进一步伤害的结果。

第十一章 重症康复伦理

第一节 重症康复概述

一、重症康复及其相关概念

重症康复（rehabilitation in intensive care unit，RICU）通常是指多学科团队针对危重症患者在其病情允许范围内，于监护环境下实施的康复治疗，旨在改善患者功能、缩短ICU停留时间、预防并发症，最终减少由原发重症疾病带来的功能残疾。

国际功能、残疾和健康分类基于"生物-心理-社会"理论模式，强调健康是个人身体功能与身体结构、活动、参与和背景性因素交互作用的结果。目前，重症医学对危重症患者的救治侧重于通过临床药物或各种生命维持系统作用于机体结构和功能水平，旨在维持和恢复解剖结构及生理指标的稳定，如应用血管活性药物、呼吸机、体外人工膜肺（ECMO）等对急危重症患者进行抢救和延续性生命支持。虽然重症医学的技术进步降低了危重症患者死亡率，但也带来了新的次生问题。研究发现，大部分ICU患者住院期间及出院后出现继发的生理、认知和/或精神健康等功能障碍，即重症监护后综合征（Post-Intensive Care Syndrome，PICS），这对其顺利转出ICU以及之后的生活质量造成严重困扰。重症康复干预的现实意义除了改善个体结构和功能外，更关注其活动与参与能力。考虑患者的个人、家庭和职业等背景性因素，制定个性化康复服务，以帮助患者早日转出ICU，更好地回归社会。

重症康复在概念方面易与急性期康复和早期康复混淆，后两者强调的是康复实践的时效性，介入时机是在损伤或疾病的急性期或早期，但患者不一定会达到重症状态，而重症康复强调的是对重症、需要加强监护和生命支持的患者开展康复，三者既有重叠，又有不同。但相同的逻辑是无论重症康复还是急性期或早期康复，都是通过将康复治疗前移使患者改善功能障碍，协助其提高整体疗效和生活质量。

二、重症康复的内涵

重症康复的流程与常规康复治疗流程大致相同，主要包括康复评估、确定康复问题、设立康复目标、制订康复方案（适应证、禁忌证、注意事项及对治疗技术改良的考虑）、落实康复方案、再塑患者社会角色等内容。与一般康复流程不同的是，重症康复要求紧密结合临床诊断，做好病情评估，在治疗时密切关注患者状态、实时反复核对，根据患者器官功能水平变化，及时更新康复目标和治疗方案。这是由于重症康复的实施对象是危重症患者，这类患者往往仍处于救治阶段，病情变化较快，不确定性较大，实施康复治疗的风险和获益评估更加复杂。因此，重症康复的具体实践往往需要多学科团队进行综合协作治疗。重症康复团队包括重症医生、康复医生、相关临床医生、ICU 护士、康复治疗师（物理治疗师、作业治疗师、言语治疗师、假肢矫形师）、呼吸治疗师、营养师以及心理治疗师等多学科成员，在整个过程中需以重症医生为主导，保持紧密沟通。团队人员比例应能满足患者在重症环境下进行早期的移动和康复治疗。

康复的评估内容包括意识和认知、镇静、谵妄、疼痛、主/被动关节活动度、肌力、肌张力、感觉、平衡、转移、步行、呼吸情况等；康复治疗方法则包括物理治疗、作业治疗、言语治疗和呼吸治疗等，治疗应根据不同独立水平患者的具体情况而定，具体内容包括但不局限于体位摆放、主/被动关节活动度训练、早期活动、呼吸管理、日常生活活动能力训练（穿衣、进食、个人卫生等）及吞咽言语训练等方面。

目前，国内外的重症康复模式主要有两种，具体如下。①ICU 床旁康复：康复团队去其他医生负责的 ICU 病房开展床旁康复；②重症康复病房：患者由康复科负责，在 ICU 中接受 24 h 密切的医疗监测和护理，同时接受早期积极的康复训练。

值得注意的是，与常规康复治疗相比，重症康复需要在平衡医疗安全和效益比的基础上多次设定阶段性目标。依据康复阶段目标不同，康复内容亦有所不同。①预防性康复：这类康复手段包括维持重症患者肢体处于良好的姿势，以预防肢体痉挛的出现；定时由专人翻身，以预防压疮；定时肺部排痰护理，以预防肺炎；其他如利用各类智能化设备制动关节，利用神经肌肉电刺激诱导肌肉收缩，以预防肌肉萎缩和深静脉血栓形成等。这些预防性康复介入手段具有能量消耗低、不需要患者参与的特点，是最安全的重症康复方法，适用于昏迷、气管切开、不能主动参与康复的重症患者。②被动性康复：这类康复手段主要是通过设备带动患者完成肢体的关节活动、肌肉收缩，具体方法包括智能性踏车、神经肌肉电刺激、非侵入性脑刺激技术（如经颅磁刺激、经颅直流电刺激）等。由于此类干预手段也不需要患者主动参与，不会增加患者的体能消耗，安全度高，因此适用于昏迷患者和清醒但不能主动活动的重症患者。③有条件的主动康复：这类康复手段是指在确保安全的前提下，让清醒的重症患者适当地参与一些力所能及的活动，以加快康复进程、缩短卧床时间、及早离床或离开重症监护病房。对于清醒可以活动的重症患者，可以考虑选用此类康复手段，让患者主动参与康复。例如，心肺或躯干手术后的四肢活动、脑卒中（大面积梗死或出血）或颅脑外伤导致一侧肢体偏瘫但神志清醒者对侧肢体的主动活动。

三、重症康复的国内外发展现状

国外重症康复开展较早，实践经验较丰富。1940 年，美国医生 Levine 等建议对急性心肌梗死患者采用"椅子疗法"，即在心肌梗死事件后第 1 天起，让患者下床坐在椅子上，每天坚持坐 1~2 h，这种让心肌梗死患者早期下床活动的理念标志着重症康复概念雏形的形成。Morris 等于 2008 年发表了一项对机械通气患者进行早期活动的前瞻性研究，该研究的运动策略采用循序渐进的运动方式，且基于患者的意识状态、耐受性和运动执行能力等，从床边静坐、扶着椅子移动逐步进展到坐在椅子上，最后实现独立行走。研究结果显示，早期活动组较对照组下床活动更快，并且平均住院日缩短。2009 年，Schweickert 等进行了重症康复领域具有里程碑意义的前瞻性的随机双盲试验，结果显示，在 ICU 中对机械通气患者进行早期物理治疗和作业治疗安全且耐受性良好，并且在出院时可较常规治疗组获得更好的功能结局，谵妄持续时间更短、无机械通气天数更多。Morris 和 Schweickert 的开创性研究奠定了重症康复的实践地位。2015 年美国重症医学会在全美 68 个学院、社区和联邦 ICU 中发起了一项包含早期活动康复的 ABCDEF 集束管理研究项目，共纳入 15 000 多例患者，结果显示完整执行该管理流程可改善 7 种不良结果，分别为 7 天内住院死亡、次日机械通气、昏迷、谵妄、身体约束、ICU 再入院、出院到家庭以外的其他机构，集束执行的比例与上述临床结果的改善之间存在正向影响关系。

目前国内学者已逐步认识到在 ICU 开展重症康复的重要性，但具体临床应用还在不断实践。南方医科大学南方医院自 2010 年就已开设重症康复，目前该医院的重症康复模式除 ICU 床旁康复外，还将神经内外科 ICU 无需生命救治但仍留置气管插管及其他支持管道的重症患者进行集中管理，提供康复治疗服务。四川大学华西医院康复医学中心则通过前移康复为神经外科、神经内科、重症医学科、心脏内科、心脏外科、烧伤科及肺癌中心等科室的重症患者提供康复服务。2011 年西南医院较早建成 500 余平方米的烧伤康复治疗区，组建了包括康复医师、护士、治疗师及心理咨询师等在内的专业烧伤康复团队，系统开展了物理治疗、作业治疗及心理康复治疗等工作，并在重症烧伤早期康复、音乐治疗及烧伤儿童夏令营开展等方面进行了积极探索。此外，中国康复研究中心、和睦家等康复医院也已积极开展了重症康复，为曾经无法接受康复治疗的 ICU 重症患者提供更好的康复治疗服务。

虽然重症康复的重要性和价值已经得到了广泛的肯定，引起了国内外医学界的高度关注，但囿于学科实践习惯和医疗资源相对不足等客观因素，目前国内外重症康复实践及学科建设仍处于早期阶段。加拿大三所附属教学医院开展了 138 例 ICU 医生的调查研究，调查对象包括 ICU 的临床医生、护士、物理治疗师、作业治疗师、呼吸治疗师，只有 11.6% 的临床医生认为早期 ICU 移动性康复是必要的。多项研究显示，目前重症康复覆盖面较广，重症康复仍在标准化过程中。

第二节　重症康复伦理规范

一、重症康复的伦理原则和具体规范

如上所述，重症康复是一门年轻且快速发展的学科，其实践环境和实践对象均有别于常规康复治疗,在具体操作过程中不仅要重视康复技术的提升和合理性,还要处理好多学科医医关系、医患关系以及医社关系。因此,医学伦理原则是重症康复实践的重要指导依据。

(一)重症康复中的伦理原则

1. 尊重原则

重症康复实践应尊重患者自主权、隐私权及人格尊严。早期重症患者经常有意识不清或认知障碍,这会影响患者行使自主权,这时的决策往往来源于与患者家属或代理人的沟通。重症康复医师需提供必要的医学专业知识,详细解释各种康复方法的利弊、预期效果及可能的风险,确保患者家属或代理人在知情的情况下做出合理决策,帮助选择最适合患者的康复路径。例如,对于一例重症脊髓损伤患者,在决定是否进行手术干预结合康复训练时,康复医生需向患者说明不同方案的前景,患者经过思考后决定是否接受手术,这充分体现了对患者自主权的尊重。此外,患者的病情、治疗记录等个人信息应被严格保密,无论患者的病情多么严重,医护人员始终要以尊重和关爱的态度对待患者。重症康复过程中,医护人员不可随意泄露患者的隐私,确保患者的个人生活和尊严不受侵犯,如在病房安排和病历管理方面采取严格的保密措施,只有授权的医护人员才能查看患者信息;不因患者身体功能障碍或外貌改变而歧视或轻视,如医护人员在对重症烧伤患者进行康复治疗时,要注意保护其自尊心,避免不当言语和行为给患者带来心理伤害。

2. 不伤害原则

安全性评估是重症康复工作的重中之重,遗憾的是目前尚缺乏完全统一的评估标准。在实践过程中,重症康复团队应以患者病情为中心,充分结合临床诊断和功能评估制订合理康复方案,康复治疗方法和手段经过严格的科学验证,避免不当治疗或举止给患者带来进一步的生理或心理创伤。特别是在进行物理治疗、运动训练等康复活动时,康复师需根据患者的身体状况调整强度和难度,防止过度训练导致肌肉拉伤、关节损伤等继发伤害。例如在为重症骨折患者进行康复训练时,要逐步增加训练强度,密切观察患者的反应,确保训练过程安全;医护人员注意自己的言行举止,避免给患者造成心理伤害;医护人员需要以积极、鼓励的态度与患者交流,增强患者的康复信心,如在面对康复进展缓慢的患者时,不能表现出不耐烦或失望,而是给予鼓励和支持。

3. 有利原则

重症康复团队应结合专业指南和患者本身实际评估结果制订个性化康复方案,如同样是脑卒中患者,年轻人的基础器官储备功能好于老年人,对其康复方案的制定可以适当激进,当患者生命体征平稳后立即启动康复程序,帮助其尽快恢复肢体功能和语言能力,反之对老年患者应相对保守;重症康复工作者应依据患者病情变化及时调整康复治疗方案,不断学习和引进新的康复技术和方法,实时优化康复技术,为患者提供更有效的康复治疗。例如采用机器人辅助康复训练、生物反馈技术等提高康复效果;同时应在具体工作中注意关注患者心理健康,提供心理支持和辅导,帮助患者克服康复过程中的心理障碍，以积极的心态面对康复挑战，如为重症患者组织心理支持小组、定期安排心理科会诊或增加家庭成员探视及康复治疗参与，让患者与患者、患者与家属之间相互交流、鼓励，增强患者的康复信心。

4. 公正原则

当前重症康复仍处于学科建设早期，医疗资源相对短缺，实际工作缺乏统一管理标准，因此在具体实践中要特别重视公平原则，包括资源分配公平、治疗机会平等，医疗服务质量均衡。首先在资源有限的情况下，重症康复管理团队应根据患者的病情严重程度、康复潜力等因素合理分配康复资源，确保最需要的患者能够得到足够的支持。例如，在分配康复设备和专业医护人员时，优先考虑病情危急且康复希望较小的重症患者；其次在具体分配中，不论患者的社会地位、经济状况、种族、性别等因素，所有符合康复条件的重症患者都有平等接受康复治疗的机会，医院不应拒绝为经济困难的患者提供康复服务，而应尽可能通过医保、慈善救助等方式保障患者的治疗权利；国内地域间医疗资源分布不均衡，康复医疗服务质量存在客观上的差异，未来应通过加强基层医疗建设、开展医疗帮扶等措施，提高偏远地区和基层医院的康复服务水平，努力缩小地区之间、不同医疗机构之间的康复服务差距，确保不同地区的重症患者都能享受大致相同质量的康复服务。

（二）重症康复伦理在实践中的具体规范

1. 在重症康复开始阶段，要坚持遵循科学性原则与伦理学原则相统一，将医疗行为建立在对科学的文献和相关知识十分熟悉的基础上，选择合格的专业人员承担重症康复工作，重症医生应给予及时的病情变化评价，把握好重症康复强度。具体实施过程涉及多学科多方面人员参与，常需要采用多种治疗方式，可能出现各医疗人员协调不充分、治疗时间冲突、治疗理念不一以及患者和家属沟通倾向不一等问题，需要在确保对患者有利的原则下处理好医疗团队内部不同学科之间的医医关系、医患关系乃至医社关系，最大可能地减少伦理冲突。

2. 在康复过程中，治疗费用和康复预期往往是重症患者和家属关注的焦点。在重症康复实践中应注意与患者及其家属充分沟通，对患者的康复预期要有科学合理的评估，尊重客观事实，不刻意夸大康复本身作用；在患者病情允许和家庭医疗费用可承受范围内，及时做出对患者最有利的康复方案。

3. 在患者转出重症监护室时，还应做好重症康复的个性化过渡治疗。目前，多数医院重症监护室和普通病房不论从生命支持设备和人员配置等硬件还是医疗服务强度等软件进行比较，都有较大差别，因此对于大部分重症患者而言，在转出ICU到普通病房的过渡中存在一定的客观风险，从对患者有利和不伤害的伦理原则出发，重症康复方案在过渡期的执行应予以综合调整，如脑外伤、脑卒中后神经功能障碍患者，容易由于各种原因导致脱机、拔管困难，反复肺部感染，这部分患者在转出重症监护病房时往往需要在高依赖过渡病房（high dependency unit，HDU）进行一段时间康复治疗以便更好达到转回普通病房的身心状态。简言之，重症康复不仅要对当下ICU患者康复做出合理安排，还应从伦理角度对部分患者做好后续过渡期的个性化康复保障方案，这也是重症康复中伦理关怀的重要体现。建议在有条件的医院尝试伦理学查房等工作形式，以便更好地做好重症康复工作的全流程伦理管理。

二、重症康复的人际关系伦理

除了以上伦理学基本原则外，基于康复对象的特殊性和医疗经济学的敏感性，重症康复过程中应格外重视人际关系伦理，以下两个方面尤为重要。

（一）沟通与共同决策

重症患者病情变化较快，康复决策的时效性和合理性往往会对临床转归造成一定影响。其中，重症康复团队内部以及团队与家属的沟通和共同制订决策是日常工作的重要内容。家属往往成为患者的决策者，尤其是在患者无法自行做出决策时。医护人员应向家属提供充分的病情和预后信息，并尊重家属的意见；同时，重症康复团队不同专业人员之间应保持及时沟通，基于专业知识分清轻重缓急，做出有利于患者的决策。

（二）人文关怀

重症康复是在患者较为虚弱的情况下进行的，因此往往伴随着一定的风险和不适感，在此过程中应重视人文关怀，培养患者和家属的依从性，这有助于改善后续康复治疗效果。在重症康复治疗、康复护理各个环节均应强调人文关怀、尊重和爱护患者，加强患者/家属与医护、康复团队之间的信息沟通与互动，满足其心理需求，提高患者与家属对康复团队的满意度，持续改善康复治疗依从性。

三、重症康复的伦理问题

作为一门相对年轻的细分学科，重症康复对现有医学伦理内容起到丰富和补充作用，但限于发展时间尚短，重症康复伦理不可避免地存在一些有待解决的问题。

（一）重症康复目前普及仍然不够，对患者可及性较低，这是制约重症康复伦理发展的客观因素

重症康复的实施应以患者为中心，基于循证医学证据组建多学科协作的康复团队，对患者开展个性化康复训练。理想的重症康复团队应包括专科医师、康复医师、临床药剂师、物理治疗师、呼吸治疗师、营养学家、护士、临床心理学家、家属、护工等。目前，成建制的重症康复团队仍有较大缺口，实际开展重症康复的机构不够普遍，康复评价和实践体系仍缺乏统一的标准，以上因素影响了伦理学原则在重症康复领域的应用和发展，这也表明重症康复伦理和重症康复实践是互相伴随成长的，发展重症康复是重症康复伦理完善的根本。

（二）行业和社会共识不足是制约重症康复伦理发展的主观因素

无论是重症医学临床从业人员还是患者及其家属，甚至康复人员自身，对重症康复伦理的认识还远远不够。首先，传统重症临床人员对开展重症康复的接受度还不够高，与康复医生和治疗师的内部沟通不足，这是重症康复团队存在的共性问题。此外，患者和家属基于传统医疗认知，对重病静养意识认同度高，对重症康复接受度尚不足，这就使重症康复伦理在实践中的沟通和管理边际成本较大，需要更多的风险管控。

第三节 重症康复伦理挑战及应对

一、重症康复的伦理挑战

在未来的重症康复工作中，伴随新技术新设备的不断涌现、社会经济以及价值观的不断发展和演变，传统康复医学的边界正在被快速打破，康复医疗模式正在加速更替，这些推动因素在给患者带来更多希望的同时也给重症康复带来了更多的伦理挑战，如何更好地构筑重症康复伦理基础、更好地应对挑战，是一个值得持续研究的课题。

（一）康复新技术带来的伦理挑战

1．技术不确定性带来的风险评估难题

重症康复新技术往往处于发展初期，其疗效和安全性存在一定的不确定性。带来的伦理挑战是如何准确评估新技术给患者带来的风险与收益。一方面，新技术可能为患者带来更好的康复效果，如脑机接口、先进的机器人辅助康复技术可能提高患者的运动功能恢复速度；另一方面，由于新技术的不确定性，患者可能面临未知的风险，如不良反应、并发症等，由此带来新的伦理问题。因此，对于康复新技术、新设备，医生和康复团队首先要做到充分了解，应更加谨慎地进行风险评估，充分告知患者及其家属新技术的潜在风险和收益，确保患者在知情的情况下做出决策。

2．公平分配资源的困境

康复新技术通常成本较高，这可能进一步加大资源分配的不公平，有限的医疗资源如何合理分配给不同患者成为一个伦理难题。那些能够支付得起新技术费用的患者可能更容易获得更好的康复机会，而经济条件较差的患者则可能被排除在外。这就需要建立公平合理的资源分配机制，确保重症康复新技术能够惠及更多有需要的患者，而不是仅仅成为少数人的特权。

3．隐私与数据安全问题

重症康复新技术往往涉及大量患者数据的收集和分析，如生物传感器数据、康复训练数据等。这些数据包含患者的个人隐私信息，一旦泄露可能对患者造成严重的伤害；同时新技术的发展也可能带来新的隐私风险，如数据被黑客攻击、滥用等。因此，保护患者的隐私和数据安全成为重症康复新技术面临的重要伦理挑战。相关机构和人员需要采取严格的安全措施，确保患者数据的保密性、完整性和可用性。

4. 技术发展与人文关怀的平衡

新技术的应用可能使康复过程更加高效和精准，但也可能导致人文关怀的缺失。例如，过度依赖机器人辅助康复可能减少治疗师与患者之间的直接互动和情感交流。在重症康复中，患者不仅需要身体方面的康复，还需要心理方面的支持和关怀。因此，如何在利用新技术的同时保持人文关怀是伦理学需要思考的问题。康复团队应注重与患者的沟通和交流，关注其心理需求，为患者提供全面的康复服务。

5. 科技进步与伦理观念的滞后

重症康复是近年来新技术和新治疗方法最为活跃的领域，人工智能辅助康复、基因治疗等新技术、新方法不断涌现。相比较而言，医学伦理观念的更新往往相对滞后。从历史经验看，这种错位发展往往导致在实践中出现新的伦理困境，如智能化新技术和基因治疗均有可能在提高康复效果的同时带来未知的风险和伦理问题，康复工作者需要在积极应用新技术时不断反思和完善伦理规范，以确保技术的合理应用建立在患者有利等伦理学原则之上。

（二）社会发展及价值观的演变带来的伦理学挑战

1. 多元化文化价值观的冲突

现代社会快速发展使专业信息获取渠道大幅增加，价值观也日益多元化，不同人群对于重症康复的预期和意义可能有不同的理解。一些人可能更注重生命的质量，认为在某些情况下，如果康复后的生活质量严重低下，可能不倾向进行积极的重症康复治疗；而另一些人则可能秉持生命至上的观念，希望无论康复前景如何都能全力救治。这种价值观的冲突给康复团队带来巨大的评估难题。如何在充分尊重不同价值观的同时坚持科学性原则，做出最有利于患者的决策和康复方案，这是重症康复执行团队必须面对的伦理挑战。

2. 个人权益与集体利益的权衡

社会价值观演变和法律法规的健全使每个人对自身权益的敏感度和诉求增强，在决策过程中患者和家属可能更强调个人的意愿和权利。然而，重症康复工作往往涉及医疗资源的分配，这就需要执行团队在个人权益与集体利益之间进行权衡，例如在重大疫情状态下，当有限的康复资源面临众多患者需求时，客观物质和人力条件覆盖不到每一个重症患者的康复需求，是以生命功利主义进行重点化、区别化分配，还是坚持绝对平等主义，这似乎是一个永远没有统一答案的伦理问题。

3. 社会经济发展和文化价值观变迁带来对生命尊严的重新定义和审视

随着社会物质层面的富足，对人权和生命尊严的关注度不断提高，人们对重症患者的康复过程也有了更高的要求。在重症康复工作中，不仅要关注患者的生理功能恢复，还要考虑患者的心理感受、社会融入等方面，以确保其在康复过程中能够保持尊严。这就要求未来重症康复团队更加注重患者及家属的心理支持和人文关怀，避免因过度追求生理康复而忽视精神层面诉求。

（三）新型重症康复医疗模式相关伦理挑战

1. 医患关系的改变

新型技术可能改变医患之间的传统互动模式，例如远程康复可能减少面对面的交流时间，使医患之间的沟通变得更加间接。这可能导致医患关系的疏远，影响患者对医生的信任和依从性，从而损害患者的康复受益。

2. 新型模式的理解难度可能有损患者自主性原则

新型康复医疗模式涉及许多复杂的技术和治疗方法，患者及家属可能难以完全理解这些技术的风险和收益。在这种情况下，如何确保患者能够做出明智的决策、充分行使自己的自主权，是一个重大的伦理挑战。

3. 信息不对称问题

医疗专业人员在介绍新型康复模式时存在偏倚可能，一般更倾向于强调优势，而对潜在的风险和不确定性有所保留，这可能导致患者在不完全知情的情况下做出决策，侵犯了知情同意权。

4. 影响公正原则

新型康复医疗模式通常需要大量的资金和技术投入，这可能导致资源分配不均，即经济发达地区或大型医疗机构可能更容易获得先进的康复技术和设备，而贫困地区或基层医疗机构则可能面临资源匮乏的困境，这种不公平的资源分配可能使部分患者无法享受到同等质量的康复服务，影响伦理学的公正原则。

5. 新模式下跨学科合作协调的效率和伦理冲突问题

新型康复医疗模式往往需要多个学科的专业人员共同参与，不仅包括医疗人员，甚至包括工程师、研究员等相关人员，不同学科之间可能存在价值观和专业规范的差异，这可能导致在康复过程中出现伦理冲突。如不同学科的专业人员可能对康复目标有不同的理解和侧重点，康复医生可能更关注患者的生理功能恢复，而研究人员则更注重患者的客观数据，这种目标冲突可能影响康复方案的制订和实施，需要进行更多的伦理协调。另外，在新型重症康复医疗模式中，责任的界定可能变得模糊，如果出现康复效果不佳或不良事件，如何确定每名专业人员的责任，保护患者的权益，可能是一个棘手的伦理问题。

二、重症康复的伦理应对

（一）进一步增加伦理学在重症康复实践中的参与度

重症康复伦理应对的首要问题是增加伦理学在重症康复实践中的参与度。这方面已有一些好的案例启迪，如作为国内开展伦理工作最早的医院之一，上海某知名医院伦理委员会于2003年在国内率先开展了医学伦理查房，能及时、有效地发现和纠正医疗活动中的伦理学问题，加深医护人员对伦理学的认识，并进一步保证患者的权利，降低了医疗纠纷发生率。必须认识到重症康复伦理的应用属性，只有参与重症康复实践才能发现重症伦理问题，继而提出合理应对之策。因此，未来在重症康复这个相对年轻的细分领域，应该大力提倡伦理委员会参与日常康复诊疗，促进重症康复伦理的理论与实践协同发展。

（二）提高重症康复专业领域内的伦理共识

通过制订和实施重症康复伦理规范原则等文件形成常态化督查，逐步提高重症康复专业领域内的伦理学共识水平。未来重症康复应加强临床、康复、护理、心理等多学科交流合作，促进重症康复伦理学师资队伍建设，通过伦理教育培训，提高医生、康复团队和患者及家属对重症康复中伦理问题的认识和理解，培养良好的伦理学意识，提升重症康复相关人员在复杂的临床情境中做出符合伦理原则的决策能力。

（三）协同科普宣传，构筑重症康复的伦理认同基础

伦理的实际功用在于规范人类社会行为，重症康复伦理的核心是指导康复行为的正当性，使其符合社会公认道德准则和行业共识，最终保证让更多患者从重症康复中获益。社会道德准则的具象表现与个体价值观念的取向和教化有关，由专家达成的康复行业共识与患者或家属的自身价值观在实践中经常有认同的差异。因此，应协同社会各方力量加强对重症康复以及相关实施原则的科普宣传，有利于逐步弥合认同误差；同时应在社会和学术层面鼓励开展重症康复相关伦理课题的讨论和研究，构筑对重症康复的广泛伦理认同基础，以更好地应对重症康复过程中的伦理挑战。

总之，重症康复在实践过程中需要坚持科学性原则和医学伦理原则的高度统一。重症康复以医学伦理为指导，同时医学伦理也在逐步吸收重症康复发展过程中出现的新内容，以此互相完善，形成新时代的重症康复伦理内涵。未来应针对重症康复中的新问题和挑战健全伦理规范，不断完善相关操作指南，明确各种情况下的伦理决策标准，为重症康复实践提供具体指导。另外，重症康复是一个全人类的问题，虽然不同国家和地区具有不同的文化和价值观，但重症康复面临的业务和伦理挑战是相似的，加强地区间、国家间的多中心合作与交流有助于重症康复伦理的规范化发展。

第十二章
中医康复伦理

第一节 中医康复概述

一、中医康复及其相关概念

中医康复学是在中医学理论指导下，采用各种中医康复治疗技术和方法，改善和预防伤病残者的身心功能障碍，增强自立能力，使其重返社会、提高生存质量的一门学科。

"康复"一词原意为"复原""重新获得能力""恢复原来尊严、权利和资格"等。中医学文献中"康复"一词主要是对伤病的痊愈和健康恢复而言，《尔雅》解释为："康，安也，""复，返也，"故"康复"有恢复健康、平安之义。在《素问·五常政大论》中有"其久病者，有气从不康，病去而瘠……血气以从，复其不足，与众齐同。养之和之，静以待时……其形乃彰""必养必和，待其来复"。古籍中类似康复的词汇还有平复、复旧、康健、康宁、再造等。可见，传统的康复是泛指疾病的恢复，即通过行气、静养而达到形体的安康。这与现代意义方面的康复概念没有本质区别，因为其基本没有脱离临床医学的范畴。

二、中医康复的内涵

传统医学的习惯中，"康复"一词容易被简单理解为伤病的痊愈和健康的恢复，但是在以伤病残者功能障碍为对象的中医康复医学中，"康复"内涵已远超过这一范畴。痊愈和恢复指的是伤病者经过治疗后病理逆转、症状消失、健康恢复到患病以前的状态，而"康复"则是指伤病残者功能障碍的残存功能和潜在能力在治疗和训练后获得最大限度的发挥。中国传统康复技能内容丰富，包括利用工具作用于人体的针刺、艾灸、拔罐、刮痧、放血等疗法；通过手法治疗的推拿、理筋、正骨等方法；中药疗法则分为内服和外治，中药外治囊括了中药热敷、熏蒸、熏洗、敷贴、脐疗、膏药、芳香等方法；运动疗法中的太极拳、八段锦、五禽戏、易筋经、六字诀、捧气贯顶法、三心并站庄、形神庄等传统运动；中医饮食中的药膳、药饭、药粥、药酒、药茶等不同方式；文娱疗法中的舞蹈、琴棋书画、花木园艺、垂钓旅游等手段；还有五行音乐、鼻内吹药、中药灌肠、中药涂擦、泉水疗法、森林疗法、空气疗法、日光疗法等，达到消除或减轻患者功能障碍、提高生存质量、回归社会的目的。

通过中国传统康复技能的合理使用，可以使患者生理功能方面的缺陷得以改善或恢复，帮助其最大限度地恢复生活自理能力和活动能力，使其在身体、心理、职业和社会活动等方面都得到最大限度地恢复，能够充分参与社会生活，以减轻家庭和社会的负担。另外，中医康复学和现代康复医学在研究对象及康复原则和手段方面有共同之处，但也存在着较大的差异，两者各具特色。现代康复医学以现代科学为基础，在矫形、人工装置补偿患者形体与功能残缺方面显示出相当的优势。其不断地吸收现代科学成果，使康复手段得到日益的创新。中医康复学以独特的康复理论和丰富多彩、简便廉验的康复手段，尤其是辨证康复和整体康复的观念，在康复领域中有不可替代的重要作用；且随着中医学的深入研究、借鉴和应用现代科学技术对传统的康复理论和方法进行研究，中医康复学内容将不断丰富和发展。

三、中医康复的国内外发展现状

中医康复学思维和理论一直贯穿于中医学的发展过程中，虽然没有作为一个独立的学科被提出，但从《黄帝内经》时期到唐代《千金要方》、宋代《太平圣惠方》等历代专著中均有中医康复学理论的记载和论述。随着改革开放后现代康复医学的引入和发展，中医康复学也形成了独立的学科，时至今日，中医康复学已经得到了长远发展，在理论、评定、治疗等方面逐渐形成自己的特色。

春秋战国时期是中医康复学的萌芽阶段。中医康复学的基本理论体系源于《黄帝内经》中的整体观、脏象学说、养生观念以及诊断治疗原则等方面的论述，为中医康复学理论的形成提供基本构架。《黄帝内经》还记载了"治未病"的康复预防观、"杂合以治"的综合康复治疗观及饮食疗法、精神情志疗法、引导等康复治疗法，对某些先天、后天残疾的发病机制、康复预防和治疗方法也做了较为详尽的阐述。在记载关于瘫痪、麻木、肌肉痉挛等疾病治疗时，非常重视应用导引术、按跷（推拿）、熨疗（热敷）等方法的应用，这非常符合功能康复的概念，并总结出许多康复医学的理论原则和方法。另外，关于情志病的治疗与规律也有许多记载，例如"怒伤肝，悲胜怒""喜伤心，恐胜喜""思伤脾，怒胜思""恐伤骨，思胜恶"等都属于中医康复学情志疗法的范畴。这一时期还形成了一些专门的康复机构，如齐国宰相管仲设立了专门收容聋哑、偏瘫、精神障碍、畸形等伤残患者的场所，并给予康复治疗，这是目前我国记载最早的康复医疗机构。

汉唐时期中医康复学具有较大发展，康复手段和方法不断丰富。张仲景的《伤寒杂病论》提倡用药物、引导、吐纳、膏摩等综合治疗方法防治疾病，并记载了虚劳、血痹、消渴、中风后遗症等病证的康复治疗方法，至今对临床康复仍具有重要的指导意义。马王堆汉墓出土的《导引图》是我国现存最早的导引图解，详细描绘了44个导引动作，根据内容大致分为呼吸运动、四肢与躯干运动、器械运动三类。最早的关于气功导引专著是《却谷食气》，主要记载了气功导引的方法和四时食气的宜忌，认为要根据月、朔、望、晦和时辰早晚及不同年龄特征行气，讲究呼吸吐纳，提倡深呼吸、吐故纳新,并提出要顺从四时阴阳变化的规律行气。东汉名医华佗创立的"华佗五禽戏"被认为是体育康复的代表性运动,其结合古代导引法,模仿虎、鹿、猿、熊、鸟动作神态而创立,对肢体功能障碍、慢性疾病患者以及老年病患者有很好的康复和保健作用。

巢元方的《诸病源候论》记载了大量疾病,如痹证、风痹手足不遂及心、肝等疾病,针对这些病瘼采用了两百余种引导术式进行康复治疗,并提出了许多康复治疗中的适应证和禁忌证,是我国古代记载康复医学内容最多的书籍,所以有学者认为《诸病源候论》是我国第一部康复医学专著。孙思邈的《千金要方》将"食治"专列一门,采用羊、鹿的甲状腺治疗甲状腺肿,采用动物肝脏治疗夜盲症等,对食疗康复的发展具有很大贡献,其中"五脏所宜食法"被认为是最早的康复食谱。《千金要方》还记载了许多如针灸、推拿、熏洗、药熨、敷贴等中医康复治疗方法,还对"天竺国按摩婆罗门法"十八式、"老子按摩法"四十九式等进行了论述。这一时期,官方还为残疾人建立了类似于现在康复医院的"养病坊",唐代太医署还设有按摩专科,配备专人进行按摩、导引,以帮助患者康复。

宋元时期,随着中医学的发展和金元四大家的学术争鸣,中医康复学亦得到了迅速发展,官方也重视医疗和康复事业,中医康复的经验和方法得到了系统的整理和广泛应用,养生、气功、针灸、导引等方面的专著相继问世。《太平圣惠方》记载了许多用于康复的方药,要求对中风、虚劳、偏枯、水肿等病证采用药食结合的康复方法。另外,《太平圣惠方》《圣济总录》等医书对食疗也进行了详细地阐述,例如用鲤鱼粥、黑豆粥治疗水肿,杏仁粥治疗咳嗽等,对后世中医康复学的发展具有一定影响。元代忽思慧撰写了饮食康复专著《饮膳正要》,书中记载了饮食卫生法、食疗点调法和多种补养类食物的服用方法,还记载了195种单位食物的气味、功效以及相关食物禁忌和食物中毒内容,对饮食康复的发展具有重要意义。另有元代危亦林所撰《世医得效方》对骨折、脱臼有关麻醉法,悬吊复位法做了详细记载,对骨伤疾病的康复治疗有一定指导性。此外还出现了安济坊、养济院等较正式的收治老弱病残者的康复疗养机构。

明清以来,食疗、药膳等方面得到了较快发展。《景岳全书》《本草纲目》等书记载了许多康复方药,曹庭栋在《老老恒言》中对老年人饮食、导引、按摩等内容进行了论述,大量记载了药粥、药膳的制作与食用方法,对老年病的康复治疗具有重要意义。《针灸大成》详细论述了经络、穴位、针刺手法以及适应证,记载了应用针灸与药物综合治疗的经验。对于伤科疾病的复位方法、功能锻炼等相关内容,胡廷光在《伤科汇纂》中进行了详细论述。

新中国成立以来,随着中医药事业的快速发展,中医康复学的理论和方法也逐步得到了系统地整理和总结。现代康复医学理论的引入对中医康复学理论和技术产生了很大影响,中医康复学逐渐吸收现代康复理论评定方法等优点,表现出中西医结合发展的学科特点。为了使学科更为科学、合理的发展,中医康复学、中医康复技术等相关专著随之出现,中医康复学专门人才培养也被纳入国家高等教育计划,学术活动、学术期刊也逐步开展和建立，代表中医康复学已经进入快速、规范的发展时期。

总之，中医康复学具有悠久的历史和丰富的内容，是整个中医药体系中不可分割的组成部分，对中医学的发展和中华民族的繁荣作出了重要贡献，同时也在国际上得到了传播，在世界范围内产生了一定的影响。在康复医学迅速发展的今天，中医康复学的针灸、中药、推拿等康复疗法仍然在世界范围内被广泛应用。

第二节　中医康复伦理规范

一、中医康复的伦理原则和具体规范

"伦"是中国词源中的类、辈、关系、次序，"理"为道理、原理、条理、法则。伦理是处理人与人之间关系的道理。我国历史上最早提到"伦理"一词的是战国至秦汉之际的《礼记·乐记》，"乐者，通伦理者也"，但其不是现代意义的"伦理"，只是指"处理次序的道理"。也有学者认为，中国的伦理学发轫于周代，其时儒墨道法各家并兴，至汉武帝"罢黜百家，独尊儒术"，可视儒学为我民族唯一之伦理学；魏晋以后的佛学输入，虽然对道德主张的影响很大，但只是哲学与政治学范畴之内。从词源上讲，真正定义伦理学之"伦理"的是日本木村鹰太郎和久保得二。木村鹰太郎用西方学术史的研究方法及原则整理中华伦理学说，著述《东西洋伦理学史》，久保得二随后考证了大量文献，撰写了《东洋伦理史要》，由此两人始用"伦理"一词，后再行传入我国学术界。

"伦理"一词源于西方，我们接受的是西方的词义。使伦理学成为科学的是古希腊哲学家亚里士多德。伦理是人际关系的法则，是自由实现的法则。ethics 与 ethik 来自希腊语的 ethika 与 ethos，原指动物不断出没的场所、住惯的地点，后引申为"习俗""习惯"，渐渐发展为由风俗习惯养成的个人性格和品行。好的品行、德行才是"德性"，因此"伦理"主要指行为的具体原则。医学伦理学是随着人类社会的分工、医药卫生活动的出现而产生和发展的职业道德规范体系，具有悠久的历史。医学伦理学的发展与医学的发展密不可分，也不可避免地受到社会政治经济制度及文化发展的影响。学习医学伦理学，首先应该认识人类医学历史上出现过的伟大思想与行为。

（一）中国古代康复伦理思想

中医学历来十分重视医家的医德修养和医德教育，认为医家行医必须具有良好的医德。我国历史上的众多医家不仅有高超的医术，同时其高尚的医德论述与实践也不断地丰富和完善着传统的医德内容和理论体系。

从医学道德的起源看，中医学道德伴随着我们祖先的原始医疗活动而逐渐形成。《帝王世纪》记载："伏羲画八卦，所以六气、六腑、五藏、五行、阴阳……乃尝味百药而制九针，以拯夭枉。"《淮南子·修务训》记载："神农……尝百草之滋味，水泉之

甘苦，令民知所避就，一日而遇七十毒"。"伏羲制九针""神农尝百草"的传说反映了我们祖先早期的医疗实践活动。从中可以看出，中医学在萌芽时期就已经产生了朴素的医德观念。

随着社会生产力和科学文化的发展，医生也逐步成为一种专门的职业，而从事医学职业的特殊道德规范和道德观念在我国医学道德萌芽的基础上也日趋形成，并不断得到丰富和发展。这一时期我国传统医德更多地是强调医生自身的道德修养和自我规范的要求，产生了"医乃仁术""大医精诚"等有代表性的医学道德思想。

先秦时期，《黄帝内经》比较全面地反映了当时的医学理论和丰富经验，确立了中医学的理论体系，也比较集中地论述了有关医德的问题，提出了"天复地载，万物悉备，莫贵于人"和"济群生"的医德观念；同时，还在《素问·疏五过论》和《素问·征四失论》中专门论述了中医道德规范，明确提出了医之所以不能十全，是有医术和医德两方面的原因，并将"精神不专、志意不理"列为过失之首，突出了医德的重要性。除了上述关于医德的论述，扁鹊等医家在医疗实践中表现出来的高尚医德更是广为后人传颂。

晋代杨泉指出："夫医者，非仁爱之士不可托也，非聪明答理不可任也，非廉洁淳良不可信也。"汉唐时期是我国封建社会上升发展时期，科学文化空前繁荣，中医学迅速发展，医德理论也进一步丰富和充实，涌现出了众多医德高尚的医家和流芳后世的医德著作。医圣张仲景（150—219）在《伤寒论·自序》中十分生动而真实地叙述了自己出于仁爱救人之心而步入医门的过程，并谆谆教诲医生要重视医德修养，诊断疾病时切忌固步自封、草率行事。他提出的"勤求古训，博采众方"是其发奋学医的生动写照，更成为后世医家奉行的一条著名的治学和医德格言。

唐代大医学家孙思邈（581—682）系统地总结了唐以前我国医学的成就，并结合自己丰富的临症经验撰著了医学巨著《备急千金要方》《千金翼方》，其中很多篇幅都闪耀着光辉的医德思想。特别是《大医精诚》，集汉唐中医道德之大成，提出了"大医"必须做到"精""诚"。"精"即医疗技术要精深，"诚"即品德要高尚。《备急千金要方》云："凡大医治病，必当安神定志，无欲无求，先发大慈恻隐之心，誓愿普救含灵之苦。"此外，他对治学态度、医疗作风、对待患者的态度以及处理同行间的关系等问题都作了精辟的论述，提出治学须"精勤不倦"，省医诊病要"至意深心，详察形候，纤毫勿失"，对待患者应"普同一等"，对同行不得"訾毁诸医，自矜己德"等。孙思邈本人更是身体力行，深受人民的爱戴，堪称一位德著千秋的苍生"大医"。

隋唐以后，历代医家关于医德的论述日渐增多，许多医籍都有专门关于医德的论述。较著名的如宋代张杲著《医说》中有"医药之难""医不贪色""医以救人为心"等篇章，《小儿卫生总微论方》中的"医工论"、《省心录》中的"论医"等篇都有关于医德的专门论述。这些论述内容丰富、涉及面广，包括了医德修养、医德教育、医德规范、医德评价等各方面的内容。

明清以后，由于统治阶级的残酷镇压和科举制度的束缚使中医学多从考据和总结前人经验方面发展；同时，因为受到西方近代科学的影响，一些医家扩大了眼界并产生了新的见解。一些医家致力于整理历代医学文献，在继承前辈优良医德的基础上结合当时的实践经验，力图将医德归纳为具体、细致的条文，所以表现出医德规范条文化，具体化。如明代龚廷贤在《万病回春》中总结出"医家十要"，对医生的道德要求、知识结构，以及医生之间、医患之间的问题都提出了具体的要求。陈实功在《外科正宗》中概括出的"医家五戒十要"则论述得更为详细、规范，就医生的专业知识、思想修养、言谈举止及对待患者的态度、珍视女性患者及僧尼等人的注意事项等都作了详细的论述。

总之，中医学道德源远流长，是在漫长的医疗实践中逐渐形成和发展起来的，有着十分丰富和全面的内容，很多优良传统都是我们今天应该继承和发扬光大的，其是中医学宝库的重要组成部分。

（二）祖国传统医德康复伦理的特点

我国传统医德康复伦理经历了三种社会形态的转变，在几千年的医疗实践中得到不断丰富和发展，并形成了以下特点。

1. 受儒家思想影响深刻

医德作为道德的一部分，属于社会意识形态的范畴，不可避免地受各个时期的社会经济制度、生产力发展水平以及文化等因素的影响。在我国古代历史中，儒、道、佛思想流传久远，都对医德产生了不同程度的影响，其中儒家思想作为传统文化的主流，深受统治阶级的推崇，对我国传统医德影响最深。

儒家思想的核心是"仁"，提倡"仁者爱人""博施于民而能济众"，其最高理想是济世天下，最高境界是天下普同一等，提倡谦虚、仁和、重义轻利。孔子曰："君子喻于义，小人喻于利""不义而富且贵，与我如浮云"，孟子提出"生，我所欲也；义，亦我所欲也，二者不可兼得，舍生而取义者也"，还提倡以善为中心的道德修养，以寡欲"养吾浩然正气"，注重气节。这些思想在医德方面都有明显的体现。传统医德认为，医术是解除人类痛苦的仁术，"医乃仁术"是造福人类的善行，应不分贵贱、一视同仁、淡泊名利、注重气节、谦虚互尊等，这些医德规范无不带有儒家思想的痕迹。明代医家徐春甫认为"儒与医学岂可分哉"，陈实功也提出"先知儒理而后方知医理"，证明儒家思想对医德影响极深。

2. 强调医德与医术不可分割

孙思邈的《大医精诚》强调了为医必备"精""诚"二字。"精"是指专业修养，要有渊博的医学知识和精湛的医疗技术，认为医术是"至精至微"的学问，医生必须博览群书，穷极医学之理，虚心学习、精益求精。"诚"是指道德修养，只有品德高尚的医家才是大医。宋代也比较重视医事管理，在选拔医官时，不论是民间医生还是僧侣道士，只要医技精良、医德高尚，便选为医官。在考查医官时，不仅考查医德，更重要的是医技，根据"岁终则会其全失，而定其赏罚"。清代医家彭国真将医术看做是"性命攸关"的大事，"其操术不可不工，其处心不可不慈"。德术并重的优良医德特点对祖国医学的发展具有极大的积极意义。

3．医德规范与医德实践相结合

医德是在医疗实践的过程中逐渐产生、发展，始终渗透在医疗实践之中，指导约束医疗实践活动。我国传统医德也是无数伟大医家穷其毕生精力、身体力行、代代发扬光大的结晶，像华佗、张仲景、孙思邈等人不计名利、刻苦钻研、精勤不倦、忘我献身，其高尚的医德融于一点一滴的医疗活动中，汇成祖国优良传统医德的体现，在中国历史上闪烁着灿烂的光辉。

二、中医康复的人际关系伦理

随着现代生活条件的改善和人口老龄化程度的加剧，居民在享受医疗保障治疗的同时，对医疗过程中的伦理关怀也越来越重视。医学伦理原则在中医康复工作中体现出实际的指导价值。以针灸康复为例，针灸治疗在脑血管病肢体偏瘫的恢复等方面具有独特优势，其效果显著，因此脑血管病被纳入东北地区针灸科的优势病种。"优势病种"首先见于由国家中医药管理局贯彻落实的《中医药事业"十一五规划"》之"中医优势病种研究"重大项目中，是指在疾病总体和疾病某一阶段、某一环节的防治方面，中医的效果较西医为优。

我国东北地区很多医院针灸科也沿袭了中医优势病种的管理方式，将针灸治疗效果显著的疾病纳入优势病种。新医改后，医院取消了药品加成并提高各种医事服务费，但脑血管病患者针灸、康复等医疗费用并未显著降低，在付出高额治疗费用的同时，患者迫切希望医院提供更好的医疗服务。在优质医疗及护理服务中，医疗伦理关怀成为不可或缺的重要环节。医疗伦理关怀能力的提升可以提高临床疗效，因此，针灸对治疗脑血管病过程中的康复伦理问题有着重要指导价值。

针灸是一种理论与实践紧密结合的绿色治疗方法。针灸医生通过利用针刺特殊手法、特定穴位、脉冲电针等不同治疗的方式恢复脑血管后遗症患者运动、语言、吞咽等功能。脑血管病患者残障程度大，治疗疗程较其他内科病症长，通常至少需要数月的治疗，在此期间的临床实践难免会存在一些伦理问题。这些问题可能诱发医患矛盾的产生，并影响针灸技术的合理应用和长足发展。

（一）脑血管病患者针灸治疗过程中的康复伦理问题

1．针灸康复治疗脑血管病过程中患者心理障碍凸显

脑血管病患者恢复期漫长，家庭负担较重。在康复过程中患者极容易出现情绪失落、情感低下、疲倦等心理问题，促使一部分患者伴发脑卒中后抑郁。近年来，脑血管病发病呈现年轻化的趋势。年轻脑卒中患者突然患病、丧失生活能力的境遇会出现情绪消极、不配合治疗等一系列心理问题。此外，脑血管病患者的康复和针灸治疗是一个循序渐进的过程，部分患者存在二次复发的可能性，还有部分患者疗效在数周和数月间停滞不前而进入平台期。脑血管病的恢复特点可能改变患者的心理状态，影响针灸的临床疗效。

2. 针灸康复治疗脑血管病过程中的医患沟通不足

许多偏瘫患者对针灸针、点火的艾条会产生恐惧，日复一日承受针灸疼痛会带来抵触情绪。

还有部分患者及家属对针灸的治疗特点知之甚少但又期望极高，认为针到就应病除而忽略了脑血管病的康复特点。一旦出现疗效欠佳、行针后酸麻胀痛等不适、针孔局部青紫等情况，患者会出现不满而诱发医患矛盾。这就需要医护人员加强与患者的沟通，减少患者的恐惧心理。

3. 针灸康复治疗脑血管病过程中患者康复目标不明

医改之后针灸、康复、理疗费用普遍上涨，导致患者付出医疗费用与所期待达到的康复目标存在一定的差距。

特别在针对重症颅脑损伤后遗症患者治疗目标方面，患者及家属应有明确的知情权。医生对病情转归、康复和治愈的预期应如实地告知患者及家属，使其能够充分了解病情，而不是一味地接受治疗。个别医院迎合市场化经济，受追逐利益的医疗观念影响，并没有对针灸费用进行监管。个别科室为了追求医院的创收指标而不管患者的病情需要，一味增加针灸次数，增加新的治疗方法，推荐患者做些无关紧要的辅助器械检查，而并未详细告知患者各种治疗方法的必要性及预期效果，给患者家庭带来了经济负担，同时疗效欠佳与费用过多的矛盾激化也不利于医患关系的和谐发展。

4. 针灸康复治疗脑血管病过程中健康教育不够

脑血管病的形成和发展是一个缓慢的过程，许多危险因素如高血压、糖尿病、高血脂、动脉硬化等慢性病的长期存在是导致脑血管病发生的原因。

研究表明，早期发现并早期干预上述危险因素可以降低脑血管病的发病率。针灸对脑血管病患者的康复确有疗效，但医护人员在治疗之余，并不会将太多精力投入到对患者及家属的健康教育中，导致对脑血管病的发病机制和预防注意事项等宣教不足。只有真正重视脑血管病的预防，并积极控制危险因素，才能减少脑血管病的发病率和复发率。

（二）对策及分析

1. 以健康伦理学为指导，提高患者的健康自律意识

健康伦理学是医学伦理学的新发展，研究人类健康与各种影响因素之间的伦理关系。其更强调健康教育的重要性，强调提高居民健康自律意识。针灸医师与患者交流时间较多，平均每例患者针刺治疗 10～15 min、艾灸治疗 20～30 min、各种仪器理疗 10～20 min。康复医师可以将健康伦理学的指导理念充分融入到日常工作中，在健康宣教过程中有的放矢，结合疾病自身特点重点为患者讲解预防知识，提高自律意识。研究表明，脑血管病是一组可以通过加强健康教育改变生活方式等积极综合干预控制的疾病症候群，大约80%的患病人群只要有效地控制一些慢性危险因素如高血压、糖尿病、高血脂等，则可达到脑血管病预防效果。医生应叮嘱患者低盐低脂饮食、不熬夜、控制情绪、勤监测血压变化，提高患者的健康自律意识。高危人群要及时全面地掌握身体状况，定期到医院检查，争取对脑血管病早发现、早干预、早治疗。调查显示，约84%的脑卒中患者同时患有高血压，并伴有不良生活习惯，如吸烟、饮酒等。如果能有效地进行健康教育，并从生活习惯等方面进行综合性管理，则可降低该病的发病率和复发率。

2．遵循有利原则，维护患者利益有利原则是医学伦理学核心的道德原则

有利原则要求医务人员一切医疗活动的动机和出发点都以促进患者健康、增进患者幸福为目标。医生在诊断治疗过程中，应确保诊疗方案的选择和实施要以最小的代价获得最大的效益，应在保证诊疗效果的前提下尽量选择安全度最高、伤害最小、痛苦最少和经济负担最轻的治疗方案，减少医疗卫生资源的耗费。比如在针灸治疗过程中，患者的取穴不能一概而论，而应该辨证施治、分经选穴，针对患者康复过程中腕关节、肘关节、膝关节、踝关节的功能障碍有的放矢，选取少而精的穴位，使患者痛苦小、疗效好；对于偏瘫患者，应按照病情选择治疗仪器，针对康复过程的不同阶段、肌张力的高低而选择不同频率的治疗仪。治疗过程中应始终贯彻患者有利原则，为患者选取最佳的治疗方法，缩短疗程，达到最满意的疗效。

3．做好医疗康复伦理咨询，促进医患沟通医疗伦理咨询是医疗机构或医生通过谈话、讨论等形式，解答患者在医疗过程中的伦理等问题

病情危重的重症颅脑损伤患者存在以下两个问题，一是治疗时间漫长且预后差，经长期治疗后仍存在意识障碍、肢体残障等问题；另一方面，患者家庭承受了巨大的经济负担，这就要求医生在制订治疗方案时首先要做好医疗伦理咨询工作。尊重患者意愿与积极治疗相结合，对于治疗预期效果及预后情况应与患者及家属有效沟通，告知可能出现的结果及并发症，如预后差或治疗无效、静脉血栓、坠积性肺炎、压疮、二次复发脑血管病等，使患者家属有充分的思想准备，避免在漫长治疗过程中出现意外或疾病加重，从而引发医患矛盾与纠纷。

三、中医康复的伦理问题

目前，脑血管病的临床伦理咨询工作仍处于不完善阶段，中医针灸的优势与特点对健康伦理学的应用与发展起到了促进作用。因此，医疗伦理关怀理念对针灸康复脑血管疾病具有实际的临床效果。其是医学伦理学和健康伦理学理论的实践化、临床化和个体化的发展，具有较强的创新性和丰富的内涵。医疗伦理关怀客观上要求医务人员树立"以患者为中心，患者至上"的服务理念。在针灸康复治疗脑血管病中，涉及针灸治疗服务的有效性和安全性、医患关系的和谐度、患者的满意度、医疗工作效率以及治疗的连续性和系统性等。加强医疗伦理关怀有利于促进医患双方角色的认同和职责的履行及医疗质量的提高。研究显示，在医疗伦理关怀理念下，大部分脑血管疾病患者均可通过针灸、康复等治疗手段降低脑血管病致残率，并最终回归正常的社会及家庭生活。

第三节 中医康复伦理挑战及应对

一、中医康复的伦理挑战

在当代医学领域，医疗决策的制订和实施既受现代医学理论的指导，也受传统医学文化的影响。保护性约束作为一种伦理理论框架，强调在医疗决策中应当保护患者的权益、隐私和尊严，倡导在治疗过程中充分考虑患者的意愿和需求。与此同时，中医职业伦理注重传统中医学的核心价值观，其核心价值在于弘扬"仁爱""慈悲""治病救人"的传统理念。这一伦理体系旨在规范中医从业者的行为准则，强调医者应当胸怀仁爱之心、尊重生命、关心患者，以全面的医学知识和技能服务于人类健康。随着现代医学科技的发展，中医职业伦理在医学实践中的作用逐渐受到关注。在当今医疗环境中，现代医学技术与方法为患者提供了更精准和先进的治疗手段，然而，对于某些疾病，中医药治疗仍然具有独特的优势。中医职业伦理与现代医学决策的结合提供了一个可能的新途径，即在医疗决策中更全面地考虑患者的整体情况，实现中西医学的有机融合。

二、中医康复的伦理应对

在现代医疗决策干预的同时开展中医职业伦理下的医疗决策干预，具体如下。

（一）中医伦理观念

中医强调整体观念和平衡，将患者视为一个整体，而非简单地关注某一症状或器官。在医疗决策中，医务人员应该考虑患者的身体、心理和社会因素，为其制订个性化的治疗方案。这有助于更好地理解患者的病情，提高治疗的综合效果。中医伦理注重医德医风的培养，强调医师应该具备高尚的职业道德和为患者服务的奉献精神。在决策过程中，医师应该本着患者至上、谦逊治学的原则，为患者提供真诚、专业的医疗服务。

（二）中医药治疗选择

在考虑治疗选择时，医务人员可以提供传统的中医药治疗方案，如中药汤剂、外治方案等。这些治疗方法可能有助于缓解症状、调整体内阴阳平衡，提高患者的整体免疫力。然而，在制订治疗方案时，仍需充分尊重患者的意愿，并与患者及其家属进行充分沟通。

（三）中医心理支持

重症患者常常伴随着心理压力和情绪波动。医务人员可以提供心理支持，应用中医的心理疗法帮助患者缓解焦虑、调整情绪；同时，医务人员还可以与患者分享一些调养生息的方法，促使患者更好地适应疾病状态。

（四）食疗和营养

中医注重通过调整饮食来维护健康。在治疗中，医务人员可以根据患者的体质和病情，制订有针对性的食疗方案，提供适宜的营养建议，这有助于改善患者的身体状况，提高治疗效果。

（五）中医师与医疗团队协作

医务人员与现代医学的医疗团队密切合作，共同制订全面的治疗计划。这需要建立有效的跨学科沟通机制，确保患者得到最佳的综合医疗服务。

中医注重患者的整体性和个性化，通过更加细致入微地沟通、专业素养和文化心理支持，满足患者/家属对医疗团队的信任需求。提高患者家属的信任度对于医疗团队与患者/家属之间的协作也非常关键，有助于形成一个积极向上的医患关系。这对于提高患者满意度、遵循医疗建议及整体医疗体验都具有重要的意义。总而言之，结合现代医疗决策与中医职业伦理的双重干预能够显著提高团队协作与沟通、患者关怀与交流、危机处理与应对能力等方面的护理质量，同时增强患者/家属对医疗团队的信任度。

第十三章
心理康复伦理

心理康复伦理（ethics in psychological rehabilitation）是指在心理康复实践过程中，依据专业的道德原则和行为规范，确保康复服务提供者与接受者之间正当互动、尊重、公正与福祉的一套指导方针。其涉及对康复对象隐私权、自主权、知情同意、尊严、非剥削性关系的维护以及对跨文化敏感性和个体差异的尊重。心理康复伦理要求专业人士具备高度的责任感，不仅关注康复干预的有效性，同时注重干预过程中的道德考量，确保康复活动促进患者的整体福祉，而不造成伤害。此外，伦理实践还包括持续的专业发展、同行评审、避免利益冲突以及在遇到道德困境时进行适当咨询与决策的能力。在多学科团队合作的康复环境中，伦理原则还需延伸至团队成员之间的沟通、协作与责任分配，确保所有决策与行动都能体现出对患者最佳利益的关怀。

第一节　心理康复概述

一、心理康复及其相关概念

心理康复（psychological rehabilitation）指的是应用一套完整的心理学理论体系及方法，基于生物-心理-社会的综合视角，对康复个体中出现的心理障碍进行干预和治疗，旨在增进其心理健康层级。心理康复将心理学的理论体系及方法论融入康复实践，聚焦于探究并处理康复过程中出现的心理行为难题，核心内容涵盖了残障患者的特定心理行为模式及心理康复策略与技术。心理康复对于帮助康复个体面对并接纳身体损伤或残疾现状，发掘内在潜力以及促进社会功能的重建具有关键作用，其宗旨在于攻克康复对象的心理难关，促使其最大化地达到身心健康、功能健全及社会角色的重建，适应现实生活，激发潜能并顺利重返社会生活，体现了现代生物-心理-社会医学模式演进的内在要求。

随着生物-心理-社会医学模式的演进，心理、社会及环境要素在疾病的发生、发展过程中的作用日益显著，心理康复的理论与实践在患者的康复过程中获得了更广泛的应用，成为了现代康复医学中一个至关重要的组成元素。

二、心理康复的内涵

康复医学作为一门新兴学科，携手预防科学、保健策略及传统医疗，构成了一个全方位的健康保障系统，引领人类的健康水平跃升至崭新层次。康复领域的三大核心原则，即功能训练、全面康复及社会回归，每一要素均凸显心理康复的不可或缺。心理康复在促进康复主体重获功能独立、实现自主生活及平等地融入社会方面发挥着至关重要的作用。

1. 支持心理与精神健康恢复

智力损伤及精神障碍患者构成心理康复的核心服务群体，而躯体疾病患者亦可能出现不同程度认知缺陷或心理健康问题。心理康复为精神康复提供了丰富的理论框架和干预手段，有力推进了该领域的发展进程。

2. 辅助身体康复

个体在经历身体疾病和功能受限的同时，常伴随心理行为层面的困扰，这些障碍可能削弱患者参与康复的积极性，降低专注度，以致无法与康复师有效配合，进而影响康复成效，甚至加剧病情与功能缺失。借助心理疗法、物理疗法及药物治疗等手段，心理康复的介入对于达成身体康复目标至关重要。

3. 加强社会功能整合

社会功能涵盖个体的生活自理、学习、工作及社交等多个维度，其中生活能力细分为日常自理及家庭生活能力。患者在这些功能重建环节可能遭遇心理障碍，心理康复的介入旨在帮助患者克服障碍，提升其社会适应性，促使其顺利回归家庭和社会生活。

4. 加速职业复健进程

职业复原被视为康复的最终目的，但身体损伤后的活动限制、学习能力下降或个性变化导致患者合作困难，影响完成任务，从而对患者的工作能力构成挑战。因此，应实施职业心理评估与咨询，依据患者的心理特性和能力匹配适宜职位，并通过认知与行为调整训练方式，培养积极、忍耐、宽容及合作精神，增强工作适应性。

三、国内外发展现状

心理康复的根基在于现代心理学，并随着康复医学的兴起而建立。

1. 现代心理学的起源

直至19世纪，心理学一直作为哲学的一个分支而存在。转折点发生在1879年，德国医学家威廉·冯特（Wilhelm Wundt）在莱比锡大学创建了全球首座心理学实验室，应用自然科学方式探究感觉、知觉等基础心理现象，发行了展示心理学实验成果的期刊《哲学研究》，并发表了首部科学性的心理学专著《生理心理学纲要》。这一系列举措使心理学从哲学体系中独立而出，标志着现代心理学作为一门科学正式形成。随之而来的是欧洲与北美的心理学系与心理学实验室的相继建立。进入20世纪30年代后，西方世界涌现出多种心理学流派，各种理论百家争鸣，竞相阐述各自见解。

我国早在解放前，便有诸如南京高等师范学院等学府设立心理学教程。中华人民共和国成立后，心理学本科教育的重心移至北京大学哲学系下的心理学专业、北京师范大学教育系的相应专业以及华东师范大学教育系的相应心理学专业。1966年至1977年，心理学本科招生暂停，导致专业教育出现了近十年的中断。1978年，北京大学率先重启心理学系建设，之后，杭州大学、华东师范大学及华南师范大学也相继成立了心理学系。全国心理学科布局得以重组规划，各式专业研讨会及学术年会接踵而至。社会进步促使人们对心理学的需求日益增长，本科专业目录新增应用心理学专业，招录人数显著攀升。研究生教育亦乘势快进，无论基础理论还是应用研究皆硕果累累。

2. 心理康复的建立

第二次世界大战期间，成千上万的民众身体和精神饱受伤害。随之引发了一系列复杂的心因性社会问题。为了确保其在生理、心理及职业层面获得全面恢复，加速重返家庭与社会的步伐，美国政府制定了职业康复法案，设立了众多康复中心，促使康复医学迅速崛起。在此进程中，美国的霍华德·拉斯克与英国的路德维希·古特曼等学者通过积极实践和倡导，将康复医学确立为一门独立学科。伴随着躯体康复的推进，战争导致的情感创伤也凸显出人们对心理干预的需求，催生了专业心理康复人员与相关机构的出现。随着康复心理学的认同度与影响力的扩大，相关组织应运而生，比如美国心理学会最初成立的"失能心理因素国家委员会"，其后成长为美国心理学会康复心理学分会。该分会设定8项使命，具体如下：①激励会员分享并传播康复心理学研究成果；②集结心理学专家以优化康复服务；③强化患者与组织的纽带；④协同志同道合的机构共谋发展；⑤向患者普及有关心理社会影响的知识；⑥向政策制定者阐释康复工作的心理社会价值；⑦推动康复心理学专业独立化；⑧为康复心理学家构建培训准则。心理学、社会学、教育学及精神病学专家的加盟为康复心理学的发展注入强大动力。随着时代前进，心理康复服务已从机构扩展至社区和家庭领域。

20世纪40年代末至50年代初，我国心理学学者黄嘉音教授在精神领域内初步尝试将心理学原理应用于患者病因解析与阐释，并实践了支持性心理治疗，这标志着我国在康复心理学实践领域迈出了开创性的步伐。中华人民共和国成立后，前辈医学心理学专家提出的针对神经衰弱患者的"速效综合疗法"受到了学术社群及社会各界的广泛关注。进入20世纪80年代，随着国家改革开放和经济的快速发展，高等医学教育机构普遍增设了康复医学、医学心理学等课程，国内各地亦纷纷建立了康复医疗机构和专业病房。在此期间，随着国际学术交流的频繁及医学模式的转型，诸如情绪评估、智力测验、精神分析、行为疗法、认知疗法等国际上成熟的测评与治疗手段被国内学者采纳，并逐步融入患者康复实践中。1994年，中国康复医学会正式成立康复心理学专业委员会，有力推动了我国康复心理事业的发展。2008年汶川大地震后，心理康复工作获得了更为显著的社会与政府层面的关注。然而，当前我国在心理康复专业人才储备上仍显不足，专业教育体系和资质认证机制亟待完善，职业化水平有待提高。此外，我国在康复心理学领域的研究尚存不足，基于本土实践和经验的系统性、深入性探索仍有待加强。

第二节　心理康复伦理规范

一、心理康复的伦理原则和具体规范

1. 总则

（1）善行：心理康复工作者的工作目的是使患者从其提供的心理康复工作中获益。心理康复工作者应保障患者的权益，努力使其得到适当的服务并避免伤害。

（2）尊重：心理康复工作者应尊重每位患者，尊重其隐私权、保密性和自我决定的权利。

（3）公正：心理康复工作者应公平、公正地对待相关专业的工作人员，采取谨慎的态度防止因潜在偏见、能力局限、技术限制等导致的不适当行为。

（4）责任：心理康复工作者应保持服务工作的专业水准，明确自己的专业、伦理及法律责任，维护专业信誉，并承担相应的社会责任。

（5）诚信：心理康复工作者在工作中应做到诚实守信，在临床实践、研究及发表、教学工作以及各类媒体的宣传推广中保持真实性。

2. 专业关系

（1）心理康复工作者应按照专业的伦理规范与患者建立良好的专业工作关系。这种工作关系应以促进患者成长和发展、从而增进其利益和福祉为目的。

（2）心理康复工作者应公正对待患者，不得因年龄、性别、种族、性取向、宗教信仰和政治立场、文化水平、身体状况、社会经济状况等因素歧视对方。

（3）心理康复工作者应充分尊重和维护患者的权利、促进其福祉、避免伤害。如果伤害可预见，心理康复工作者应在对方知情同意的前提下尽可能避免，或将伤害最小化；如果伤害不可避免或无法预见，心理康复工作者应尽力使伤害程度降至最低，或于事后设法补救。

（4）心理康复工作者应依照当地政府要求或本单位规定恰当收取专业服务费用，在进入专业工作关系之前，要向患者清楚地介绍和解释服务收费情况。

（5）心理康复工作者不得以收受实物、获得劳务服务或其他方式作为专业服务的回报，以防止引发冲突、剥削、破坏医患关系等潜在危险。

（6）心理康复工作者须尊重患者的文化多元性，充分考虑自己的价值观及对患者可能的影响，并尊重患者的价值观，避免将自己的价值观强加给患者或替其做重要决定。

（7）心理康复工作者应清楚认识自身所处位置对患者的潜在影响，不得利用对方的信任或依赖进行剥削，为自己或第三方谋取利益。

（8）心理康复工作者要清楚了解多重关系（例如与患者发展家庭、社交、经济、商业或其他密切的个人关系）对专业判断可能造成的不利影响及损害患者福祉的潜在危险，尽可能避免与后者发生多重关系。在多重关系不可避免时，应采取专

业措施预防可能的不利影响，例如签署知情同意书、告知多重关系可能的风险、寻求专业督导、做好相关记录，以确保多重关系不会影响自己的专业判断，并且不会危害患者。

（9）心理康复工作者不得与当前患者或其家庭成员发生任何形式的亲密关系，包括当面和通过电子媒介进行的亲密沟通与交往。一旦关系超越了专业界限（例如开始性和亲密关系）应立即采取适当措施（例如寻求督导或同行建议）并终止专业关系。

（10）心理康复工作者不得随意中断心理康复工作。心理康复工作者出差、休假或临时离开工作地点外出时要尽早向患者说明，并适当安排心理康复工作。

（11）心理康复工作者将患者转介至其他专业人士或机构时，不得收取任何费用，也不得向第三方支付与转介相关的任何费用。

3．知情同意

（1）患者可以自由选择是否开始或维持一段专业关系，且有权充分了解关于专业工作的过程和心理康复工作者的专业资质及理论取向。

（2）心理康复工作者应确保患者了解双方的权利、责任，明确介绍收费标准，告知患者享有的保密权利、保密例外情况以及保密界限。心理康复工作者应认真记录评估、心理康复的过程中有关知情同意的讨论过程。

（3）心理康复工作者应知晓，患者有权了解下列事项：①心理康复工作者的资质、所获认证、工作经验和专业工作理论取向；②心理康复的作用；③心理康复的目标；④心理康复服务所采用的理论和技术；⑤心理康复的过程和局限；⑥心理康复可能带来的好处和风险；⑦心理测量与评估的意义以及测验和结果报告的用途。

（4）患者同时接受其他心理健康服务领域、医疗领域专业工作者的服务时，心理康复工作者可以根据工作需要在征得其同意后，联系其他专业工作者与其沟通，以更好地为其服务。

4．隐私权和保密性

心理康复工作者有责任保护患者的隐私权，同时明确认识到隐私权的内容和范围受国家法律和专业伦理规范的保护和约束。

（1）专业服务开始时，心理康复工作者有责任向患者说明工作的保密原则及应用限度、保密例外情况并签署知情同意书。

（2）心理康复工作者应清楚地了解保密原则的应用限度，下列情况为保密原则的例外。①心理康复工作者发现患者有伤害自身或他人的严重危险；②不具备完全民事行为能力的未成年人等受到性侵犯或虐待；③法律规定需要披露的其他情况。

（3）遇到（2）①和②的情况，心理康复工作者有责任向患者的合法监护人、可确认的潜在受害者或相关部门预警；遇到（2）③的情况，心理康复工作者有义务遵守法律法规，并按照最低限度原则披露有关信息，但须要求法庭及相关人员出示合法的正式文书，并要求其注意专业服务相关信息的披露范围。

（4）心理康复工作者应依照法律法规和专业伦理规范在严格保密的前提下创建、使用、保存、传递和处理专业工作相关信息（如个案记录、测验资料、信件、录音、录像等）。心理康复工作者可告知患者个案记录的保存方式，相关人员（例如同事、督导、个案管理者、信息技术员）无权限接触这些记录等。

（5）心理康复工作者因专业工作需要在案例讨论或教学、科研、写作中采用案例，应隐去可能辨认出患者的相关信息。

5．心理测量与评估

心理测量与评估是心理康复工作的组成部分。心理康复工作者应正确理解心理测量与评估手段在临床服务中的意义和作用，考虑被测量者或被评估者的个人特征和文化背景，恰当使用测量与评估工具促进患者的福祉。

（1）心理测量与评估旨在促进患者的福祉，使用时不应超越服务目的和适用范围。心理康复工作者不得滥用心理测量或评估。

（2）心理康复工作者应在接受相关培训并具备适当专业知识和技能后，实施相关测量或评估工作。

（3）心理康复工作者应根据测量目的与对象，采用自己熟悉且已在国内建立并证实信度、效度的测量工具。

（4）心理康复工作者应尊重患者了解和获得测量与评估结果的权利，在测量或评估后对结果给予准确、客观、对方能理解的解释，避免误解。

（5）未经患者授权，心理康复工作者不得向非专业人员或机构泄露其测验和评估的内容与结果。

（6）心理康复工作者有责任维护心理测验材料和其他评估工具的公正、完整和安全，不得以任何形式向非专业人员泄露或提供不应公开的内容。

6．远程专业工作（网络/电话咨询）

心理康复工作者有责任告知患者远程专业工作的局限性，使其了解远程专业工作与面对面专业工作的差异。患者有权选择是否在接受专业服务时使用网络/电话咨询。远程工作的心理康复工作者有责任考虑相关议题，并遵守相应的伦理规范。

（1）心理康复工作者通过网络/电话提供专业服务时，除了常规知情同意外，还需要帮助患者了解并同意下列信息：①远程服务所在的地理位置、时差和联系信息；②远程专业工作的益处、局限和潜在风险；③发生技术故障的可能性及处理方案；④无法联系到心理康复工作者时的应急程序。

（2）心理康复工作者应告知患者电子记录和远程服务过程在网络传输中保密的局限性。心理康复工作者应采取合理预防措施（例如设置用户开机密码、网站密码、咨询记录文档密码等）以保证信息传递和保存过程中的安全性。

（3）心理康复工作者远程工作时须确认患者真实身份及联系信息，也需确认双方具体地理位置和紧急联系人信息，以确保后者出现危机状况时可有效采取保护措施。

（4）心理康复工作者通过网络/电话与患者互动并提供专业服务时，应全程验证后者真实身份，确保对方是与自己达成协议的对象。

（5）心理康复工作者应明白与患者保持专业关系的必要性。心理康复工作者应与后者讨论并建立专业界限。患者或心理康复工作者认为远程专业工作无效时，心理康复工作者应考虑采用面对面服务形式。如果心理康复工作者无法提供面对面服务，应帮助对方转介。

7. 媒体沟通与合作

心理康复工作者通过（电台、电视、报纸、网络等）公众媒体和自媒体从事专业活动，或以专业身份开展（讲座、演示、访谈、问答等）心理康复服务，与媒体相关人员合作与沟通需要遵守下列伦理规范。

（1）心理康复工作者及其所在机构应与媒体充分沟通，确认合作方了解心理康复的专业性质与专业伦理，提醒其自觉遵守伦理规范，承担社会责任。

（2）心理康复工作者应在专业胜任力范围内，根据自己的教育、培训和督导经历、工作经验与媒体合作，为不同人群提供适宜而有效的心理康复服务。

（3）心理康复工作者如与媒体长期合作，应特别考虑可能产生的影响，并与合作方签署包含伦理款项的合作协议，包括合作目的、双方权利与义务、违约责任及协议解除等。

（4）心理康复工作者应与拟合作媒体就如何保护患者个人隐私商讨保密事宜，包括保密限制条件以及对患者信息的备案、利用、销毁等，并将有关设置告知患者，包括媒体传播后可能带来的影响，由其决定是否同意在媒体上自我披露、是否签署相关协议。

（5）心理康复工作者通过（电台、电视、出版物、网络等）公众媒体从事课程、讲座、演示等专业活动或以专业身份提供解释、分析、评论、干预时，应尊重事实，基于专业文献和实践发表言论。其言行皆应遵循专业伦理规范，避免伤害患者、误导大众。

（6）心理康复工作者接受采访时应要求媒体如实报道。文章发表前应经心理康复工作者本人审核确认。如发现媒体发布与自己个人或单位相关的错误、虚假、欺诈和欺骗的信息，或其报道断章取义，心理康复工作者应依据有关法律法规和伦理准则要求媒体予以澄清、纠正、致歉，以维护专业声誉、保障受众利益。

8. 伦理问题处理

心理康复工作者应在日常专业工作中践行专业伦理规范，并遵守有关法律法规。心理康复工作者应努力解决伦理困境，与相关人员直接而开放地沟通，必要时向督导及同行寻求建议或帮助。

（1）心理康复工作者应当认真学习并遵守伦理守则，缺乏相关知识、误解伦理条款都不能成为违反伦理规范的理由。

（2）心理康复工作者一旦觉察自己工作中有失职行为或对职责有误解，应尽快采取措施改正。

（3）若专业伦理规范与法律法规冲突，心理康复工作者必须让他人了解自己的行为符合专业伦理，并努力解决冲突。如这种冲突无法解决，心理康复工作者应以法律和法规作为行动指南。

（4）如果心理康复工作者所在机构的要求与伦理规范有矛盾之处，心理康复工作者需澄清矛盾的实质，表明自己有按专业伦理规范行事的责任。心理康复工作者应坚持伦理规范并合理解决伦理规范与机构要求的冲突。

（5）心理康复工作者若发现同行或同事违反了伦理规范时应规劝，规劝无效则通过适当渠道反映问题。

（6）心理康复工作者有责任配合临床心理学注册工作委员会伦理工作组调查可能违反伦理规范的行为并采取行动，同时应了解对违反伦理规范的处理申诉程序和规定。

二、心理康复的人际关系伦理

心理康复治疗从属于医疗行为，因此心理康复的人际关系伦理要在医疗人际关系伦理框架下去思考。在前面的伦理规范中，对于心理康复治疗的人际关系伦理也有详细的表述，包括专业关系中的尊重、知情同意、隐私权和保密等。下面从临床实践出发，对心理康复的人际关系伦理在专业活动中的表现和注意事项进行简要的讨论。

（1）在心理康复治疗人员与寻求心理康复者建立专业关系的时候，治疗人员要明确意识到两人在关系上是平等的，要充分尊重患者的各项权益，运用自己的专业知识为患者提供心理康复治疗，依照心理治疗的伦理规范维护好治疗关系中的设置和边界。在这一过程中，部分心理康复治疗人员可能会单一的以医患关系看待心理康复的人际关系，忽略了心理康复治疗涉及患者的隐私程度以及稳定设置的重要性。在临床工作中，治疗师可能会在时间、时长、地点的设置方面随意变动，不够稳定，这都会影响心理康复治疗的效果，甚至会对患者产生不利的影响。

（2）在医疗环境中，心理康复治疗人员可能会对双重关系或多重关系的认识有所不足。一般而言，医疗行为中建议医生不为近亲属医治，但并没有在伦理上禁止。心理康复治疗则需要保证治疗空间或医患关系与患者的现实生活保持距离，这样才能够保障患者在心理足够安全的情况下建立良好的心理治疗同盟，进一步暴露自己的心理困扰，从而达到预期的康复效果。所以心理康复治疗对象既不能是治疗师的亲人、朋友，也不能是有利益关系的对象，比如领导或下属。

（3）因为心理康复并不能完全像医疗康复一样有统一而明确的客观康复标准，对心理康复过程的感受和结果的评估往往带有主观性，有时医患双方的感受和意见甚至可能是相左的，公说公有理，婆说婆有理。这种不确定性会使心理康复治疗对胜任力的评估产生困难，从而无法避免为患者进行合理的转介。这就要求治疗师在善行的原则上，充分尊重患者的利益，并寻求适当的督导，不断提高自身专业能力。

综上所述，心理康复的人际伦理要求较医疗人际伦理的要求更高、更严格，心理康复治疗师对此要有充分的认识，并恪守伦理要求以更好地为患者服务。

三、心理康复的伦理问题

康复心理是临床心理工作的一个分支，是心理治疗和康复治疗的交叉学科，在工作原则方面，心理康复工作需在符合医学伦理的要求下与临床心理工作中的伦理保持一致，即在医学伦理总则的善行、不伤害、尊重、公平的基础上还要遵守临床心理工作伦理责任、诚信的总则。

（1）心理康复工作的对象除精神障碍患者外，主要涵盖各类躯体、认知等功能受到损害的人群。与精神障碍患者相比，心理康复工作面向的人群存在更多的器质性问题和相应的医疗问题。心理康复工作从心理的维度出发，与康复对象的关系往往更深入、更持久、更排他，关系中的信任是良好工作联盟的基础，也是良好心理康复效果的保证。治疗师在实践过程中，往往容易忽略来访者的现实情况，比如躯体疾病、医疗状况等，这难免会造成对来访者需求的片面化理解，导致心理康复效果事倍功半。面对这样的伦理问题，治疗师要在心理康复工作过程中时刻对康复对象的医疗状况和社会困境保持觉察，以康复对象的利益为先，充分尊重其权益，做到公平对待。因此，心理康复伦理对心理康复工作者提出了更高的要求。

（2）临床心理治疗工作有着较为稳定的设置，包括固定的地点和时间；而心理康复工作很可能会根据康复对象的状况变换工作地点，比如面对无法下床的患者或者手术之后需卧床的患者，心理康复工作者需要进行床旁心理干预。当在不同的工作地点进行心理康复工作时，心理康复工作者必须确保患者的知情同意权，尊重患者的人格并注意保护患者的隐私。

（3）心理康复工作者往往需要和其他康复工作者进行团队合作，为患者提供综合康复治疗。这也意味着心理康复工作者需要和精神科医生、临床医生、各类康复治疗师和患者家属等建立良好的协同关系。在协同多方关系的过程中可能会遇到很多复杂的伦理困境，比如多重关系的处理、保密例外的突破、知情权的冲突等。当遇到伦理困境时，心理康复工作者需做到具体个案具体分析，以保障患者的权利为核心，及时寻求专业的督导，必要时召开伦理讨论会。

第三节　心理康复伦理挑战及应对

一、心理康复的伦理挑战

心理康复是心理治疗和康复治疗的交叉学科、往往涉及多学科、多团队的合作协同，因此在心理康复工作中需要特别注意伦理议题。不仅要遵守医学伦理中的善行、不伤害、尊重、公平，还要遵守临床心理工作伦理责任、诚信的总则。以上实践过程都会对心理康复工作者提出挑战。

（1）保密与隐私问题是心理康复领域中的一个重要伦理挑战。心理康复工作者需要确保患者的信息得到严格保护，但某些特殊情况如涉及自伤、伤人风险或法律要求时，保密原则可能会受到限制。如何在保护患者隐私与公共安全之间探索出解决之道，是一个复杂而微妙的问题。

（2）资源分配的公平性也是心理康复中面临的伦理挑战。由于资源的有限性，不是所有人都能得到同等质量和数量的心理康复服务。特别是在一些贫困和偏远地区，人们可能难以获得基本的心理康复服务。如何确保心理康复资源的公平分配，让每一个有需要的人都能得到适当的帮助，是需要认真思考和解决的问题。

（3）心理康复工作者还需面对诊断和治疗中的伦理困境。在诊断心理健康问题时，医生需要依据一定的标准进行判断，但这些标准并非是绝对的，在衡量症状严重程度、持续时间、影响程度等方面可能会受到多种因素的影响。在治疗方法的选择方面也存在伦理考量，心理康复工作者需要充分告知患者各种治疗方法的利弊，尊重患者的自主选择权。

二、心理康复的伦理应对

本节列举了两个在心理康复中非常常见的伦理议题，帮助大家一起去讨论和思考在这些议题之下需要去明确和注意的内容，旨在为心理康复工作提供更多的参考。

（一）案例1

李某，男，46岁，脑梗死恢复期，右侧偏瘫，住院进行康复训练已2周。患者在上心理课的过程中跟心理康复课的老师谈到非常讨厌同屋另一位患者，多次在休息的时候制造噪声，自己跟他多次沟通无果，感觉无法忍受、非常愤怒，准备今天晚上拿不锈钢茶杯砸同屋患者，要给同屋患者一点教训看看。

问题1：如果你是这位患者的心理康复治疗师，听到这些话，准备这一节课中如何跟患者沟通？

问题2：你如何判断患者的危机情况以及对于不同危机等级会进行怎样的处理？

以该案例为例，在心理康复课上，患者明确表达了自己在人际中的困扰，也谈到自己已经忍无可忍，想用东西伤害同屋患者。作为心理康复工作者，可以按照什么思路去进行后续的干预呢？

本案例中患者遇到了一个心理危机。心理危机指的是一个人在遇到困难情境的时候，过去惯用的处理方式和支持系统不足够应对本次情境，让此人出现了心理失衡。

为危机中的个体提供支持叫做危机干预，其是一种特殊的心理咨询过程，在危机干预的过程中，心理康复工作者的基本思路是保持倾听和关注、提供心理支持；鼓励患者表达内心情感；解释患者的目前处境，使其看到希望、建立自信；帮助患者调取自身的资源，帮助应对危机。

可以按照Gillinland和James提出的危机干预六大步骤进行工作，具体如下。

（1）确定问题：了解患者的具体困扰是什么，比如询问患者所遭遇事件的来龙去脉，确认了解患者的问题和处境。

（2）保证安全：要留意患者的安全，对患者的自残、自杀、伤害他人的冲动进行评估，比较简洁的评估方式是可以询问患者伤害他人的冲动有多少分，0～100分的话，能打多少分。剩下不愿意去伤害的分数代表着什么。

（3）给予支持：通过倾听和交流，让患者感受到关系是可以信任的。

（4）提出可变通的应对方式：人在危机时容易思维变窄、钻牛角尖，可以提供给患者其他走出困境的方式和选择，也可以跟患者同时探讨其既往面对困境时的应对方式，挖掘既往的资源。

（5）制订计划：心理康复工作者跟患者一起拟定一些步骤帮助患者走出危机状态，比如可以联系精神科医生或者转介其他更合适的机构，或者其他的行为步骤。

（6）得到承诺：让患者明确如何去做，周围有哪些资源。

在本案例中，患者的伤人风险很高，这部分涉及到心理康复工作伦理守则中的第4条：隐私权和保密性。保密原则是心理康复中最为重要的原则，心理康复工作者有责任保护和尊重患者的隐私，为其保守秘密。患者个人信息及咨询的问题不会被随意谈论，患者的信息登记表不会被带出咨询室之外的任何地方。咨询过程中的材料如咨询记录和录音，也是需要保密的。如果没有得到患者的同意，心理康复工作者不能向第三者透露咨询过程中的相关信息。如果有学术需求，心理康复工作者需要征求患者同意，并且需要在报告案例时隐去可能被认出的个人信息。保密原则既是建立和维持心理康复信任关系的前提，也是咨询活动顺利开展的基础。因为只有为患者保密，其才能在心理方面感到安全，愿意敞开心扉，打消心中顾虑。

但是保密也会有例外情况，心理康复工作伦理守则中的第4条提到心理康复工作者发现患者有伤害自身或他人的严重危险；不具备完全民事行为能力的未成年人等受到性侵犯或虐待；法律规定需要披露的其他情况均属保密例外情况。

当心理康复工作者发现需要突破保密时，会和患者讨论突破保密的内容、方式、方法等细节。突破保密时，心理康复工作者需要根据保护生命健康的实际需要将公开的范围以及披露的内容控制在最小范围内。换言之，心理康复工作者所披露的信息及公开范围仅与保护患者生命健康安全相关，在咨询中依然会保密其他的信息。

不论在任何时候，生命权比隐私权更重要。突破保密是为了保护患者和他人的生命健康安全。设立心理康复的保密原则和保密突破都希望能保障患者的权利，使患者获得合适的服务，并且避免受到伤害。

在本案例中，康复患者已经有明确的伤人意向，并且有具体的打算，按照保密例外的规定，心理康复工作者有责任向康复患者的合法监护人、可确认的潜在受害者或相关部门预警。在本例中，心理康复工作者在发现危机后，跟患者进行了讨论，在共情的基础上表达了对患者行为的担心，谈到为了更好地帮他，希望可以跟他的家属和病区主管医生护士交流一下他的困难，患者同意了。在这次心理康复课结束后，心理康复工作者联系了患者的家属和病区主管医生护士，在家属和医护的积极配合和沟通下，患者最终没有做出伤人事件。

从该案例可以看到，心理康复工作者需要具备一定的危机干预意识和能力，也要牢记伦理中的保密原则和保密例外条例。在法律和执业操守的规范下，心理康复工作者竭力为患者提供一个安全可靠、值得信任的咨询环境，患者才能更加放心地使用心理康复服务，让心理康复为患者整体的康复保驾护航！

（二）案例2

张某，男，62岁，因脑卒中导致左侧肢体偏瘫，入住某康复医院进行康复治疗已1个月余。张某在康复过程中不仅面临着身体上的挑战，还出现了严重的心理问题。他常常感到沮丧、焦虑，对康复训练的配合度也逐渐降低。康复医院的医生注意到了张某的情绪变化，建议他接受心理康复治疗。

张某的心理康复治疗师是一位年轻的女士。她以专业、热情的态度接待了张某，开始了心理康复的治疗过程。然而在治疗过程中，治疗师逐渐发现张某对她产生了超出治疗关系的情感依赖。张某时常向治疗师倾诉生活中的琐事，甚至表达了对治疗师的关心与喜欢。

在心理康复治疗中，治疗师与患者之间应建立一种专业、界限清晰的关系。然而在本案例中，张某对治疗师产生了情感依赖，导致治疗关系出现了多重化，即除了治疗关系外，还衍生了个人情感关系。这种多重关系不仅可能导致治疗师对患者产生主观偏见，影响治疗效果，还可能对患者的心理康复产生不利影响。

在心理康复治疗中，患者的隐私权和保密性至关重要，治疗师有义务保护患者的隐私，不将治疗过程中的信息泄露给第三方。然而在本案例中，张某对治疗师产生了情感依赖，可能会向治疗师透露一些个人隐私。如果治疗师不能妥善处理这些隐私信息，就可能违反保密原则，损害患者的权益。

心理康复师在治疗过程中需要投入一定的情感，以建立与患者的信任关系。然而，过度的情感投入可能导致治疗师陷入与患者的情感纠葛，影响治疗师的专业判断和治疗效果。在本案例中，治疗师如何平衡专业伦理与情感投入，成为一个需要解决的问题。

我们可以从以下几个方面应对多重关系带来的伦理挑战。

（1）清晰界定治疗关系：为了避免多重关系对治疗造成不利影响，治疗师应明确与张某的治疗关系，并在治疗过程中始终保持专业、界限清晰的态度。她应向张某说明治疗的目的、原则和方法，让张某了解治疗的界限和范围；同时还应鼓励张某将治疗过程中的感受与问题反馈给医生或其他治疗师，以便得到更全面的治疗。

（2）平衡专业伦理与情感投入：在治疗过程中，治疗师应平衡专业伦理与情感投入的关系。她应以专业、客观的态度对待张某的治疗问题，避免过度投入个人情感；同时还应关注张某的情感需求，提供必要的心理支持。在张某出现情感依赖时应及时与其沟通，明确治疗关系的界限，并引导张某建立健康的人际关系。

（3）寻求专业伦理咨询和支持：在面对复杂的伦理挑战时，治疗师可以寻求专业伦理咨询和支持，以便更好地应对问题并做出正确的决策。专业伦理咨询机构或组织可以为治疗师提供指导和建议，帮助其明确伦理原则和规定，提高应对伦理挑战的能力。

本案例展示了心理康复治疗中可能面临的多重关系与伦理问题。为了避免这些问题对治疗造成不利影响，治疗师应明确治疗关系的界限，严格保护患者隐私，平衡专业伦理与情感投入的关系。同时，康复机构也应加强对治疗师的专业培训和伦理教育，提高治疗师的专业素养和伦理意识。此外，医院还可以建立相应的监督机制，对治疗过程进行定期评估和审查，确保治疗活动的合法性和规范性。

在张某与治疗师面临双重关系伦理问题的挑战时，其共同经历了一个深入沟通、明确界限、建立信任并寻求专业支持的过程。首先，治疗师主动与张某进行了一次深入的沟通，她以温和而坚定的态度向张某解释了在心理康复治疗中，双方应维持专业界限的重要性。她明确表达了这种界限不仅有助于确保治疗效果的客观性，也保护了双方关系；同时，她倾听张某的感受和想法，努力理解他产生情感依赖的原因。在沟通中张某逐渐认识到自己情感依赖的问题，并表达了对治疗师专业态度的尊重。他承诺会努力调整自己的心态，将治疗关系限定在专业范围内。

在明确界限的基础上，治疗师与张某开始共同努力建立更加健康、专业的治疗关系。治疗师通过持续的专业支持和情感关注，帮助张某建立起对康复治疗的信心。她鼓励张某积极参与治疗过程，同时也引导他学会在治疗之外寻求其他社交支持。

张某在治疗过程中逐渐展现出更加积极、主动的态度，开始主动与医生、护士和其他治疗师交流，分享自己的感受和进步；同时也积极寻找与其他患者交流的机会，扩大自己的社交圈子。

为了更好地处理双重关系伦理问题，治疗师还积极寻求专业支持和合作，与康复医院伦理委员会进行了沟通，分享了自己的困惑和解决方案。伦理委员会为她提供了宝贵的建议和指导，帮助她更好地应对类似问题。

此外，治疗师还与其他同行师进行了交流和合作，共同探讨了如何更好地维护治疗关系的专业性和界限性，同时也分享了一些有效的治疗技巧和方法。这些合作不仅提高了治疗师的专业素养，也为她提供了更多的支持和帮助。

在整个过程中，治疗师始终保持对治疗关系的持续监督和自我反思，定期评估治疗效果和患者反馈，及时调整治疗方案和方法；同时也关注自己的情感投入和态度变化，确保自己始终保持专业、客观的态度。

张某也在治疗过程中逐渐学会了自我反思和调整，开始更加关注自己的情感需求和表达方式，努力建立健康、积极的人际关系。

通过双方的共同努力和专业支持，张某与治疗师成功地应对了双重关系伦理问题，他们的经历为我们提供了宝贵的启示，即在心理康复治疗中，治疗师与患者之间应建立专业、界限清晰的关系；同时双方也需要共同努力、寻求专业支持和合作、保持持续监督和自我反思以应对可能出现的伦理问题。

第十四章
音乐康复伦理

第一节 音乐康复概念

一、音乐康复及其相关概念

（一）音乐康复的概念

音乐康复（rehabilitative music therapy），又被译为康复音乐治疗或音乐康复治疗，是指利用音乐的各类体验形式和治疗关系作为手段增进伤病者的功能，使其功能恢复至伤病前水平，或得到尽可能合理的调整。一般概括的讲，音乐康复治疗隶属于临床医学范畴，是康复医学与治疗学的分支之一。根据美国行业协会的标准，康复音乐治疗是一门以临床和循证医学为基础的学科。在治疗的过程中，由经过专业认证并完成音乐治疗执业资格培训的音乐治疗师，使用音乐的技术性干预完成患者个体化的治疗目标。其包含一系列的评估、干预和评价环节，并需要由专业的康复音乐治疗师完成，由此区别于一般的音乐活动（music activity）或有辅助健康性质的音乐活动（musical therapy）。

（二）音乐康复的过程

音乐康复干预过程首先要对患者的病史资料进行收集，即病史搜集（interview）。在对患者的基本病史资料进行搜集和分析之后，就应该形成治疗的长期目标和短期目标以及治疗的策略，即制订计划（plan）。同时，在治疗过程中仍然需要不断地对患者出现的变化进行连续的评估（assessment）和结果评价（evaluation），包括评估患者的需要、形成治疗计划、评价患者的转变、治疗过程的文档书写以及康复音乐治疗师需履行的职业责任和职业伦理。

二、音乐康复的内涵

音乐康复是以改善患者的特征性疾病症状为治疗目的，进行包括治疗前评估、长短期治疗目标齐全、靶行为训练技术全面、治疗后评价的针对性干预过程。音乐康复治疗使用具有治疗性质的音乐技术活动，应用一切与音乐有关的形式（如聆听/欣赏、演唱/齐唱、器乐演奏、音乐创作、歌词创作、即兴演奏、舞蹈律动、绘画等）为康复患者治疗疾病或促进身心健康。音乐康复的过程包括三个关键因素，分别为音乐（活动)、被治疗者和经过专门训练的康复音乐治疗师。这些康复方式的共同特点是将音乐作为治疗的基本手段，因此患者与音乐活动之间的关联效应是治疗的第一要素，患者与治疗师的关系更多是通过音乐实现的。

在音乐康复的过程中，治疗师利用各种音乐形式作为工具帮助患者治疗疾病。在这里，治疗的长期目标在于患者各系统功能的康复，而短期目标通常是在一段疗程中获得在言语、认知、运动、心理等方面具体的功能改善。在康复医学临床领域中，音乐用于医疗过程中对患者实施干预，并对疾病的症状产生影响。这种影响包括但不限于成为多学科小组的治疗团队之一，对患者进行具体的行为干预和康复。其涉及的内容主要见表14-1。

表14-1 音乐康复的内容及目标

音乐康复的内容及目标
1. 促进脑卒中、脊髓损伤、脑外伤以及脑瘫患者在非药物治疗中的全面康复
2. 帮助有呼吸问题的患者调节呼吸、增强肺部功能、提高声音质量
3. 增强脑外伤后意识障碍患者和患儿的感知觉和反应
4. 减少术后快速康复患者的疼痛、不适感和不良反应
5. 减少患者在肾透析等长时间治疗过程中的不适感
6. 缓解外科换药操作过程中的疼痛
7. 缓解癌症放化疗过程后的疼痛、焦虑、抑郁及其他不适
8. 帮助早产儿和患病婴儿减轻疼痛，促进体重增加，缩短住院时间
9. 缓解患者在口腔治疗、处置等手术过程后的紧张和焦虑
10. 通过转移注意力、调节呼吸辅助孕妇产前进行拉马兹无痛分娩训练
11. 促进产妇分娩后的盆底肌肉康复
12. 缓解局部麻醉手术过程中患者的疼痛、掩盖术中可能引起不良体验的声音
13. 围手术期康复，用于缓解术前焦虑，减少使用麻醉剂的剂量
14. 为因长期住院而造成发育迟滞和退行性行为的儿童提供感官刺激和音乐活动
15. 促进围手术期中术后患者的唤醒
16. 缓解如器官移植和ICU患者在单调的医院环境下因长期感官刺激不足而造成的抑郁和焦虑
17. 使用音乐生物反馈技术减少癫痫患者的发病频率
18. 使用音乐生物反馈技术降低心血管疾病患者的血压、心率、紧张荷尔蒙水平以及肌肉过度紧张
19. 使用行为矫正治疗和生物反馈技术减少慢性疼痛的发作频率
20. 使用音乐生物反馈技术促进循环系统不良患者的血液循环
21. 增强癌症患者的免疫系统功能
22. 缓解患者及其家属亲友对疾病和创伤的情境应激反应
23. 减缓残障和创伤带来的负性认知和情绪
24. 缓和患者及家属在面临治疗选择时的矛盾冲突张力
25. 促进患者在面临治疗选择时的决策能力
26. 缓解疾病及治疗过程中引起的抑郁、焦虑、紧张和失眠等症状
27. 在长期康复的患者中建立和促进团体相互支持的社交系统
28. 促进积极和健康的生活态度

在包含上述内容的音乐康复过程中，治疗师以音乐的实现形式作为工具，通过各种音乐活动或者音乐学习帮助患者进行症状康复、功能锻炼和认知改善。与患者关联的音乐活动的设计和选择是个体化的，针对性较强的。虽然，各类病种有不同的治疗规律，但所有的音乐康复活动内容都以改善功能为最终目标，帮助患者最终能够回归家庭、回归社会。

在音乐康复的活动内容中，"任务分解"（tusk analysis）和"技能分解"（skill analysis）是音乐康复治疗师实施活动的重要内容和核心工作。在"任务分解"中，一个活动被分解成若干个非常小的音乐任务（动作）或音乐片段（如节奏、音程、长短旋律、歌词片段）等，每一个分解任务都作为单独的训练目标。例如，一段练习呼吸和提升声音质量的训练可以分解为练习吸气到腰腹（膈肌锻炼、肺部扩张）、屏息4～5 s（肋间内外肌肌力锻炼）、慢慢呼气（膈肌运动、肋间肌放松）、发出"wu"母音（气息撑起声音）等分解任务，帮助呼吸功能障碍患者进行膈肌功能和肺功能的锻炼。因此，音乐康复的治疗内容旨在通过实现功能性恢复的目标，促进患者各系统功能的恢复，从而更好地帮助患者整合各系统功能，回归社会生活。

三、国内外发展现状

（一）国外音乐康复的发展

音乐在身心康复中的应用历史悠久且内容丰富，其发展历程约有4000年。其起源可追溯至古代，古埃及时期人们就已经认识到音乐在治疗方面的潜在价值，并认为"音乐是灵魂之药"。在古代的不同文化中，古罗马、阿拉伯、印度和中国，都用音乐来治疗身体和精神疾病。例如，公元前1500年的埃及莎草纸文献记录了音乐对人体的影响。古希腊哲学家，如毕达哥拉斯、亚里士多德和柏拉图也探讨了音乐的治愈和改造力量；毕达哥拉斯认为音乐与数学紧密相关，并研究了不同旋律组合对情绪的影响。

音乐对身心康复干预的现代发展始于近现代的18世纪。早在18世纪前，欧洲开始有艺术家、哲学家认识到音乐对于精神和情绪的调节作用。1789年，在美国《哥伦比亚杂志》上发表的文章《音乐的生理思考》（Music Physically Considered），被视为该领域最早的文献。此后，19世纪英美医生和音乐家努力推动了音乐康复的进一步发展。进入20世纪，康复音乐治疗逐渐演变为一门专业学科，得到越来越多的医疗机构和专业人士的认可。20世纪中叶之后，音乐对生理和心理创伤的调节作用广泛应用于一战、二战的退伍士兵康复中。

目前在世界范围内，有多家综合临床康复机构开展音乐康复治疗并取得了较为显著的效果，如美国肯浦利斯大学医学院口腔科应用音乐部分代替口腔治疗后的术后快速康复（enhanced recovery after surgery，ERAS）数百例患者获得成功。德国赫莱尔医院使用音乐治疗加针刺治疗视觉障碍、听力障碍及言语功能障碍，取得了良好的效果。保加利亚学者使用催眠音乐应用于脑损伤之后神经官能症的康复。此外，在美国、澳大利亚等治疗肿瘤的康复医院里，音乐康复已成为一项重要的辅助治疗手段。日本福冈大学医学部开创了音乐康复心身疾病的"音浴"康复疗法。波兰的弗罗茨拉夫城建有目前世界上最大的音乐康复机构——弗罗茨拉夫音乐康复研究所。总体而言，康复音乐治疗学发展到了许多不同的领域，包括儿童的音乐康复治疗、残障功能的音乐康复治疗、情绪和行为障碍的音乐康复治疗、老年疾病的音乐康复治疗等。

（二）中国音乐康复治疗的发展

早在我国春秋战国时期，音乐康复治疗的效果已经开始被总结和实践，《史记·乐书》提到音乐可以调和心神；而在《礼记·乐记》中，"凡音之起，由人心生也。人心之动，物使之然也。感于物而动，故形于声"的表述明确指出了音乐对于人内心的影响，音乐与人的内心互为映射，形成了一种辨证的情感联觉。

在临床方面，我国音乐康复治疗发展的重要里程碑包括多个关键事件。首先，1979年，山东临沂煤矿温泉疗养院开展了音乐电疗，是中国音乐康复在临床应用的起始标志。1987年，时任中国康复研究中心主任缪鸿石出席了在美国举行的"音乐在特殊教育中的应用"世界领导人会议，会议中首次向世界各国介绍了中国的音乐康复治疗，特别是我国的音乐电疗、音乐电针灸治疗和音乐电针麻醉，激发了许多学生和专业人士的兴趣，从而推动了世界与我国音乐康复治疗的学术交流研究。同年，湖南省马王堆医院在中医科开始推广音乐电针灸治疗，为音乐治疗与中国传统医学的结合开创了先河。到目前为止，我国音乐康复发展较好的主要有三家临床机构，在康复医学领域和精神康复领域不约而同地做出了贡献，它们分别是中国康复研究中心音乐治疗中心、无锡精神卫生中心精神康复科音乐治疗中心、广东省工伤康复中心言语精神康复科音乐治疗室等。随着临床、教育和科研的不断深入，越来越多的高校开始关注和设立康复音乐治疗相关课程，各大医院也逐渐认可音乐康复治疗的医学价值，并将其应用到临床治疗中。总体而言，这些里程碑标志着中国康复音乐治疗专业化和系统化的发展，为将来的进步和普及奠定了基础。

在专业发展方面，1989年，北京回龙观医院精神科以音乐行为治疗为依托，成立了中国音乐治疗学会，该学会作为一个公益性的学术团体组织，在推动康复音乐治疗人才的教育和学术交流方面发挥了重要作用。1988年，中国音乐学院论证并开设了音乐治疗专业，标志着该相关领域学历教育的正式开始。1999年，中国第一名留美音乐治疗硕士高天教授回国任教并担任中央音乐学院音乐治疗学科主任，开始招收音乐治疗学的硕士研究生，2003年开始招收本科生，为中国康复音乐治疗事业培养了最早的本土专业人才。这标志着中国音乐治疗学历教育从本科到研究生人才教育体系的完善和升级。三十年来，随着专业的不断建设发展，中央音乐学院成为人才输出基地，其中一部分毕业生目前已经是中国康复研究中心、中央民族大学、中国科学院心理研究所、四川音乐学院、云南艺术学院、上海音乐学院、江西中医药大学、武汉音乐学院等著名医院和高校的学科带头人，共同为中国的康复音乐治疗事业添砖加瓦。

(三) 当代及未来的音乐康复治疗发展方向

二十一世纪以来，在音乐与脑科学研究新视野的推动下，音乐在临床与康复治疗中的作用发生了巨大变化。大量研究证明，使用音乐化的技术手段对人类大脑言语认知、情绪情感和感觉运动进行干预，其脑皮层和脑网络会受到显著影响；音乐作为一种高度结构化的听觉语言，可对受伤大脑进行有效的再训练和再教育。音乐作为连接大脑运动控制、注意力控制、语言生成、学习和记忆的刺激通道，帮助重塑并恢复受损或有疾病的脑功能，尤其在脑损伤的训练和重塑方面，如运动系统治疗、言语和语言康复以及认知训练等核心领域发挥重要作用，效果超出人们想象。

因此在最近二十年间，音乐康复治疗的干预、设计及效果评价方面产生了戏剧性的变化，主要表现为更加重视并加强循证医学（evidenced based medicine）的研究方法，观察客观可视化的功能影像、脑电证据。这些治疗循证需求的变化对康复音乐治疗师及自身职业角色的理解有了新的影响和发展方向。这意味着对于患者而言康复音乐治疗师不仅仅是"治疗技术提供者"或者"教师"的角色，而是更多地以疾病治疗为切入点，以医学科研的视角，对患者进行治疗的"医学研究人员"及"医师"的角色。因此，音乐康复治疗逐步发展为有定量定性医学研究证实的治疗模式。在神经科学（neuro sciences）与行为科学（behavioral sciences）并行发展的今天，一大批可以总结精练的统计、计量生物医学的新型治疗方法已经涌现出来，这些方法均是遵循循证医学的固定方法模式设计并执行治疗。这种方法的优势是研究时遵循随机对照实验（Randomized Controlled Trials，RCTs）方法设计，越来越多地被应用于临床治疗效果的证实中。因此在未来，音乐治疗与脑科学研究的结合将成为最具潜在影响力的康复策略之一。

第二节　音乐康复伦理规范

一、音乐康复的伦理原则和具体规范

（一）伦理原则

音乐康复的伦理准则体现了康复音乐治疗师在实施治疗过程中的价值观，并以尊重、负责等方式成为指导音乐康复实践的价值观。具体原则为以下六项，尊重患者的尊严和权利、同理心、责任心、诚信和真实、平等交流、最大介助。这些价值观和原则为康复音乐治疗师临床中的伦理执行决策提供了指导方针。作为专业人员，伦理原则一般指导行为标准。伦理实践不仅仅是遵循一系列规则，也是对高尚、富于爱心、勇敢践行价值观的承诺，将自我觉察和为他人谋福祉作为工作的最高目标。康复音乐治疗师在工作中承诺维护每例患者的最大权益，并以有尊严的方式对待所有患者。治疗师有责任遵守医学伦理委员、科技伦理委员会以及自身相关管理机构的法律、法规或

政策。如果此类法律、法规或管理机构的政策与伦理责任发生冲突，康复音乐治疗师将以患者的最大利益为先，与处于决策地位的人协商并共同解决这一冲突。康复音乐治疗师应在执业规范和标准下工作，伦理原则将为实践和治疗互动奠定基础。在制订治疗方案及执行前，康复音乐治疗师需充分考虑这些伦理原则。

1. 尊重人权

康复音乐治疗师尊重患者的尊严和权利，而尊重会奠定治疗师与患者、被照顾者、研究对象以及其他对象的信任基础。承认患者的价值、鼓励患者面对问题，是康复音乐治疗师在治疗中所体现出的必要敏感性。

2. 同理心

康复音乐治疗师时常会面临患者的很多痛苦，并觉得需要帮助患者缓解不适。因此，治疗师在面对患者的主诉时应表现出耐心、智慧和乐于援助的态度，满足患者真正需求的愿望，以帮助患者。康复音乐治疗师需对患者表现出充分的同理心。此外，康复音乐治疗师在面对专业及自身经历的局限性时，也应最大限度地向上级医师或督导求助，以及时得到指导建议。

3. 责任心

责任心包括报告、解释和对由此产生的后果负责的义务。问责制是建立信任、强调专业性、建立与患者信任关系的一种方式，康复音乐治疗师应诚实、公平、准确、尊重、及时，并在所有治疗关系中维护患者的隐私。

4. 诚信和真实

展示诚信和真实性，要求康复音乐治疗师在治疗过程中表现出真实反馈和准确呈现的方式。诚信是康复音乐治疗师在治疗过程中与患者互动的真实反馈；此外，坚持真实性原则需要对信息暴露影响结果进行深思熟虑的分析。如果在某些情况下，当两个或多个价值观发生冲突时，康复音乐治疗师必须权衡结果，并有责任寻求同行监督或从其他资源寻求建议。

5. 平等交流

平等交流的原则是治疗师与患者之间互动的基调。康复音乐治疗师在治疗关系中并非是"老师"或"教练"的角色，而是真诚地以第三视角的关系承接患者暴露的问题，进而建立平等交流的关系。治疗师在治疗过程中，应避免利用患者求助的心态而操纵治疗关系或治疗结果的走向，应与患者在治疗时限内建立无差别的平等交流关系。

6. 最大介助

康复音乐治疗师应不断提高专业技能和知识，以便于以卓越的治疗技术服务于患者。学习方式包括但不限于专业的各个方面，如教育、培训、督导、临床实践、项目推广和科学研究。追求卓越并不意味着完美，康复音乐治疗师需要不断致力于扩展其他各个领域知识和技能。

（二）具体规范

当康复音乐治疗师对伦理原则熟悉并形成一定认识时，很容易在治疗过程中的许多方面看到伦理问题。因为伦理问题可能出现在职业过程中，也可能出现在个人生活中，因此遵循具体规范并制订治疗方案是很重要的。在音乐康复中，帮助实施伦理规范的具体步骤分十步。该步骤为澄清、探索和实施伦理原则提供了一个详细的、循序渐进的操作规范。

1. 确定所涉及的问题并制定治疗计划。
2. 评估治疗师的责任和义务，以及对谁的义务。
3. 评估治疗师自身专业能力范畴以及共情反应。
4. 查阅核心伦理原则、伦理标准和准则、相关法律和机构政策。
5. 综合考虑患者的医疗背景和已接受的其他非药物性治疗。
6. 了解患者的教育文化背景以及与重要抚育人或生活照顾人的关系。
7. 获得上级医师、治疗师或督导师的授权。
8. 制订符合伦理原则的治疗计划。
9. 评估和评价。
10. 实施治疗。

二、音乐康复的人际关系理论

根据六项伦理原则中涉及的主要内容，音乐康复中治疗师与患者之间的人际关系，将涉及到以下方面。

（一）尊重患者的尊严和权利

康复音乐治疗师尊重所有人的尊严和权利，包括患者、患者家属、同事、同行、学生、研究对象以及所有人的关系。尊重患者尊严和权利的原则将鼓励康复音乐治疗师在互动中体现良性的关系循环。为了实施这一原则，康复音乐治疗师应做到以下几个方面。

1. 无论患者的民族、宗教、年龄、性别、性向、残疾、健康状况、社会经济地位、婚姻状况如何，都要提供优质的服务。
2. 始终尊重和保护患者的机密性，并遵守任何适用的机构规则或法律法规。康复音乐治疗师要在治疗开始前告知患者所有保密限制。
3. 避免与患者、患者家属、护理人员、学生、实习生、研究参与者或同事建立双重关系，因为这样做会违反专业界限或临床客观性。
4. 避免接受礼物或其他可能影响或看似影响专业判断的考虑。

（二）同理心

1. 始终以患者的最大利益为出发点。
2. 积极倾听患者的意见，肯定和验证其经验。
3. 在治疗过程中了解并接受患者的个人因素和文化差异。

4. 能够使患者在生活中做出理想的改变。

（三）责任心

1. 履行治疗师责任，并按照相关政策和法律法规实施治疗。
2. 保持治疗的敏感性，当患者有危及自身或他人人身安全的可能性时，需及时识别并向监管部门报告。
3. 在所有电子、书面、口头的表述中，应谨慎行事并做出专业判断，当有传播需求时，必须征得患者的书面知情同意。此外要注意网络传播消息的安全性。
4. 遵守伦理原则，当观察到同行治疗师有违反伦理原则的行为时，应向伦理委员会咨询。
5. 如有需要，应要求配合并参与伦理委员会的调查和流程。

（四）诚信和真实性

1. 如实、准确地记录治疗结果。
2. 充分告知向患者推荐的产品或服务中的任何经济利益。
3. 在超出康复音乐治疗范围或治疗师专业能力时，需转介给其他专业人士。
4. 向建立治疗或研究关系的患者提供准确信息，并获得患者或研究参与者的知情同意。
5. 确认医疗计费的准确性，并反映所提供服务的性质和范围。

（五）平等交流

1. 仅以治疗师的身份与患者交流，而非其他可主导治疗关系的角色。
2. 寻求同行/专业监督，以协助反思和实践改进。
3. 练习正念，在面临资源不足时将先接纳自己再求助同行。

（六）最大介助

1. 通过学习和成长实现并保持专业能力。
2. 通过整合现有的最佳证据和研究结果不断提高技能和知识。
3. 成为学生和实习生在专业行为方面的积极榜样，尤其在伦理道德行为方面。确保学生学习并按照指导方针进行操作。
4. 必要时鼓励康复音乐治疗师根据需要寻求监督或帮助。

三、音乐康复的伦理问题

绝大多数医疗机构不仅重视工作人员通过各种培训教育以及考核所表现出来的专业知识水平，而且重视他们在执业过程中的伦理行为。音乐康复的伦理是指导治疗师在工作中的行为准则。伦理的标准优势应当与法律（如国家法律的有关规定）有关，

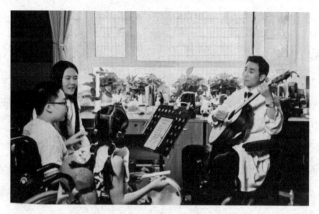

图14-1 良好治疗关系的建立

但有些是由医疗机构组织自己制定的。国际上很多专业组织，如美国医师学会（American Physician Association）、美国音乐治疗学会（American Music Therapy Association）、美国国家社会工作者联合会（National Association of Social Workers）等都制定了自己的伦理条例，来说明医师及治疗师在患者与社会关系中的正确行为。虽然各个组织的伦理标准所制定的具体行为规范不同，但是在一些关键的问题上，伦理问题同样被关注。这包括治疗师与病患者关系、治疗师的职业能力等。因此，基于《赫尔辛基宣言》以及各国医学专业组织公布的伦理守则，音乐康复伦理需注意的问题可总结归纳为以下几项。

（一）需要充分尊重患者的人权

在音乐康复的过程中，治疗师应尊重患者的尊严和权利，治疗师与患者治疗关系的建立是稳定的基石。充分尊重患者维护生命健康权利的原则会让音乐康复的过程体现敏感性。为了实施这一原则，无论患者的民族、宗教、年龄、性别、性别身份认同、残障程度、健康状况、社会经济地位、婚姻状况如何，音乐康复的进程都应体现优质的医疗服务。治疗师在治疗过程中应敏感的觉察到自身偏见，避免在治疗环境中因社会学因素与患者产生分歧。尊重、承认和保护患者的生命权利，包括安全权、治疗权、尊重权、尊严权和自决权，以及选择医疗服务的权利、行使法律和公民权利、参与治疗决策的权利；并同时获得委托人本人或法定监护人的知情同意。

（二）需要严格遵守保密原则

保密原则即保密性，是指治疗师不得将治疗过程中获得的患者资料在除专业医疗小组以外的场合泄漏或讨论。治疗师要对患者的所有信息，无论来自于病历、图表、录音或非正式谈话，还是经济状况、职业、婚姻状态、病史、症状情况以及个人经历等所有属于个人的信息保密。未经本人同意，一概不得向与患者的治疗工作无关的任何人士或机构透露，其中也包括该患者医疗小组成员之外的医护人员和专业人士。但是将信息资料与其他直接参与该患者治疗的专业工作人员分享是被允许的。如出于学术研究目的公开使用患者的有关信息和资料时，需要征得患者本人的知情同意授权。

如患者为未成年人或无决策能力的情况下，应由其监护人代为行使授权。此外在教育过程中，学生在临床实践中接触到的患者信息不得带出医院或实习机构。如果出于接受导师的指导目的而需要将患者资料向导师呈现时，必须隐去患者的真实姓名和具体个人信息，如服务的具体机构、职务以及患者的具体住址等。

但在一些具体情况下，保密性原则可能会受到限制，因此出现以下三种情况时，治疗师可以上报主管部门或者医疗安全部门，以寻求帮助：①当患者的行为即将对本人或他人生命构成危险；②在被告知对儿童有虐待行为时；③在涉及司法程序取证，有关部门需要信息资料提供的情况下。保密原则是治疗过程中的一个非常重要的部分，康复音乐治疗师和该专业的教师和学生应在第一次接触医院实践活动之前就学习和理解保密性的原则。

（三）避免产生多重关系

避免与患者产生双重关系及多重关系是康复音乐治疗师在执业过程中需要遵循的原则，这种多重关系将会影响治疗师的职业判断和客观性，并造成对立或利益的关系。治疗师与患者的关系应该是单纯的治疗关系，不应存在任何其他的关系，如朋友关系、亲属关系、恋爱关系、同事关系、同学关系、事业或商业伙伴关系等，这些都会影响康复音乐治疗师在治疗实施过程中的公平公正与客观性；同时也会影响患者真实的暴露病情并建立信任感，从而最终影响治疗效果，损害患者的利益。因此，如果一个与治疗师存在某种关系的患者求助，治疗师则应当遵循转介原则将患者转给与此人无人际关联的治疗师。

此外，治疗师如果发现患者有任何试图跨越单纯治疗关系的迹象，如邀请治疗师出外吃饭、喝咖啡、散步或至家里做客，赠送治疗费用额外的礼品，在治疗时间之外打电话谈论与治疗无关的事情等，治疗师都应引起足够的警觉，谨慎地处理好关系。当然治疗师一方也应该严格限定自己的行为，不能与曾经治疗过的患者建立任何其他新的关系，因为无法预料患者将来是否会再次寻求职业的帮助。

（四）需要符合职称和身份的行为

音乐康复的过程要求治疗师必须经过严格系统的专业训练，并通过考试取得音乐康复治疗师资格证书。康复音乐治疗师应严格恪守职业行为规范，不得有超越职业身份的行为。例如，康复音乐治疗师没有诊断权和处方权，所以在遇到诊疗环节时应求助执业医师。因此，当患者向康复音乐治疗师提出任何有关选择、使用或停用药物的咨询时，音乐康复治疗师应表明自己的工作范畴，建议患者向医师求助。此外，康复音乐治疗师也不得为患者提供任何超越执业范畴的专业服务，诸如物理治疗、作业治疗等其他专业服务，除非经过相关的专业培训并持有该专业的执业证书。

（五）知情权和决定权

患者有权知道自己的病情、治疗程序、治疗方式、预期效果以及治疗师的治疗计划。治疗师应如实地向患者提供有关信息。治疗师应该以患者为中心，以患者的目标为目标，而不把自己的需求强加于患者。在这种情况下，治疗师应尊重患者的决定权，将患者需求置于第一位，满足患者的需要。每一名康复音乐治疗师都有义务自觉遵守这些准则，以保护患者的权益和尊严，同时维护良好的职业形象。

（六）社会责任及专业协会责任

康复音乐治疗师要努力增加公众对康复音乐治疗的认识，并尊重同行所在的专业协会的权利、制度和名誉。康复音乐治疗师在所属行业协会分享专业经验时应将个人意见和专业意见区别开，避免同行个人化评议。此外，康复音乐治疗师要努力提升专业知识、技巧和研究水平，避免滥用在协会里的官方职务，并在履行职业职责时做到诚信平等、忠于职守。

第三节　音乐康复伦理挑战及应对

一、音乐康复的伦理挑战

在实际的音乐康复实践中，经常遇到一些伦理挑战。当患者对自身康复预期大于实际的损伤情况，并且怀有不切实际的期待时，治疗师是否应该如实告知患者实情，还是应该照顾患者的感受而回避实情呢？这对治疗师而言，是职业中较难抉择的问题。

例如，在一例神经损伤后认知伴抑郁状态患者（小露，女，43岁）的康复中，由于患者因脑外伤而导致蛛网膜下腔出血和偏侧瘫痪，造成行走和平衡障碍。此外，小露的身体的多处骨折也造成了严重的运动障碍。在缓慢的康复过程中，她意识到自己已经永远失去了独立生活的能力引发了严重的情绪低落。由于她需要较多项目的康复治疗，小露被收入了神经康复病房。小露的病史始于39岁，那一年她首次出现蛛网膜下腔出血而导致运动控制功能障碍，特别是行走和使用腿部出现严重障碍，有时还会失去控制胳膊和手功能的能力。虽然小露的认知功能并没有因神经方面的损伤而受到明显的影响，但是她不能再像以往一样在生活中成为一个独立健康的个体。她的注意力、交流能力、日常生活管理能力都受到影响，重大的生活压力使她的社会支持系统也濒临崩塌，她感觉到因为自己长久生病，关心她的人越来越少，来看她的朋友和亲人也越来越少，她感觉到了前所未有的抑郁、低落和孤立无援。

因为喜爱音乐，小露被会诊转介到音乐治疗中心。音乐对她而言是童年的一部分，而聆听音乐成为她的神经损伤恢复的开始。在音乐治疗的支持下，她开始适应了医院的环境，并

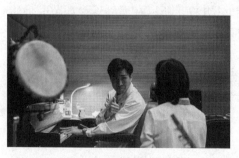

图14-2　音乐康复治疗（个体）

对音乐治疗的干预表现出积极的反应。她具有通过语言和歌唱表现思想和情感的能力，能够使用打击乐器即兴演奏，用嗓音表达被压抑的痛苦情绪。音乐的体验帮助小露在治疗中面对生活中的重大转变，接受将要终身生活在他人照料下的现实，并学习如何适应这一改变。

小露参加的音乐康复小组有团体合唱组、聆听小组、即兴演奏小组。在3个半月的住院时间内，小露参加了23次音乐康复活动，其中大部分是团体治疗的形式。

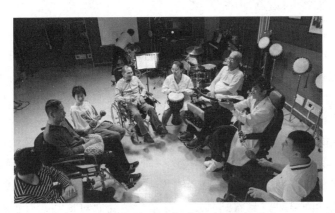

图14-3　音乐康复治疗（团体）

二、音乐康复的伦理应对

在以上案例中，可以观察到治疗师在面对小露这个病例时，遇到了一些相关的伦理问题。首先，小露长期接受医疗干预，在多次发病后已经对治疗显示出自信心不足的问题。此外，由于患者对治愈的目标怀有不切实际的期待，因此经常会超出现实预期，给治疗师提出超过治疗计划的要求。因此，治疗师在面对应多大限度地尊重患者的知情权、是否完整真实地暴露治疗目标时有一定的挑战。面对这样的案例，治疗师应如何应对呢？

（一）建立信任关系

在第一次治疗之后，治疗师邀请小露在护士的帮助下一起参加一个增强自信、加强交流的音乐康复小组。虽然她很少参与治疗过程，但是自愿地参与并主动反馈。虽然小露的精力水平仍然较低，但治疗师在治疗中用钢琴现场演奏音乐配合患者们在轮椅上做深呼吸和伸展运动。在治疗过程中，小露的觉醒状态逐渐提高，情绪变得渐渐开朗并出现了微笑。通常在这种开放类型的音乐康复活动中，原定为30 min的治疗活动延长到了1 h。

（二）对治疗中出现退行行为的尊重和理解

在这段时间的治疗中，小露出现了行为方面的退行，回到无视医院规章制度的开始。康复音乐治疗师此时充分尊重并理解她,让她参加了一个小的封闭式的即兴演奏治疗小组,目的是提供宣泄和协调能力。小露选择了一面"Bango鼓",在很短的一段时间中表现出兴趣之后,便开始随意地敲打,对治疗师带领集体演奏过程中的音乐模式没有表现出要参与的意图。经过随意的、漫不经心的敲打造成不和谐的杂乱声音后,她的鼓声逐渐开始与团体演奏相一致。

(三)根据患者的近况调整方案

在这次治疗后,治疗师向小露的主管医师了解情况。治疗师了解到,小露的药物不良反应加剧,出现了不自主运动和颤抖的现象,增加了焦虑和挫折感,而且还在继续试图操纵医护人员改变治疗方案。于是经过讨论,多学科小组认为她目前不能应对住院环境,决定调整治疗方案。于是音乐康复的目标调整为两个方向,支持她对负面认知的表达并强化和保持她的运动控制能力,另外还鼓励她在适当的场合表现自己的音乐才华和率真的一面。随着治疗方案的改变,治疗师强化了小露的行为控制能力和适应。这种转变是一个平稳的过程。经过这一阶段的治疗之后,小露顺利出院。

在治疗的过程中,治疗师面对患者"我到底病情如何,什么时候能完全康复?"这样反复被提及的问题时,觉察到其还未曾完全接受面对现实,并没有直接告知其结果,而是采用了最积极的应答策略,鼓励患者全身心地投入到音乐康复的过程中,争取最好的结果。小露经过治疗后,能够面对自己在创伤后成为残障的现实。随着更加积极地参与治疗计划活动,她不再抵抗治疗过程,增强了生活应对能力。虽然她在过去的生活经历中受到感情伤害,又因为神经损伤成为残疾人,但通过多学科医疗小组的支持,小露愉快地参与了每天的各种治疗团体活动。她能够面对生活中的巨大转变所带来的困难,从原来自由的生活转变为被监护的医院住院环境,但同时又保持着自主生活的强烈观念,这正是小露所面临的问题,也正是治疗过程中康复音乐治疗师需要根据面临的挑战,调整解决问题的焦点。

第十五章 社区康复伦理

第一节 社区康复概述

一、社区康复及其相关概念

社区康复（community-based rehabilitation）是世界卫生组织（World Health Organization，WHO）在1978年召开国际初级卫生保健大会及订立的《阿拉木图宣言》签署生效后，视为推进发展中国家残疾人得到康复服务的一项策略。社区康复经济有效、实用可及、简便易行，40余年来发展迅速，得到各国政府和国际组织的认同，也受到广大残疾人及家庭的欢迎。目前，社区康复所涵盖的内容已经大大拓展，发展成为一个多部门、跨学科的发展战略，旨在满足残疾人的广泛需求，保障其权利，确保其最大限度地参与和融入社会生活，并提高其生活质量。

（一）国际社区康复的定义

2004年WTO、联合国教科文组织、国际劳工组织对社区康复的定义是"社区康复是以社区为基础的康复，是为残疾人康复、机会均等、减少贫困和社会包容而制订的一种社区整体发展战略。社区康复通过残疾人及其家属、残疾人组织和残疾人所在的社区以及相关政府和民间的组织、卫生、教育、职业、社会机构和其他机构共同努力贯彻执行"。

社区康复的概念强调了社区康复是社区整体发展战略的组成部分，其目的是实现残疾人的康复、机会均等、减少贫困和社会包容。

（二）我国社区康复的定义

根据国际上对社区康复所下的定义，结合我国国情和社区康复实践，目前我国对社区康复的定义为社区康复是社区建设的重要组成部分，是指在政府领导下，相关部门密切配合，社会力量广泛支持，残疾人及亲属积极参与，采取社会化方式使广大残疾人得到全面康复服务，以实现机会均等、充分参与社会生活的目标。

二、社区康复的内涵

（一）社区康复的原则

1. 全面康复的原则

全面康复包括医疗、心理、教育、社会与职业等多方面的康复，目标是使残疾造成的残障减到最小。全面康复包括提升残疾人的医疗保障、康复治疗水平，为残疾人适配辅助器具，提高其身体功能；使残疾人接受适宜的教育形式，保证教育效果；注重发展残疾人技能，鼓励自主创新，提供相应的就业服务和适当的资金贷款；发动社会向残疾人提供各种形式的支持，努力满足残疾人婚姻家庭需求，鼓励并保障残疾人对艺术、文体追求；倡导残疾人自强、自立，鼓励并保障残疾人参与政治、发展残疾人自助组织等。

2. 社会化的原则

社会化的工作原则是指在政府的统一领导下，相关职能部门各司其职、密切合作，挖掘和利用社会资源，发动和组织社会力量，共同推进工作。①成立由政府领导负责，卫生、民政、教育等多部门参加的社区康复服务协调组织。②相关职能部门将社区康复服务的有关内容纳入本部门的行业职能和业务领域组织实施。③挖掘和利用康复资源，在设施、设备、网络、人力、财力等方面打破部门界限和行业界限，实现资源共享。④充分利用传播媒介，广泛动员社会力量，积极参与社区康复服务。⑤创造良好的社会氛围，发扬助人为乐、无私奉献的精神，为残疾人和其他康复对象提供康复服务。

3. 社区为本的原则

以社区为本就是社区康复服务的生存与发展必须从社区实际出发，立足于社区内部的力量，使社区康复服务做到社区组织、社区参与、社区支持、社区受益，主要体现在以下几个方面。①以社区残疾人康复需求为导向提供服务；②协调有关部门，按照职责分工承担相关的社区康复服务工作；③充分利用社区内部资源，实现资源利用一体化；④社区残疾人及亲属要主动参与、积极配合；⑤有针对性地开展诊断、治疗、预防、保健、康复等一系列健康教育，普及相关知识，提高公众防病、防残、康复的意识。

4. 服务成效最大化原则

服务成效最大化是指以较少的人力、物力、财力使大多数服务对象能够享有服务，即获得较大的服务覆盖面。具体而言，在社区康复服务中要以较少的投入保障康复对象的基本康复需求，使大多数康复对象享有可及的康复服务。

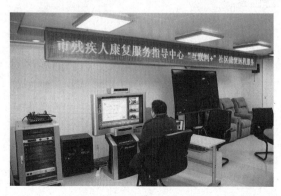

图15-1　通过远程服务扩大社区康复服务覆盖面

5．因地制宜原则

社区康复服务既适用于发达国家，也适用于发展中国家，其目的是使大多数康复对象享有全方位的康复服务。由于发达国家和发展中国家在经济发展水平、文化习俗、康复技术及资源、康复对象的康复需求等方面有很大的差异，即使是在欠发达国家和地区也有很大不同。因此只有根据实际情况，因地制宜地采取适合本地区的社区康复服务模式，才能解决当地的康复问题。

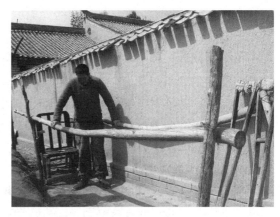

图15-2　社区康复计划落地我国农村地区

6．康复技术实用原则

要想使大多数康复对象享有全面康复服务，大多数康复人员、康复对象及亲属必须掌握康复技术，这就要求康复技术必须易懂、易学、易会，实用、简单、易操作，要求将外来的技术向适用于本地的传统康复技术转化。

7．服务对象主动参与原则

服务对象积极参与社区康复活动是社区康复的特点之一，服务对象主动参与康复计划的制订、目标的确定、训练的开展以及回归社会等全部康复活动过程。康复对象的主动参与需要树立自我康复意识、积极配合康复训练、努力学习文化知识、掌握劳动技能，贡献社会，体现自身价值。

（二）社区康复的成效

1．社区康复得到法律保障

《中华人民共和国残疾人保障法》提出："以社区康复为基础，康复机构为骨干，残疾人家庭为依托；以实用、易行、受益广的康复内容为重点"，同时明确指出"各级人民政府应当将残疾人社区康复纳入社区公共服务体系。政府和有关部门应当组织和指导城乡社区服务组织、医疗预防保健机构、残疾人组织、残疾人家庭和其他社会力量，开展社区康复工作。"

《残疾预防和残疾人康复条例》提出："各级人民政府应当将残疾人社区康复纳入社区公共服务体系，县级以上人民政府有关部门、残疾人联合会应当利用社区资源，根据社区残疾人数量、类型和康复需求等设立康复场所，或者通过政府购买服务的方式委托社会组织开展康复指导、日常生活能力训练、康复护理、辅助器具配置、信息咨询、知识普及和转介等社区康复工作。"

2．社区康复纳入国家计划

社区康复自"八五"计划以来，连续纳入残疾人事业发展各五年发展纲要中实施，与此同时，康复医学事业、社会保障事业、公共服务事业等也都明确规定大力开展社区康复，并制订了工作目标、具体措施、实施进度、检查和考核措施，为社区康复建立社会化工作机制奠定了基础。

3. 社区康复体系逐步完善

由管理网络、技术网络和服务网络组成的社区康复体系逐步完善。政府及相关行政管理部门负责组织管理、制订规划、筹措经费、协调实施；由医疗康复机构、专业学（协）会和各类专家组成技术指导组，提供专业技术支持；依托城乡医疗保健、社区服务网络、社会力量和残疾人家庭，搭建为残疾人提供康复服务平台。三个网络各有分工、有机结合、协调运作，形成了完整、有效的社区康复体系。

4. 康复服务覆盖面不断扩大

深入贯彻实施《国务院关于建立残疾儿童康复救助制度的意见》，提升残疾儿童康复救助水平，扩大救助对象范围，完善救助定点服务网络，增进残疾儿童家庭获得感，46.8万残疾儿童得到康复救助。以农村困难残疾人为重点，持续开展残疾人精准康复服务行动，871.8万残疾人得到基本康复服务，160.8万残疾人得到基本辅助器具适配服务。接受基本康复服务的持证残疾人中，有视力残疾人72.5万，听力残疾人69.5万，言语残疾人5.9万，肢体残疾人415.7万，智力残疾人70.1万，精神残疾人159.9万，多重残疾人52.9万。残疾人通过在社区家庭的康复训练和各种康复服务活动，功能状况明显改善，促进了其上学、技能培训、就业及参与社会生活能力的提高。

5. 实践模式更加丰富多样

多年的实践形成了适合我国国情的"自上而下"社区康复实施的主体模式，保证了社区康复的计划性、有效性、可行性和推进的一致性。与此同时，借鉴国际社区康复理念和内容，发挥社区残疾人和残疾人组织在社区康复中的能动作用，探索出了"自下而上"的社区康复模式，丰富了我国残疾人社区康复组织实践模式。

三、社区康复的国内外发展现状

（一）国际社区康复的发展

康复机构可以解决较复杂的残疾问题，但费用较高、周转率低、覆盖面小，加上残疾人长期被限制在康复机构里，不能参加正常的家庭生活与社会活动，严重阻碍了残疾人重返社会。20世纪70年代初，发达国家发现定位在家庭与社区水平的康复服务可弥补许多机构式康复的不足，社区康复由此逐渐发展起来。

1976年世界卫生组织提出一种新的、有效的、经济的康复服务途径，即社区康复，以扩大康复服务覆盖面，使发展中国家的残疾人也能享有康复服务。

1981年联合国确定国际残疾人节，社区康复进一步得到重视。为促进全球领域的合作，制订了残疾人十年（1983—1992年）社区康复全球发展规划，同年世界卫生组织专家委员会给出了社区康复的定义。

1999年《偏见与尊严——社区康复介绍》一书再版，更新的观念对全球残疾发生情况、康复需求情况、社区康复定义、管理框架、技术要素、监测评估以及未来发展预测等方面进行了全面阐述。

2006年《联合国残疾人权利公约》从权利视角提出保障残疾人得到各类康复服务的措施，其基本原则成为社区康复的实施原则。

2010年世界卫生组织《社区康复指南》总结了30余年全球发展中国家社区康复实践经验，提出社区康复包括健康、教育、生计、赋能、社会五个领域的内容，反映了"社区融合发展"的最新理念。

2015年的第三届亚太社区康复大会和2016年的第二次世界社区康复大会进一步倡导社区融合发展的理念。从社区康复到社区融合发展，体现了社区康复的医学社会模式向社会模式的转变。社区融合发展将以保健康复、教育康复、生计与职业支持、社会权益保障、赋能自立等全面康复服务为重要任务领域。

（二）我国社区康复的发展

我国社区康复事业30余年的发展充分体现了在中国文化背景和管理体制下残疾人社区康复成功发展的历程。

1986年卫生部门开展了以医疗康复为内容的社区康复试点，为残疾人开展社区康复训练实践迈出了第一步。中国残疾人联合会于1988年开始实施《中国残疾人事业五年工作纲要》，开展了抢救性的"三项康复"，即白内障复明手术、聋儿听力语言训练和小儿麻痹后遗症矫治手术，探索了在基层为残疾人提供康复服务的途径。

自"八五"计划（1991—1995年）以来，残疾人社区康复实施方案作为独立的康复工作配套方案之一，被连续纳入中国残疾人事业各五年发展纲要组织实施，标志着我国残疾人社区康复进入初始启动期。

"九五"计划期间（1996—2000年），残疾人社区康复开始纳入社区建设规划，融入社区卫生、社区服务、社区文化等工作范畴，统筹利用各系统康复资源，发动社会力量支持并倡导残疾人积极参与，明确了以社会化方式开展残疾人社区康复工作的思路，标志着我国残疾人社区康复工作进入了社会化开展期。

"十五"计划期间（2001—2005年），我国残疾人社区康复进入了快速推进期，特别是2002年，第三次全国残疾人康复工作会议提出实现残疾人"人人享有康复服务"的目标，将"康复进社区、服务到家庭"作为实现这一目标的重要措施，为加快推进社区康复明确了方向。

"十一五"计划期间（2006—2010年），《中华人民共和国残疾人保障法》修订实施、《中共中央国务院关于促进残疾人事业发展的意见》（中发〔2008〕7号）、《关于加快推进残疾人社会保障体系和服务体系建设指导意见》（国办发〔2010〕19号）、《中国残疾人事业"十一五"发展纲要与配套实施方案》等重要政策陆续出台，愈加强调对社区康复的重视，促进残疾人社区康复与公共服务体系的对接与融合，残疾人社区康复进入全面融合期。

"十二五"计划期间（2011—2015年），国务院印发的《关于加快推进残疾人小康进程的意见》（国发〔2015〕7号）提出，依托专业康复机构指导社区和家庭，为残疾人实施康复训练；《社区康复"十二五"实施方案》提出，在全国普遍开展残疾人社区康复，充分利用社区资源，在城市地区开展规范化的社区康复，提高服务质量，残疾人社区康复进入规范化实施期。

"十三五"计划期间（2016—2020年），习近平总书记在2016年8月召开的全国卫生与健康大会的讲话中强调："重视重点人群健康，努力实现残疾人'人人享有康复服务'的目标"。2017年《残疾预防和残疾人康复条例》颁布实施，2019年《残疾人社区康复工作标准》出台落实，残疾人社区康复进入规范化发展时期。

"十四五"计划期间（2021—2025年），国家《"十四五"残疾人保障和发展规划》对残疾人社区康复提出实施县域残疾人服务能力提升行动，建设县、乡、村三级联动互补的基层残疾人服务网络。县（市、区、旗）明确残疾人基本公共服务实施标准，开展残疾人需求评估，加强服务资源统筹。乡镇（街道）普遍建立"阳光家园""残疾人之家"等服务机构，开展残疾人集中照护、日间照料、社区康复、辅助性就业等服务；加强残疾人健康服务，并加强社区康复，推广残疾人自助、互助康复，促进康复服务市场化发展。

第二节　社区康复伦理规范

一、社区康复的伦理原则和具体规范

2006年12月13日由联合国大会通过《残疾人权利公约》，成为联合国在21世纪最大工程之一。公约的宗旨是促进、保护和确保所有残疾人充分和平等地享有一切人权和基本自由，并促进对残疾人固有尊严的尊重。作为社区康复的一种策略，指南有助于《残疾人权利公约》及相关国家残疾立法的落实，并支持以社区为基础的包容性发展。世界卫生组织发布的《社区康复指南》有助于《残疾人权利公约》及有关残疾的国家立法的落实，并支持以社区为基础的包容性发展。指南为社区康复管理者提供了如何建立或如何加强社区康复计划，并确保残疾人及家庭成员能够得到卫生、教育、就业及社会层面服务的实际建议。基于《残疾人权利公约》与《社区康复指南》的原则，社区康复工作的伦理原则可以概括为尊重、不伤害、有利和公正原则。

（一）社区康复中的尊重原则

1. 在社区康复实践中，应始终尊重残疾人的尊严，尊重其自主权利，这是践行《残疾人权利公约》的要求，有助于提升残疾人的自尊、自信、自我价值感，促进残疾人独立自主。

2. 在社区康复服务中，尊重并接纳差异是至关重要的原则，应当理解并接受残疾人是人类多样性的表现，是人类的一部分。每一个残疾人都有其独特性，体现在功能、

状态、家庭和社会背景等方面。社区康复工作也应根据残疾人的不同多样化地开展，实现为不同残疾类别、不同障碍程度、不同背景的残疾人提供个性化康复服务，从而最大程度地帮助残疾人改善功能并融入社会。

（二）社区康复中的不伤害原则

在社区康复服务实践中，要严格遵循不伤害的伦理原则，确保社区康复过程中的每一个环节都避免对残疾人的生理和心理健康产生任何潜在或实际的伤害。遵守不伤害原则的目的是提高残疾人康复效果、增强其对社区康复服务的信任感，保障其安全与健康，保证社区康复工作有效地进行。

（三）社区康复中的有利原则

1. 鼓励残疾人充分有效地参与、融入社会，有利于增强残疾人的自信和独立性，改善其生活品质，挖掘其潜能，实现其自身价值，遵循有利原则，能够促进构建一个包容、平等的社会。无障碍的社区环境是社区康复的重要场景，是残疾人平等参与社会生活的基本保障。落实社区无障碍环境建设，有利于促进残疾人平等、安全、便捷地参与社区生活。

2. 赋能是社区康复的重要内容和目标，也是社区康复的工作原则之一。赋能改变了残疾人的思维方式，使其由被动接受者转为主动贡献者，这种转变有利于促进残疾人主动克服政策、环境、公众态度等方面的障碍。社区康复工作的伦理原则之一就是通过增强残疾人的权利意识、提供信息、加强能力和鼓励参与促进赋能与残疾人自我倡导。

（四）社区康复中的公正原则

1. 在社区康复实践中，应坚持机会均等，确保残疾人在各领域中享有人人平等的机会。在健康、教育、生计、社会、赋能等方面都应保障人人平等地拥有机会，这是促进社会正义和公平、增强残疾人的自尊和自信、提升其社会参与程度的必然要求，也是社区康复实施的重要原则。

2. 在社区康复实践中，应关注性别平等问题，识别并消除性别歧视，确保女性残疾人在教育、就业、健康和社会参与等方面获得与男性残疾人同等的支持和资源。

例如陈某，男性，32岁，未婚，患有精神残疾二级。陈某因恋爱受到精神刺激，逐渐出现精神问题，并最终在2012年发病，直到2018年办理了残疾人证。陈某与父母共同生活，家庭关系良好，但在社交、工作和日常生活中面临诸多挑战。陈某涉及的社区康复服务伦理问题包括以下五个方面。

（1）保护尊严和隐私权：在进行社区康复服务时，必须确保陈某的隐私得到保护。例如在进行心理咨询或治疗时，应选择私密环境，避免在不必要的情况下透露陈某的私人信息。社区康复工作人员和服务人员应遵循礼仪和道德准则，确保对陈某的尊重。

（2）平等对待和无歧视：社区康复服务应确保陈某能够享受到与其他人相同的待遇，不受其精神残疾的影响。社区工作人员和服务人员应避免对陈某进行任何形式的歧视或偏见，尊重其个人权利和需求。

（3）遵守保密原则：陈某的个人信息和社区康复服务记录应得到妥善保管，无需让无关人员知晓。工作人员和社区康复服务人员应避免在公共场合或与他人交流时透露陈某的私人信息。

（4）尊重自主权和选择：社区康复服务计划的制订和实施应尊重陈某和家人的意愿，避免强迫其接受任何服务或治疗。为陈某提供充分的信息和支持，使其能够了解自己的病情和康复治疗方案，并作出决策。

（5）个人观点和信仰的尊重：在社区康复服务中，应尊重陈某的个人观点和宗教信仰。社区康复工作人员和服务人员应避免将自己的价值观和信仰强加给陈某及家人。在面临道德冲突时，社区康复工作人员应积极地与其他相关方进行沟通和妥协，以平衡不同利益之间的关系。

二、社区康复的人际关系伦理

社区康复的人际管理伦理是协调社区康复服务组织内部与外部的利益关系，包括社区康复管理人员与残疾人及亲属之间、社区康复服务团队内部之间、社区康复工作人员与其他工作人员之间、社区康复与社会服务之间的利益关系。

（一）协调社区康复管理人员与残疾人及亲属之间的利益关系

协调社区康复工作人员与残疾人及家属之间的利益关系是社区康复工作伦理实践的核心部分。社区康复的目标是使广大残疾人全面得到康复服务、实现机会均等，充分参与社会生活，而社区康复管理人员与残疾人及亲友之间的利益关系协调直接关系到康复服务的质量以及服务对象的身心情况和社会参与程度。实践社区康复的伦理原则，不仅可以有效保护双方的利益，还可以促进双方共同承担的责任和义务，从而共同推动实现高质量的康复服务。社区康复的伦理实践确保了康复服务能够真正满足残疾人的需求，帮助其更好地提高生活质量，促进其融入社会。

（二）协调社区康复服务团队内部之间的利益关系

协调社区康复服务团队内部的利益关系是社区康复伦理实践的关键内容。社区康复服务团队内部的相互信任与协作对于向残疾人输送优质服务至关重要，只有当每个成员的权益和需求得以妥善保障和合理满足时，团队间的互信与协作才会得以建立，从而提升服务效率，保证高质量的社区康复服务。团队内部若存在巨大的利益冲突或资源分配不均等情况，都可能造成团队矛盾、削减工作热情，进而波及服务质量。因此，应合理规划社区康复团队任务，保障每位成员的权利，推动其履行职责，保持团队和睦，以此推动团队发展，更好地服务残疾人。

（三）协调社区康复工作人员与其他工作人员之间的利益关系

协调社区康复工作人员与社区其他工作人员之间的利益关系也是社区康复工作伦理实践不可或缺的一环。社区康复工作人员主要服务对象是残疾人，社区其他工作人员的服务对象是社区公众。做好残疾人社区康复服务工作，社区康复工作人员需要多方配合，综合协调社区医疗、教育、就业、社会保障等众多社区服务资源。因此，社区康复工作人员需要与社区内负责其他工作的人员紧密联系、团结协作，保障社区康复在符合社区总体工作要求的前提下进行，促进在社区层面对残疾人康复计划的制订和实施。

（四）协调社区康复与社会服务之间的利益关系

协调社区康复工作与社会各方面的利益是有效推进社区康复工作的重要保障。一方面，社区康复工作的相关人员需要积极争取政府和社会力量的支持，通过宣传和倡导，提高全社会对残疾人康复服务的认识和关注；另一方面，社会公共服务设施在方便残疾人的同时，也让普通人从中受益，社区康复工作也是如此。社区康复项目尽可能提供普惠的康复设施、服务，并且可以增强社区互动、创造就业机会，从而实现共建共享、和谐共赢。

三、社区康复的伦理问题

社区康复中的伦理问题主要涉及残疾人的尊严、隐私权、自主权、平等对待以及康复服务过程中的道德和职业准则等方面。

（一）尊严与隐私权

残疾人在社区康复过程中应享有与普通人同等的尊严和隐私权。然而，在实际社区康复实施中，由于康复服务的特殊性和残疾人的身体状况，其隐私容易受到侵犯。例如，护理人员在为残疾人进行身体护理时，可能会在不必要的情况下揭示其私人信息或身体部位，从而侵犯其隐私权。

（二）自主权与选择

残疾人有权自主参与决定自己的康复计划和制订治疗方案，并在康复过程中随时表达自己的意愿和决策。但在实践中，由于残疾人可能面临身体或认知方面的限制，其自主权往往难以得到充分保障。

（三）平等对待与无歧视

残疾人应享有与其他人同等的权利和机会，不应因残疾而受到歧视或排斥。在社区康复服务中，如果残疾人因种族、性别、宗教或其他因素而受到不公平对待，将严重损害其权益和尊严。

第三节 社区康复伦理挑战及应对

一、社区康复的伦理挑战

世界卫生组织发布的《社区康复指南》为全世界各国开展残疾人社区康复提供了指导。指南提出，社区康复涵盖健康、教育、生计、社会和赋能五个领域，相应地社区康复的组织实施和服务提供将受到来自这五个领域的伦理挑战。

（一）健康领域的伦理挑战

在社区康复过程中，健康领域包括健康促进、疾病预防、医疗保健、康复训练和辅助器具等，该领域面临着一系列伦理挑战。例如，当残疾人接受医疗和康复服务时，其知情同意、隐私保护、治疗选择权等基本权益可能被忽视，不能得到充分保障；采用的社区康复治疗方法可能不符合患者的需求和利益，存在治疗过度或不足的问题；面对经济能力有限的残疾人，难以公平、合理、有效地分配有限的康复资源。

（二）教育领域的伦理挑战

教育包括正式的、非正式的、家庭的、社区的以及政府举办的各种教育，社区康复可能与多种教育形式相关联。残疾人平等接受教育的权利可能受到挑战，例如残疾学生在教育机构中可能无法获得与其他学生相等的学习条件和机会；对于需要特殊教育支持的学生，教育机构提供的适应性课程和教学方法可能不足；在融合教育环境中，残疾学生与非残疾学生的关系可能存在孤立、歧视等问题。这些问题触犯了社区康复的伦理原则，因而也是社区康复所面临的伦理挑战。社区康复需要推动残疾人平等接受教育权利的落实。

（三）生计领域的伦理挑战

残疾人的生计问题包括技能发展、自我营生、有薪就业、金融服务及社会保护。残疾人在就业市场上很难得到平等就业机会；用人单位的工作环境和工作安排可能不适合残疾人；面向非残疾人的基本技能与职业技能培训的方式与内容可能不适用于残疾人；残疾人在薪酬与晋升方面可能受到不公正的待遇；相较于非残疾人，残疾人为维持和改善经济状况，可能需要更多的资源帮助、更适合的金融服务和社会保障措施，或其他形式的支持。社区康复需要在以上方面与相关各方协作，充分实践社区康复伦理原则，为残疾人提供资源或良好的环境支持。

（四）社会领域的伦理挑战

在社会领域，残疾人可能遭遇社交障碍和社会排斥。由于社区物理环境、人文环境以及自身功能限制，残疾人平等参与社会生活的权利可能会受到挑战，不能平等地参与社交活动、文化生活和社区事务。社区公共设施和服务的无障碍设计可能存在欠缺，影响残疾人走出家门、参与社会生活；社会公众、社区中的其他人员，乃至社区康复团队成员对残疾人均可能存在歧视，不能充分理解和接纳残疾人。社区康复需要解决以上挑战，建立和维持友善的残障环境，支持、鼓励残疾人融入社会。

（五）赋能领域的伦理挑战

赋能是帮助残疾人增强自信心和自主能力的关键，实现残疾人由被动的受助对象变为平等参与的主体的目标。社区康复工作需要考虑如何在赋能过程中真正尊重残疾人的自主性和选择权，而不是以康复服务提供者的意志为主导。在提供社区康复服务时，专业指导与个体意愿之间的关系可能存在不平衡的情况，残疾人可能对社区康复服务人员或其他支持提供者过度依赖，无法保持充分的独立自主；在赋能过程中，相关信息的透明、开放程度可能不足，影响残疾人及其家庭对社区康复决策和过程的了解与参与。

二、社区康复伦理应对

（一）政府的应对

1. 制订法律法规

通过制订保护残疾人权利的法律法规，禁止歧视残疾人，制订特别保护措施，保护残疾人的生命权和人身自由，保障残疾人平等享有各项公民权利。在立法和制订有关规章制度时广泛征求和听取残疾人的意见和建议，使残疾人的利益得到切实保障。

2. 保障平等可及的社区康复服务

保障残疾人能够平等地享受社区康复服务，为避免有权享受社区康复服务的残疾人被排除在服务范围之外，制订明确的服务准入标准和程序并严格执行。

3. 建立监管机制

建立社区康复项目的监管机制，对社区康复项目的计划、实施、管理等环节进行全面监督，确保社区康复服务中无违法、违规现象发生，工作人员无歧视残疾人或其他伤害残疾人的行为。

4. 多元化投入

投入必要的人力、物力、财力，打造多元化投入格局，支持社区康复服务发展，促进残疾人参与、融入社会。组织培养高素质、专业化的社区康复人才；建设无障碍社区，为残疾人提供无障碍环境和便利化条件；为社区康复项目的运行提供资金支持。

5. 社会宣传

开展广泛的社会宣传活动，例如在政府网站开设残疾人信息与服务专栏，通过报刊、广播、电视和网络等新闻媒体广泛报道残疾人生活和事务，促进尊重残疾人的尊严和权利，倡导"平等、参与、共享"的理念，培育全社会扶残助残意识，形成关爱残疾人、关心残疾人事业的良好社会风尚。

（二）残疾人组织的应对

1. 建立政府与基层的沟通桥梁

残疾人组织积极发挥桥梁作用，代表广大残疾人的共同利益，与政府保持密切沟通和协作，及时向政府反映残疾人的需求和建议。通过调研、座谈、咨询等多种形式汇集来自基层的真实声音，推动政府制订符合残疾人实际需求的政策措施。

2. 组织关爱残疾人宣传教育活动

残疾人组织应在社区内开展形式多样的宣传活动，以呼吁社区居民关心、关爱残疾人。通过讲座、海报、娱乐互动等多种形式，利用电视、网络及社区公告栏等多种传播渠道弘扬扶残助残的良好道德风尚，促进社区居民给予残疾人更多的关怀和支持。

3. 残疾人权益宣传教育

为了培养残疾人维护自身权益的意识，残疾人组织可在社区内开展关于残疾人权益的培训班、工作坊、法律咨询等一系列宣传教育和培训活动，以期通过法治宣传教育增强残疾人及亲友的法治意识，营造残疾人"尊法、学法、守法、用法"的良好氛围，有效提升残疾人法治素养和依法维权能力。

4. 促进建立残疾人自助互助小组

残疾人组织应促进建立残疾人自助互助小组，建立完善的组织架构，帮助残疾人及亲属发展自己的社会支持网络，在残疾人自助互助小组内鼓励残疾人开展社区康复的教学、交流活动，为残疾人赋能，促进自主。

5. 参与社区康复项目管理

残疾人组织应积极参与到社区康复项目的计划、管理、监督中，为社区康复项目的各个环节提供意见和建议，确保项目能够真正满足残疾人的需求。通过参与项目管理和监督可以发现项目中存在的问题，提高项目的透明度和公平性，保障服务的质量和效果。

（三）社区康复服务机构的应对

1. 建立健全服务机构工作标准和规范

社区康复服务机构的运行要充分考虑安全保障措施，完善康复服务标准、诊疗规范、训练常规及技术操作规范等，建立健全财务管理和监督制度、设备管理制度等，制订突发应急预案，为残疾人提供安全、有效的社区康复服务。

2. 建立投诉反馈机制并解决问题

建立投诉反馈机制，及时调查、解决并反馈服务过程中出现的问题，使残疾人的服务质量和权益得到保障。

3. 保护隐私与保密

严格遵守法律法规，建立健全隐私保护和保密制度。在采集、保存、使用残疾人信息时,必须取得当事人或监护人的知情同意,并只在必要和许可的范围内使用信息。对工作人员进行相关的专项培训,加强工作人员尊重残疾人隐私权、遵守保密原则的意识。

4. 提供促进社会参与赋能的机会

社区康复服务机构应在提供康复服务的同时,注重残疾人社会参与和赋能。可以通过提供教育康复、就业培训、组织开展志愿服务等方式提升残疾人的社会适应能力,并增强其融入社会的信心。机构应对接社区内外的各种资源,借助多种平台,积极创造条件,为残疾人提供广泛的社会参与机会,推动残疾人深度参与社会生活及各类活动。通过赋能活动提高残疾人自主和自立的能力,确保社区康复服务效果的可持续性。

(四)社区康复工作管理者的应对

1. 建立健全管理体系

社区康复工作管理者应建立健全管理体系,涵盖康复服务的每一个环节,包括需求评估、方案制订、服务实施、效果评估和反馈改进等。严格进行管理,严把各环节的质量关,确保社区康复有序推进;定期对团队工作进行监督和检查,确保团队提供稳定、优质的社区康复服务。

2. 协调资源,合作交流

社区康复管理者应积极与社区内外的组织和利益方建立联系与合作,包括政府部门、康复服务机构、残疾人组织、社区居民等。在推进社区康复工作时,不能忽略本社区康复服务与其他利益方之间的相互作用,要兼顾多方利益,找到平衡点,协调各方资源,紧密合作,共同推动社区康复的发展。

3. 科学规划并分配资源

管理者要科学规划、合理分配社区康复资源,确保每一名残疾人都能公平地享有康复服务;制订透明、公正的资源分配标准,避免因贪污腐败或歧视等因素造成的资源分配不均;兼顾社区康复服务的公益性和可持续性,提高资源利用效率;定期评估资源状况,优化发展策略。

4. 遵纪守法,廉洁自律

社区康复管理者规范言行,杜绝违法乱纪行为,廉洁自律,带领社区康复服务团队为残疾人提供及时、有效的社区康复服务。

(五)社区康复基层工作人员的应对

1. 做到尊重与平等

社区康复基层工作者应该尊重残疾人及亲属,尊重残疾人的尊严与个性并努力捍卫其合法权益;将残疾人看作与其他人平等的个体,避免任何歧视或偏见;积极鼓励并支持残疾人或其监护人自主地作出关于自身的决策,尊重其个人选择和意愿;不能利用服务关系作为控制服务对象或向服务对象施压的工具,需要保证健康和平等的服务关系。

2. 拥有关爱与耐心

社区康复基层工作人员应当给予残疾人深厚的关爱和同情，在服务过程中展现出高度耐心，促进构建相互信任的伙伴关系。在生理和心理方面始终密切关注服务对象的需求，确保康复服务能够有效地改善其身心健康状况，提供专业、温暖的支持，致力于为服务对象排忧解难。

3. 保护隐私与坚守保密

社区康复基层工作人员有义务严格遵守隐私保护与保密原则，确保服务对象的隐私和信息安全得到保障。在提供康复服务时，必须明确向服务对象说明所采集的信息内容以及用途，并取得服务对象的知情同意。妥善保存服务对象及亲属的康复档案或其他敏感资料，不得公开或泄露资料。在触及涉及隐私的问题时，采用适当的信息采集、保存方式，从而避免对服务对象造成伤害。

4. 做到专业与尽责

社区康复基层工作人员需要具备专业的知识和技能，严格按照专业规范提供服务，保证服务质量。积极参加专业培训和继续教育，不断强化业务能力、提高专业素养。在服务过程中，遵循残疾人的康复规律，树立全面康复理念，坚持以全面改善残疾人身体功能、活动和参与状况为目标，始终坚持以严谨、认真的态度对待每一个环节。尽职尽责，及时响应残疾人的需求和问题。在面临超出自身能力和职责范围的难题时，应及时向其他团队成员或专家寻求指导和帮助。

5. 尊重自决权

社区康复基层工作人员应当尊重和维护残疾人的自决权，在提供康复服务方案时充分尊重残疾人或其监护人的选择与意愿。通过评估、访谈等手段，深入了解残疾人的实际情况和康复需求，据此制订个性化的社区康复服务计划。应充分向服务对象或其监护人解释社区康复的目标、内容、方法、影响等，以确保服务对象或其监护人充分知情并行使自决权。

6. 宣传社区康复

社区康复基层工作人员要采取多种方式，宣传普及社区康复的理念和服务内容。利用社区公告栏、互联网等媒介，介绍社区康复服务的内容、功能和获取方式，提高社区居民对康复服务的知晓率和可及性。

7. 加强团队协作

社区康复需要多学科合作，基层工作人员要与医生、护士、康复治疗师、社工等专业人员建立良好的团队合作关系；积极沟通、共享信息，协同提供优质的康复服务。

8. 做好康复评估与解释

社区康复基层工作人员需定期对服务对象的康复效果进行评估，监控服务对象的康复进程，采集并科学地解读相关数据，以全面掌握康复服务的效果。根据评价结果对康复方案进行调整和优化，将评估结果以通俗易懂的语言向服务对象或其监护人进行讲解，以协助其了解自己或被监护人的康复进度，并参与决策后续康复计划。

9. 开展社区康复教育

负责社区康复教育的工作人员应制订详细的培训计划,确保面向残疾人及亲属康复教育内容的科学性,为残疾人及亲属提供关于残疾人权益和社区康复相关的知识和技能,为残疾人赋能。

10. 遵循研究伦理与规范

社区康复基层工作人员在开展研究时,应严格遵守学术伦理和规范。严格履行知情同意程序;保护研究对象的隐私权及个人信息;为研究对象的身心健康着想,对残疾人等特殊群体应当予以特别的保护措施,将研究对象可能承受的风险和身心伤害降低到最小;公平、合理地选择研究并分配研究对象;在出版或发表研究结果时,遵守出版规范。

11. 合规应用信息技术

社区康复基层工作人员应熟练掌握信息技术,并在合规的前提下将信息技术应用到社区康复服务中;建立和维护数字化康复档案,确保数据录入的准确性和保密性;开发在线咨询、远程培训等服务,提高社区康复的可及性、便利性;遵守相关法律法规,确保信息技术的应用不会侵犯客户的权利和隐私。

12. 遵守商业行为规范

社区康复基层工作人员在提供服务的过程中,应当严格遵守业务行为规范,确保服务执行的合规性。不能利用服务关系推广商业产品;对于收费的服务项目,应明确告知服务对象,确保所有费用透明、合理,无隐性或额外收费行为。

(六)残疾人及其亲友的应对

1. 主动了解和维护权益

残疾人及亲属需深入了解和维护自身权益,通过研读法律条文、参与公益培训,增强自身权益及维权方法的熟知程度。积极关注最新政策动态,确保享受应有的权益和服务。参加残疾人自助互助服务小组,共享信息、交流经验,提高自身的维权能力。

2. 积极参与社区康复项目

残疾人及其亲友应积极参与社区康复项目的各个环节,包括计划制订、项目实施和管理等。注重与社区康复团队的沟通交流,为项目改进提供真实有效的信息和建议。监督社区康复项目公开、透明地实施,确保服务符合规范,切实有效,促进社区康复服务更好地满足残疾人的实际需求。

(七)社会公众的应对

1. 尊重与平等

以尊重、平等的态度对待残疾人,避免歧视和偏见。尊重身边的残疾人,理解其需求和困难;树立"从我做起"的意识,关注并支持残疾人的自立和发展,在力所能及的范围内为残疾人创造公平参与社会生活的机会,帮助其更好地融入社会,为塑造对残疾人充满关爱的无障碍社会文化环境做贡献。

2．了解残疾人

积极参加社区组织的残疾人知识宣传和科普活动，提升对残疾人群体的认识和理解。通过阅读宣传资料、观看公益宣传片、参加培训讲座等方式掌握与残障人士友好交往并给予其支持的恰当方法。关注残疾人权益保护的相关法律法规和政策动态，增强社会责任感和公民意识。

3．公益与助残

热心参与社区助残公益活动，如志愿服务、爱心捐赠等，为残疾人提供实际的帮助。主动关心身边的残疾人，给予其力所能及的支持和照顾。

例如对于第二节中陈某的社区康复服务中的伦理问题，可采取以下措施解决。

（1）加强培训和教育：对社区康复工作人员进行专业培训和伦理教育，提高其职业素养和道德水平，确保工作人员了解并遵守残疾人社区康复服务的伦理准则和规范。

（2）完善政策和制度：制订和完善残疾人社区康复服务的政策和制度，明确服务内容、标准和要求，加强对社区康复服务质量的监督和评估，确保服务在社区和家庭的有效性和可持续性。

（3）建立支持网络：加强与陈某家庭、社区和其他相关方的沟通和合作，建立全方位的网络支持，营造友好氛围、提高公众认知，为陈某提供个性化的社区康复服务方案，满足其不同需求和期望。

第十六章 社会康复伦理

第一节 社会康复概述

一、社会康复及其相关概念

从康复的角度讲，社会康复（social rehabilitation）是一项专业的康复手段，与医疗康复、教育康复和职业康复共同构成全面康复的核心内容。从社会工作角度讲，社会康复也叫作康复社会工作（rehabilitation social work），是专业社会工作服务在康复领域的实践。因此，本质上，社会康复既是一种康复技术也是一种社会工作服务。

（一）国外社会康复的定义

1986年，康复国际（rehabilitation international：RI）社会委员会公布的社会康复的概念是目前世界范围内认可度最高。社会康复是以提高社会生活能力为目标的过程。生活能力是指在各种社会状况中行使权利，以满足自身需要、实现每个人最可能和最丰富的社会参与能力。

这个概念明确了社会康复的目标是实现最大程度的社会参与，也充分彰显了"平等"的价值观。

（二）我国社会康复的定义

1990年，在中国残疾人康复协会举办的"全国社会康复、职业康复研讨会"上，来自中国康复研究中心社会康复研究室的专家与全国各地的参会人员一致讨论，首次明确了我国社会康复的定义，即社会康复是指从社会的角度采取各种有效的措施为残疾人创造一种适合生存、创造、发展、实现自身价值的环境，并使残疾人享受与健全人同等的权利，达到全面参与社会生活的目的。

根据该研讨会公布的会议纪要，此次研讨会涉及社会康复的议题限定在残疾人范围内，不包含其他成员（如药物依赖者、酒精依赖者、青少年犯罪者等）的社会康复。从这个概念和说明里可以看出，社会康复的服务对象以残疾人为主，还包括其他社会参与障碍者。结合当前我国社会康复发展的现状，可以认为社会康复是社会工作者应用专业方法从社会的角度采取各种有效措施为服务对象创造一种适合生存、创造、发展、实现自身价值的环境，并使服务对象平等地享受各种权利和社会福利，达到全面参与社会生活的目的。

我国与国际通行的社会康复概念在内涵上基本一致，即都是以服务对象实现最大程度参与社会生活为最高目标。

二、社会康复的内涵

维护服务对象的合法权益、提高服务对象的社会功能、促进服务对象的社会融合是社会康复的三大核心任务。维护合法权益的本质是促进社会资源的合理分配，提高社会功能是基于服务对象因为疾病和意外伤害导致的社会功能退化或丧失，促进社会融合是社会康复在解决前两个问题之后的最终目标。

（一）社会康复的基本要素

社会康复应包含服务对象、社会工作者、价值观和专业活动四个基本要素。

1. 服务对象

社会康复的服务对象主要是各类残疾人、老年人、慢性病患者等，其共同特点是具有某种功能障碍。这里的功能障碍可能是肢体功能、语言功能、听力功能、视觉功能、智力或精神障碍，还可能是社会融入的障碍。社会康复解决的主要是服务对象融入社会的困境，包括政策层面、个人能力层面和环境层面等。

社会康复的服务对象可分为主动求助和社会工作者、组织等主动寻找和发现两大类。社会康复的服务对象可以是个人，也可以是家庭或某一个群体、社区。

需要注意的是，一些特殊群体，如未成年人、智力障碍者、精神障碍者和生活不能自理的人，其家属和监护人也是社会康复的服务对象。

2. 社会工作者

在社会康复服务中，主要由社会工作者提供专业服务。在整个服务过程中，社会工作者承担着策划者、支持者、使能者、倡导者、协调者、资源链接者等多重角色，是整个助人活动的主体，向服务对象提供物质或精神的服务与支持。

在我国，社会工作者的定义为遵循社会工作的价值准则，应用社会工作专业方法，从事社会服务职业的人员。其是有一定专业知识并从事社会福利服务的人员。一名优秀的社会工作者还应具备一定的行政能力、督导能力和科研能力。

根据服务对象的需要，一个成熟的社会康复团队除了社会工作者外，还可以有康复治疗、职业康复、法学、心理学等专业背景的工作人员。

3. 价值观

社会康复的核心价值观是助人自助，是帮助服务对象实现最大程度的生活自理。社会康复工作者认为，正常参与社会生活是每个人的权利。在服务的过程中，社会康复工作者充分尊重服务对象的人格和选择，使自己与服务对象处于平等的地位，坚信服务对象有能力、有责任改变自己所处的困境。

价值观是社会康复工作者开展专业服务的灵魂，只有在专业价值观的指导下，社会康复服务才能够持续、高效地进行。社会康复工作者虽然具有一定的专业权威、拥有一定的机构资源和社会资源，但并不能通过行使自己的权力去主观分配这些资源，而要在专业价值观的指导下，根据服务对象的需求去合理分配这些资源，从而使服务对象摆脱困境、充分发挥主观能动性，最大程度地实现社会参与。

4. 专业活动

专业活动是社会康复工作者经过评估服务对象面临的问题和需求，向服务对象提供的专业服务或行动。

（1）从康复的角度讲，社会康复分为机构社会康复和社区社会康复两个层面。在机构社会康复服务过程中，社会康复工作者是康复治疗团队的一员，通过康复治疗评价会的形式与团队成员相互合作，在机构层面开展社会康复服务、促进服务对象实现目标。在社区社会康复服务过程中，社会康复工作者往往依托基层社区康复部门、社会组织在社区层面开展服务，巩固服务对象的康复成果，维护服务对象在社区的合法权益，促进服务对象在社区的全面发展。

（2）需要明确社会康复是以社会工作专业方法为基础开展的一系列康复服务，这和大众认知的志愿服务有着本质的区别，虽然两者都具有明显的助人性质，且有一定的社会福利属性，但是社会康复服务是通过一系列专业方法去实现工作目标的专业行动，且目前我国的社会康复是有限的有偿服务，政府、社会组织和服务对象共同构成专业社会康复服务的出资方。在社会康复服务中，社会工作者主要使用个案工作、小组工作、社区工作三大工作方法解决服务对象面临的个人、家庭、有共同需要的群体和社区的问题。这三大工作方法拥有不同的工作模式，每一种模式也有具体的工作方法和技巧，这构成了社会工作的专业方法体系。

（二）社会康复的功能

可以从个人层面和社会层面分析社会康复的功能。

1. 个人层面

（1）维护服务对象的合法权益：这些权益包括生存权益、经济权益、教育权益、就业权益、政治权益等。社会康复工作者主要通过个案咨询服务确保服务对象知晓以上权益以及获得以上权益。由于服务对象的文化水平、认知水平存在较大差异，很多服务对象在面临突发事件或重大疾病时，不知道如何维护自己的合法权益。社会康复工作者不是专业律师，但是可以维护服务对象的合法权益并提供相关法律信息和解决问题的思路、方法，必要时向有关部门转介。

（2）提高服务对象的生活自理能力：社会康复工作者常常与康复治疗师、同侪训练员等一起工作，为服务对象开展生活能力重建训练，提高其生活自理能力，如训练轮椅使用者如何自主洗浴、做饭，指导视障者如何在公共场所寻求帮助等。最大程度地实现服务对象的生活自理，有利于提高服务对象的生活自由度，使其生活得更有尊严，也有利于减轻家庭成员的照顾压力，节省家庭支出。

（3）提高服务对象的康复信心：社会康复的服务对象中，有很多是突发意外伤害致残的人，突然间能力的丧失加上漫长的康复过程，很容易导致服务对象和家属康复信心的衰退或丧失，甚至会有严重的自杀倾向。社会康复工作者通过危机干预、心理情绪疏导、游戏、文体活动、生活重建、入学指导、就业指导、同侪教育等服务缓解服务对象的心理压力，提高服务对象的康复信心。

（4）提高服务对象的社会适应能力：社会康复的服务对象往往伴随各种功能的障碍，残疾和重大疾病本身也容易给服务对象带来羞耻感，服务对象或多或少会存在社交回避、社会参与动力不足等社会退行现象。社会康复的介入能够帮助服务对象应对因功能障碍所致的各种社会问题，训练服务对象的沟通能力、社会交往能力和无障碍环境适应能力。

（5）缩短机构康复的时间：服务对象或家属不合理的康复期望和错误的康复观念往往会导致康复患者长期滞留康复机构。康复不等于完全恢复，机构的社会康复工作者需要与康复医师、患者和家属一起工作，为患者制订康复计划。社会康复工作者通过个案咨询和小组治疗的形式为患者和家属树立正确的康复观念，根据康复医师的建议，指导患者尽早回归校园、职业和社区。缩短康复时间，尽早回归社会，有利于健全服务对象人格的发展，避免与社会脱节，尤其是达到出院条件的儿童康复患者，应该尽量缩短机构康复时间，尽早回归校园。因为儿童早期的教育是不可逆的，一旦错过能力培养和人格培养的最佳时机，将会对儿童的一生产生影响，后期很难再弥补。

（6）重建良好的家庭关系和其他人际关系：很多残疾和重大疾病需要终身康复，很容易造成家庭经济压力大、家庭成员照顾压力大，这些都构成了家庭结构不稳定的因素，容易导致家庭关系失调、冲突甚至破裂。社会康复非常重视服务对象的家庭因素和朋辈支持，通过专业的家庭治疗介入，在案主自决的基础上帮助服务对象梳理家庭关系和其他人际关系，积极连接社会资源，帮助服务对象重建家庭支持系统和社会支持系统。

2. 社会层面

（1）预防社会矛盾：社会服务工作是整个社会运行的润滑剂。受传统文化影响，康复的服务对象很容易遭受社会歧视，再加上信息不对称，很多合法的权益得不到伸张，极易引起各种矛盾和冲突。在机构层面，社会康复的介入时时刻刻体现着对服务对象的尊重和人文关怀，社会康复工作者架起了医患沟通的桥梁，这对改善医患关系、预防医患纠纷起到了重要的作用。在社会层面，残疾人、老年人、慢性病患者等特殊群体的合法权益得到了很好的保护，也预防了社会不良事件的发生，这对构建和谐社会、推动人类社会精神文明建设起到了很好的作用。

（2）尊重和保障人权：全面保障特定群体权利是我国人权事业的重要方面，残疾人人权保障是中国人权发展进步的重要内容。社会康复是残疾人生存权、发展权得到稳定保障的专业力量。

（3）促进社会平等和社会公正：《中华人民共和国残疾人保障法》规定，残疾人在政治、经济、文化、社会和家庭生活等方面享有同其他公民平等的权利。社会康复着力提升康复服务对象平等参与社会事务的能力，减少和消除社会对残疾人的歧视，帮助其认识和适应现实社会，使其意识到自己不仅有生存和发展的权利，而且还有为社会尽责、创造社会价值的义务。社会康复并不是将服务对象当作一个弱者的形象，而是与服务对象和社会共同努力，使服务对象回到正常的社会化进程中去，实现真正意义上的社会平等和社会公正。

三、社会康复的国内外发展现状

（一）国外发展现状

第二次世界大战后，大量伤残军人的出现迫使一些主要参战国开始考虑处理战后伤残军人社会安置的问题，提高伤残军人的身体功能、就业能力和社会适应能力。当时美国康复医学之父H.A.RUSK认为，一个完整的人是一个兼有生理、情绪、职业、社会活动的人，应该从以上各方面促进患者的康复。1958年，由H.A.RUSK编著的《康复医学》第一版正式出版发行，"社会工作"作为康复的重要内容和手段是其中的一章；1977年其发行的第四版详细描述了社会工作在康复领域的角色、功能、工作内容和工作方法。

1960年代，根据世界卫生组织对康复领域的划分，康复国际将医学委员会（Medical Commission）、教育委员会（Educational Commission）、职业委员会（Vocational Commission）和社会委员会（Social Commission）设立为常设委员会。从此，医疗康复、教育康复、职业康复和社会康复作为全面康复的重要组成部分成为康复领域的共识。

1968年，世界卫生组织首次提出了社会康复的概念，认为社会康复是一个康复过程，目的是帮助残疾人能够适应家庭、社区和职业上的要求，或减轻妨碍整体康复过程的经济和社会负担，并使残疾人融入或重新融入社会。

20世纪70年代，现代医学由传统的生理模式向"生理-心理-社会"模式转变，开始注重患者的心理和社会功能，康复医疗机构的社会康复工作蓬勃发展。

1986年，康复国际社会委员会在英国伦敦召开会议，确定了迄今为止使用最广泛的社会康复的定义。

2010年，世界卫生组织发布了《社区康复指南》，该指南的框架基本围绕医疗康复、教育康复、职业康复和社会康复展开，其中指南"社会篇"中详细列举了他人协助、人际关系、婚姻和家庭、文化和艺术、娱乐休闲和体育活动、司法等社会康复重点工作领域，指出了残疾人参与社会生活的重要性，多次明确社会工作者在解决残疾人社会问题过程中的重要作用。《社区康复指南》为社会工作者在社区层面开展社会康复服务提供了重要、科学的指导。

（二）国内发展现状

1986年，中国残疾人联合会主席邓朴方首次提出开展残疾人"社会康复"的问题。次年，根据康复专家缪鸿石提出应该有"社会工作者"参与到全面康复服务的团队中的建议，决定在即将成立的中国康复研究中心设置"社会工作者"部门。

1988年，我国第一家现代综合康复机构——中国康复研究中心成立，按照日本、加拿大等国外专家的建议设立了社会康复科（社会康复研究室），由临床医师和康复治疗师转行成为社会工作者，在康复中心开展社会康复服务，这是我国社会康复服务的开端。

1991年，中国康复研究中心与首都医科大学联合设立了临床医学七系（后改为首都医科大学康复医学院），同时设立了社会康复教研室，为首都医科大学康复治疗专业的学生讲授《社会康复学》《医学社会学》《个案工作》《小组工作》《社区工作》等社会康复课程。

2003年，由中国康复研究中心马洪路、郭微等编著的《社会康复学》正式出版发行，这是我国第一部社会康复专著。

2004年以后，广东、上海、四川、宁夏等地的一些康复机构在工伤患者、脊髓损伤患者、震后伤残者群体中也开始了社会康复服务的探索。

2013年，国务院办公厅发布《关于政府向社会力量购买服务的指导意见》，大大推动了政府购买社会组织服务的开展。大量的残障社会工作服务机构开始通过政府购买公共服务的形式在社区开展残疾人社会康复服务。

2015年，中国社会工作教育协会残障与康复社会工作专业委员会成立。2021年，中国残疾人康复协会社会康复专业委员会成立。2022年，中国康复医学会社会康复工作委员会成立。至此，在教育、残联、卫生健康三大领域的全国性社会康复平台搭建完毕，中国康复研究中心为三个平台的主任委员单位。在此后的近十年时间里，各个专委会通过学术交流、科普教育、专业人才培训、课题研究、基层调研、志愿活动等多种形式推动了我国社会康复事业的专业化发展。随后在专委会的指导下，部分地区陆续成立了地方的社会康复专业委员会。2023年，中国康复研究中心社会职业康复科牵头起草了我国第一部社会康复类标准——《残疾人社会康复服务指南》，并由中国残疾人康复协会正式发布实施。中国康复研究中心在此后举办的全国性社会康复继续教育培训班中对来自全国各地的学员进行了标准的宣贯。

2016年，由民政部、中国残联等十二个部门颁发的《关于加强社会工作专业岗位开发与人才激励保障的意见》中明确"社会康复"是社会工作服务的重要组成部分，残疾人福利和服务机构可根据工作需要将社会工作专业岗位明确为主体专业技术岗位，并对社会工作专业岗位开发与人才激励保障制度提出明确的要求。

2021年，国务院印发《"十四五"残疾人保障和发展规划》，明确指出要加强残疾人康复机构建设，完善全面康复业务布局，充实职业康复、社会康复、心理康复等功能。

2023年，中共中央、国务院印发《党和国家机构改革方案》，提出组建中央社会工作部。中央社会工作部是党中央职能部门，该机构负责拟定社会工作政策、指导社会工作人才队伍建设，表明在现代化建设阶段，社会工作在国家战略中的地位不断提升。

此外，《中华人民共和国残疾人保障法》《最高人民法院关于审理人身损害赔偿案件适用法律若干问题的解释》《残疾人就业条例》《工伤保险条例》《中华人民共和国残疾人教育条例》《中华人民共和国民法典》《中华人民共和国无障碍环境建设法》等法律法规和政策文件的颁布实施，为社会工作者维护残疾人政治、经济、文化、社会等方面权益、开展社会康复服务提供了重要法律依据。

第二节 社会康复伦理规范

一、社会康复的伦理原则和具体规范

（一）国际社会工作的伦理原则

2018年，国际社会工作者联盟（IFSW）和国际社会工作教育协会（IASSW）公布了最新版的《全球社会工作伦理原则声明》。内容如下：承认人类与生俱来的尊严；促进人权；促进社会正义；促进自决的权利；促进参与的权利；尊重保密权和隐私权；把人视为全人；合理使用科技和社交媒体；专业诚信。

（二）我国社会工作的伦理原则

1994年，中国社会工作者协会制定了我国第一部社会工作专业守则——《中国社会工作者守则》。我国社会工作的发展过程始终要面对全球化与本土化的矛盾冲突，在建立社会工作专业伦理守则的过程中，我国更注重普适性与特殊性的关系，以保证伦理守则的全面性和差异性。我国现行的社会工作伦理守则是民政部2012年发布的《社会工作者道德指引》，该指引旨在推动社会工作者职业道德建设，引导社会工作者积极践行专业价值理念、规范专业服务行为、履行专业服务职责。该指引的"总则"明确了社会工作者应践行社会主义核心价值观，遵循以人为本、助人自助专业理念，热爱本职工作，以高度的责任心正确处理与服务对象、同事、机构、专业及社会的关系。该指引涵盖了我国社会工作伦理的五大核心议题：尊重服务对象，全心全意服务；信任支持同事，促进共同成长；践行专业使命，促进机构发展；提升专业能力，维护专业形象；勇担社会责任，增进社会福祉。

（三）我国社会康复的伦理原则和具体规范

社会康复介入和研究的是康复医学的社会层面，是一门应用型社会科学。社会康复伦理包含特定的价值观和信念，是社会康复工作者进行专业实践的原则和指南。社会康复伦理是一整套指导从事社会康复的工作人员正确履行责任和义务并预防道德风险的行为规范，其规定了社会康复工作者该做和不该做的。

在社会康复实践中，社会康复的伦理挑战必须遵循下列原则和伦理次序的优先性进行抉择。

1. 保护生命原则

保护生命原则高于其他所有原则。当服务对象的生命安全受到威胁或者存在风险，社会康复工作者有义务保护服务对象的生命和其他所有人的生命，哪怕因此采取的行动有泄露信息的风险或者没有征求服务对象知情同意。

如案例，脊髓损伤早期患者张某因在外地务工意外受伤无法及时与家人见面。在频繁遭受家人误解后有了自杀的念头，社会康复工作者从患者所在科室了解到患者曾有多次尝试自杀的行为，希望尽快与家属取得联系，进而获得家属的支持，但遭到了张某的拒绝，患者说："没用的，你别找他们，他们也没办法。我是个废人。"社会康复工作者通过初步评估，认为张某的想法和行为是明显的创伤性应激反应。突然的能力丧失、现有资源的匮乏、家庭和社会支持系统的缺失是导致张某出现自杀想法和焦虑情绪的主要原因。通过社会康复工作者与家属进行电话沟通，发现家人说那些话的原因是没有认识到脊髓损伤的严重性，在联系到张某的妻子和儿子后，社会康复工作者向其详细说明了张某目前的受伤情况和心理状况以及家属需要配合、支持的方式。这里，社会康复工作者并没有完全遵循社会康复伦理的保密原则，因为保护生命原则需要优先考虑。为了降低其实施自杀行为的风险，让家属知晓并获取家属的支持是非常有必要的。同时社会康复工作者也提醒主管大夫和同病房病友时刻关注张某的异常举动，并及时向医护人员报告。

2．差别平等原则

这里所谓的平等，不是所有服务对象分配相同的社会福利资源，而是要注重服务对象的差异，根据服务对象的不同需求合理分配社会福利资源。例如，同样是肢体残疾人，需要根据残疾的轻重、残疾人的年龄、性别等特点设计和提供个性化服务。如一例儿童双上肢截肢患者和一例老年脑卒中患者同时需要社会康复工作者提供书写能力训练的服务，但是截肢患者进行书写功能训练的目的是用双脚代偿缺失的功能从而更好地入学，而脑卒中患者进行书写能力训练的目的主要是为了出院后有新的兴趣爱好。在资源有限的情况下，社会康复工作者会考虑需求的差异性，优先为双上肢截肢儿童提供书写能力训练，以确保合理分配康复资源。

3．自由自主原则

社会康复工作者在实践中充分尊重服务对象的自由，服务对象可以选择符合自己意愿的社会康复工作者和服务方式、可以随时提出需要或者中断社会康复服务。服务对象可以全程参与社会康复服务计划的制订和调整。社会康复工作者充分尊重服务对象的自决。在社会康复服务过程中，可能由于工作者干预方式和惯用干预技术的差异，并不是所有服务对象都能很好地适应，服务对象有主动选择由谁来为自己提供服务的权利。

4．最小伤害原则

社会康复工作者在实践中要尽可能地保护服务对象的利益不受损害，这些损害包括生理、心理和精神方面的，也包括经济方面、政治方面和文化方面的。当有些伤害不能避免时，应综合考虑所有影响因素，使服务对象的伤害降到最低，促使服务对象的利益最大化。

5．生命质量原则

社会康复的实践就是通过专业服务最大限度地提高服务对象的生活质量和福祉。社会康复工作者需要综合评估服务对象的需求，并对需求进行排序。如一例工伤脑外伤患者，在早期住院康复治疗费用尚可支付的情况下，关于工伤认定和相关赔偿事宜可以适当后置，早期以康复治疗为主，尽快恢复身体功能，最大限度地提高服务对象的生活质量。我国现行法律规定的工伤个人提交工伤认定申请的有效时间为自受伤之日起1年内，可待患者病情进入稳定期以后再申请。

6．真诚原则

社会康复工作者在实践中要坦诚地面对服务对象，向服务对象呈现真实的自我。真诚的沟通有利于社会康复工作者在服务过程中与服务对象建立专业关系。

7．隐私保密原则

服务协议的签订意味着履行责任和义务的开始，社会康复工作者需要对整个服务过程进行信息保护，不向任何人和公众透露隐私，确保服务对象的权益不受侵犯。

二、社会康复的人际关系伦理

社会康复具有典型的人文社会学科色彩。现代社会康复学所依据的社会工作、社会学、康复医学、心理学等学科基础有着很浓厚的西方文化特质，这就要求我国社会康复工作者在学习、借鉴先进的工作方法与伦理内涵时与我国的实际情况相结合，积极探索适合我国经济发展和社会福利现状的本土化社会康复伦理。尤其是在个案咨询和行为治疗方面，西方人与人的沟通模式可能并不容易使我国社会康复工作者与服务对象之间建立良好的专业关系。西方社会的价值观与社会主义核心价值观在本质上也有着明显的差异。

社会康复的人际关系伦理包括工作者与服务对象之间的人际关系伦理和工作者与同事之间的人际关系伦理两部分。社会康复工作者与服务对象之间良好的人际关系是建立专业关系的前提，社会康复工作者与同事之间良好的人际关系是多学科合作、高质量康复服务的保障。

（一）社会康复工作者对服务对象的伦理责任

社会康复的实践活动必须以服务对象的利益为出发点，要无差别地尊重服务对象，不能因为性别、年龄、外貌、宗教信仰、残疾类别等对服务对象区别对待，更不能歧视服务对象。社会康复工作者应该帮助服务对象平等地享受社会福利的成果，具体表现为：维护服务对象的合法权益；帮助服务对象提高生活自理能力；帮助服务对象进行无障碍环境适应能力的训练，包括物理环境的障碍、信息交流的障碍和人文环境的障碍等；努力确保服务对象享有与健全人同等的权利与义务、努力促进社会公平；充分尊重服务对象自决，可以帮助服务对象分析各种决定的利弊，不代替服务对象做决定；对服务对象的所有信息进行保密处理；对社会康复服务进行公平合理的收费。

（二）社会康复工作者对同事的伦理责任

社会康复的服务特别注重团队的协作，同事之间的合作对社会康复的服务质量非常重要。在本部门内部，围绕提升社会生活能力的目标，社会康复团队可能有社会工作师、康复治疗师、职业康复师和律师等，这些成员根据社会康复目标提供自身的专业价值。团队成员之间彼此尊重、信任、团结互助,才能高效完成社会康复服务。在本机构,围绕多学科合作,社会康复工作者可能和康复医师、康复治疗师、言语治疗师、假肢矫形工程师、康复护士、心理治疗师、音乐治疗师等共同工作,就各自的专业领域给出合理的康复建议,供康复治疗团队组长参考,最终形成最优的康复治疗方案。团队成员共同努力才能使康复治疗方案更加全面、合理。

在专业技能方面,社会康复工作者必须具备一定的康复医学基础知识,主要目的是为了从生理层面把握服务对象可能面临的功能障碍问题和因此而导致的社会问题,这也有利于社会康复工作者与服务对象建立专业关系。但是社会康复工作者必须认清自身角色,严格把握自身的专业界限,不能将社会康复工作者角色与其他康复医疗团队角色相混淆。

三、社会康复的伦理问题

社会康复服务的提供受工作者能力、地区政策、文化、服务对象认识水平等因素影响较大,是一项需要解决人与人、人与机构、人与社会之间相互关系的复杂工程。结合国内外关于社会工作的伦理议题和我国社会康复30余年的实践经验,我国社会康复伦理的主要问题应包含以下几个方面。

(一)社会康复工作者对服务机构的伦理责任

目前,我国社会康复服务的提供主要有两种形式,一种是专业康复医疗机构在机构内提供的社会康复服务,另一种是基层社区康复工作者或者社会组织在社区内提供的社会康复服务。不论是哪种形式,社会康复工作者都需要严格遵守所在服务机构的各项管理规定,践行服务机构的服务宗旨,为实现服务机构的愿景而工作,维护服务机构的专业权威,并积极总结反馈、不断完善服务机构的相关管理制度,维护服务机构的声誉。

(二)社会康复工作者对社会工作专业的伦理责任

社会康复工作者对社会工作专业的伦理责任主要体现在两个层面,一是社会康复工作者要确保自身工作的专业性,包括专业的价值观、专业的服务方法、专业的督导、专业的服务评价等内容;要为服务对象提供专业的、高质量的服务,即社会康复服务是有专业技术要求的,具有一定的专业权威,从事社会康复服务的人员必须具备一定的职业资格。此外,社会康复工作者应该对康复社会工作专业的发展负有责任,其有责任通过专业实践促进专业的权威和发展。社会康复的实践应该遵循科学的评估和专业的研究,进而不断拓展专业的内涵。

(三)社会康复工作者对全社会的伦理责任

社会康复的目标是通过维护服务对象的合法权益、提高服务对象的社会功能、促进服务对象的社会融合。社会康复工作者应该在专业范围内推动社会福利的合理分配、促进社会平等和社会公正、缓和或减少社会矛盾、增进社会福祉,这是作为社会康复工作者义不容辞的责任。社会康复工作者有责任通过沟通、适应等社会功能训练,增进人与人之间的相互理解、相互信任、相互支持,构建和谐社会。社会康复工作者还可以通过专业研究不断积累经验,积极通过各种渠道参政议政,为政府部门制订政策提供科学依据,最终促进社会机制的良性运行。

第三节 社会康复伦理挑战及应对

社会康复实践中涉及人与人、人与环境之间的关系比较复杂,有时这些关系与利益之间并不一致。社会康复工作者在实践中会面临各种各样的挑战和矛盾,包括文化背景的差异、地区发展的不平衡、政策和制度的不完善、社会资源的匮乏、社会福利资源分配不合理、服务对象能力的差异等问题,有时候社会康复伦理之间还会相互制约,这是导致社会康复伦理问题产生的客观因素。

一、社会康复的伦理挑战

我国社会康复伦理的挑战主要体现在以下几个方面。

(一)服务对象自决

服务对象自决是社会康复伦理价值的核心内容,旨在充分发挥服务对象的潜能去解决自身问题。很多时候,社会康复为服务对象提供解决问题的思路和方法,由服务对象或家属去执行这些服务方案,最终促成目标的实现。简单说,更多的时候社会康复是"授之以渔",而不是"授之以鱼"。但是在一定情形下,社会康复面对一些特定群体,如长期独居的残疾人、认知障碍者等,其无法对自身处境做出清晰的判断,需要社会康复工作者帮助服务对象做决定,这就是社会康复的伦理挑战。

(二)保密议题

有效保护服务对象的信息是社会康复工作者的责任和义务。但是在当今高度发达的信息社会,人人都是自媒体,要想做到完全的保密并不容易。例如,为了提高工作效率,社会康复工作者在工作中往往使用移动网络平台与服务对象保持联系,很多平台信息都是公开的并且与大量同类陌生人会产生一定关联,尤其是在当前大数据时代背景下极易造成服务对象信息的泄露。此外,如果康复医疗机构和社会组织未对实习人员或志愿者及时进行伦理培训,实习人员和志愿者在调取服务对象相关信息的过程中也容易造成服务对象信息的泄露,进而产生伦理风险。

(三)双重关系

社会康复工作者与服务对象的关系是专业关系,要求两者之间保持一定的专业界限。由于社会康复的服务周期一般都比较长,在我国这种人情社会里,社会康复工作者在与服务对象建立专业关系的过程中非常容易产生"朋友"等超越专业关系的利益关系,这会使社会康复服务陷入双重关系的困境。双重关系有时候可能会有利于社会康复服务的开展,但是与益处相比,弊端更多,如可能导致专业关系紊乱、破坏专业伦理关系,可能削弱社会康复工作者的专业性与判断力,可能导致不公平的社会福利分配等。在社会康复服务中,工作者经常会遇到部分服务对象对"打官司"特别恐惧。基于信任,服务对象往往会对社会康复工作者产生一定依赖,经常希望由社会康复工作者为其进行工伤认定申请。在这里,社会康复工作者是专业的工作者角色,而按照法律规定,提交工伤认定申请的主体只能是用人单位、工伤患者本人或者直系亲属。社会康复工作者不能为服务对象做超越专业关系的事情,这也是双重关系的伦理挑战。

(四)知情同意

社会康复工作者要在实践中充分告知服务对象所有干预行动造成的影响,尤其是存在潜在伤害的情形,所有的干预行动必须获得服务对象的同意。服务对象有权利知道整个社会康复服务过程中动用了哪些资源、获得了哪些社会资源。由于社会康复的长期性和社会康复工作者的思维惯性,完全知情同意在实际操作中是有难度的。

(五)多元文化

我国是一个多民族的国家,我们生活的社区也有老人、小孩、妇女、残疾人等,因为年龄、性别、民族、宗教信仰、政治观念、生活方式、身体功能等方面的差异,在个人需求方面、文化方面呈现多元化的特点。社会康复在多元化背景下开展服务,有时候很难满足所有人的要求,尤其是在开展小组活动和社区服务时更加明显。如何满足绝大部分人的需求、实现小组目标和社区目标,是社会康复伦理方面的一个考验。

(六)费用议题

目前我国社会工作服务主要以政府资助、社会捐助和公益服务为主,社会康复服务只在少数几家康复医疗机构里有少量收费项目,哪些社会康复服务项目收费、哪些不收费或者少收费,目前对于康复机构仍然是一个伦理挑战。一方面,大量服务对象确实需要社会康复服务获取有效的法律和政策信息、进行社会适应能力的训练、实现社会参与能力的提升;另一方面,很多服务对象确实家庭经济困难、没有相应的社会保险和赔偿费用兜底,非医疗康复的收费势必会增加服务对象的经济负担。此外,社会康复的服务项目很难量化,有关社会康复服务纳入医疗保险和工伤保险的项目也非常有限,机构和社会组织缺乏足够的资金支持。

例如,社会康复工作者举行的生活重建训练项目是收费项目,其中有法律知识讲座的部分因涉及的问题比较复杂，服务对象会在非付费期间咨询后续问题。从社会康复服务的角度考虑，服务对象迫切需要这些信息维护自己的合法权益，但是服务对象的家庭条件并不富裕，康复治疗又需要大量费用，如果每次咨询都计费，会增加服务对象的经济压力和心理压力，这与社会康复服务的目标相违背，但如果不计费，这就损害了机构的利益。

（七）专业能力

社会康复是一项专业的助人活动。一般而言，为了提供专业服务，社会康复工作者需要具备社会工作的专业能力，同时具备一定的康复医学、心理学、法学等相关知识。为了促进专业发展，社会康复工作者还需要具备一定的沟通、协作、研究等方面的技能。随着社会变迁和社会发展速度加快，社会康复相关知识的更新速度也在加快，社会康复工作者需要不断地通过学习、继续教育培训完成知识体系的更新迭代。但是我国社会工作专业化发展才刚刚起步，专业化社会康复工作人才匮乏。很多康复机构意识到开展社会康复服务的迫切性和必要性，但是苦于没有专业人才而无从下手。

二、社会康复的伦理应对

事实上，社会康复在实践中经常会遇到一些在道德方面难以取舍的、难以找到满意解决方案的情况，这需要社会康复工作者根据伦理原则和对服务对象、机构的影响来综合判断，并做出相对较好的选择。

针对以上伦理挑战，我们有以下应对策略可作参考。

（一）服务对象自决

服务对象无法实现自决，主要有以下两方面因素影响。①服务对象因疾病、文化水平、无监护人等原因，无法理解或执行社会康复服务计划；②我国法律和社会保障政策不完善，一些应有的社会福利得不到有效保障。

社会康复工作者要尽量避免代替服务对象做决定。个人层面，社会康复工作者需要为服务对象赋能，提高其解决问题的能力。服务对象实在无法自决的，需要在两名及以上社会工作者或上级督导的指导下协助服务对象作出选择并做好完整记录。政府层面，应该不断完善社会保障制度，提高残疾人、老年人等特殊群体的基本生活水平，为服务对象正常参与社会生活提供制度性的保障；加大对社会康复的资金投入、建立机构社会康复与社区社会康复的有效连接，确保社会康复服务的持续性和有效性。

（二）保密议题

首先要对康复医疗机构和社会组织的全体人员尤其是新入职人员和实习人员进行伦理方面的培训，制订严格的伦理制度，明确服务对象信息的使用权限和使用方式。

出于宣传和研究等目的确实需要公开服务对象部分信息的，应征得服务对象本人或者监护人书面同意并报相关伦理审查部门审查。

（三）双重关系

社会康复工作者应该与服务对象时刻保持专业界限，在机构内部、同事之间应该形成监督机制，对于社会康复工作者与服务对象之间产生的"越界"行为应及时识别、尽早修正，不能让越界行为累积。但是一定要注意方式方法，不能让这种修正行为反过来破坏了专业关系的建立。

（四）知情同意

社会康复工作者要与服务对象一起行动参与服务计划的制订，如需要动态调整服务计划，也应及时与服务对象沟通；与服务对象签订知情同意书，明确社会康复工作者与服务对象的责任和义务；整个社会康复服务记录应该完整、翔实，方便检查、核验。需要注意的是，在一些特定情况下，如进行介入服务、权益委托或者相关学术研究时，知情同意的确定形式最好是书面形式或者是其他能够提供确切证明的形式。

（五）多元文化

集体的利益大于个体的利益，少数人的利益应该服从大多数人的利益。在多元文化背景及资源有限的情况下，社会康复工作者应该与服务对象一起努力，为实现个人和群体利益最大化求同存异、营造理解包容的良好氛围。当个别服务对象的利益与绝大多数服务对象的利益产生冲突时，需要以大多数人的利益为重。

（六）费用议题

上文提到的关于费用问题的伦理挑战，结合双方的利益需求，社会康复工作者可按照规定向服务对象重申需要付费咨询的时长，并对比较简短的咨询进行时长累计，累计到规定的时长再统一进行一次收费。如果服务对象实在无法支付，社会康复工作者可以链接基金会资源对其进行定向救助。

除此之外，政府部门也应当优化社会康复服务的资金构成，根据地区发展情况，适当拓展社会康复服务项目纳入医疗保险、工伤保险和自费项目。一定程度地讲，社会康复服务属于国家的福利资源，具有巨大的社会效益，国家应该对社会康复服务进行适当的资金扶持。从长远看，社会康复具有一定的预防功能，而且社会康复的介入能够一定程度地缩短服务对象机构康复的时间，这样不仅可以节省大量的医保基金和工伤基金，还能节省大量的康复医疗资源。

（七）专业能力

首先是加强高校社会工作专业与康复机构的合作，联合培养社会康复的实习生，增强在校大学生社会康复的实践能力，培养社会康复应用型人才。其次，康复机构和社会组织应该积极参加社会康复类继续教育培训，学习发达地区先进的社会康复服务经验。最后，国家可以制订相关政策，尝试从残联、民政和卫生健康系统建立与社会康复相关的业务指导体系，为康复医疗机构、社会组织开展社会康复服务提供专业指导，建立具有中国特色的社会康复保障体系。

在实践中，有一个简单的社会康复伦理决策模式可以供我们参考：①识别问题和困境；②检查伦理守则；③匹配伦理守则；④了解相关政策和制度；⑤寻求专业咨询；⑥思考可能采取的行动；⑦与服务对象和同事讨论；⑧列举不同决定可能的结果；⑨选择最恰当的行动。

伦理决定的过程受很多因素影响，并不是一成不变的，具体的伦理挑战需要综合考虑服务对象、机构、社会组织、法律、政策、道德等诸多层面的因素。比较困难的伦理决定需要征求服务对象、同事、伦理专家等的意见，然后集体决定。

综上所述，社会康复的实践处理的是人与人、人与环境之间复杂的互动关系，社会康复的伦理问题是社会康复实践中常见的问题。不断规范社会康复服务流程、建立完善的社会康复工作制度和督导制度、按照伦理原则的优先顺序处理问题，对预防和规避伦理风险有重要的作用。

2023年3月，中共中央社会工作部正式组建。社会工作部的组建拓展了传统社会工作的边界，是党中央在新形势下根据我国经济社会发展的实际情况作出的重要部署。2024年11月，中共中央在北京召开社会工作会议，要求坚定不移地走中国特色社会主义社会治理之路，推动新时代社会工作高质量发展。社会康复是康复领域的专业社会工作服务，在我国社会工作事业快速发展和人工智能、量子力学等新技术不断革新的当下，社会资源的分配方式、人与人的沟通方式、信息的储存和传输方式等都在不断地发生变化，这些变化已经影响到生活的方方面面，由此引发的社会康复伦理问题值得我们社会康复工作者去思考、总结，并及时提出有效的应对办法。

参 考 文 献

［1］ 奥野英子. 社会リハビリテーションの理論と実際［M］. にほん：誠信書房，2007.
［2］ 曹康莉. 论马克思主义伦理学的亚里士多德式诠释进路［J］. 理论月刊，2023，（11）：18-25.
［3］ 陈欢欢，秦刚. 机构伦理视域下医院伦理审查存在问题及优化策略［J］. 中国医院管理，2024，44（06）：87-89.
［4］ 陈旻，李红英. 临床研究伦理审查案例解析［M］. 北京：人民卫生出版社，2016.
［5］ 陈旗，王红星，王彤. 脊髓损伤者康复中的医学伦理问题［J］. 中国医学伦理学，2010，23（06）：6-7+22.
［6］ 陈鳃. 医学伦理学（第3版）［M］. 南京：江苏凤凰科学技术出版社，2023.
［7］ 陈鳃. 医学伦理学［M］. 南京：江苏凤凰科学技术出版社，2018.
［8］ 陈鳃. 医学伦理学案例与实训教程［M］. 杭州：浙江大学出版社，2019.
［9］ 陈元方，邱仁宗. 生物医学研究伦理学［M］. 北京：中国协和医科大学出版社，2003.
［10］ 崔瑞兰，赵丽. 医学伦理学［M］. 北京：中国中医药出版社，2023.
［11］ 第十一届全国人民代表大会常务委员会第二次会议.《中华人民共和国残疾人保障法》，［EB/OL］.（2008-04-24）［2024-04-01］. https://www.gov.cn/guoqing/2021-10/29/content_5647618.htm.
［12］ 杜晓霞. 康复医学概论［M］. 长沙：中南大学出版社，2019.
［13］ 渡邊淳子，森真喜子，井上洋士. 摂食嚥下訓練における言語聴覚士の倫理的ジレンマ［J］. 臨床倫理，2017，68（6）：30.
［14］ 高天. 音乐治疗导论［M］. 北京：世界图书出版公司，2008.
［15］ 高天. 音乐治疗基础理论［M］. 北京：世界图书出版公司，2008.
［16］ 顾丹丹，钮晓音，郭晓奎，等. "新医科"内涵建设及实施路径的思考［J］. 中国高等医学教育，2018，（08）：17-18.
［17］ 郭志华. 康复心理学（第二版）［M］. 北京：华夏出版社，2012.
［18］ 郭志华. 康复心理学［M］. 北京：科学出版社，2022.
［19］ 国际助残. 社区康复管理者手册［M］. 北京：华夏出版社，2009.
［20］ 国家卫生健康委，教育部，科技部，国家中医药局. 关于印发涉及人的生命科学和医学研究伦理审查办法的通知（国卫科教发〔2023〕4号）［EB/OL］.（2023-02-18）［2024-04-01］. https://www.gov.cn/zhengce/zhengceku/2023-02/28/content_5743658.htm.
［21］ 国务院.《残疾预防和残疾人康复条例》，［EB/OL］.（2017-02-07）［2024-04-01］. https://www.gov.cn/gongbao/content/2017/content_5178187.htm.
［22］ 国务院.《关于加快推进残疾人小康进程的意见》（国发〔2015〕7号），2015年1月20日.
［23］ 国务院新闻办公室. 平等、参与、共享：新中国残疾人权益保障70年［M/OL］. 北京：国务院新闻办公室，2019［2024-06-01］. http://www.scio.gov.cn/ztk/dtzt/39912/41159/41161/Document/1660582/1660582.htm.
［24］ 何兆雄. 中国医德史［M］. 上海：上海医科大学出版社，1988.
［25］ 姜柏生. 医学受试者权利保护研究［M］. 北京：中国政法大学出版社，2022.

［26］李颢.康复治疗中的医学伦理［J］.中国医药导报，2010，7（32）：144-145.

［27］李建军，程军，高峰，等.我国康复人才战略研究［J］.中国康复理论与实践，2016，22（05）：605-607.

［28］李静，宋为群.康复心理学（第2版）［M］.北京：人民卫生出版社，2020.

［29］李欣，邱卓英，杨剑，等.康复2030：扩大康复规模以满足日益增长的康复需求［J］.中国康复理论与实践，2017，23（04）：380-384.

［30］李义庭.中国机构伦理委员会建设［M］.北京：中国协和医科大学出版社，2013.

［31］联合国人权高级专员办事处.残疾人权利国际公约［EB/OL］//OHCHR.［2024-06-14］.https://www.ohchr.org/zh/instruments-mechanisms/instruments/convention-rights-persons-disabilities.

［32］梁邱，何成奇，何红晨，等.世界物理治疗联盟国际课程认证对我国物理治疗专业教育的启示［J］.中国康复，2017，32（04）：350-352.

［33］陆翔，陈丽云.中国医学史［M］.北京：人民卫生出版社，2021.

［34］马洪路，郭微.社会康复学［M］.北京：华夏出版社，2003.

［35］马兰英.康复医学工作中的伦理道德［J］.中国医学伦理学，2004，（02）：6-7.

［36］美国语言听力协会.道德准则［EB/OL］［2023］.https://www.asha.org/siteassets/publications/code-of-ethics-2023.pdf?srsltid=AfmBOorNpYPB21zjeseErYEltaNPlR59nWQtJC-cHaVCE6X7YmIHFw7X.

［37］孟繁媛，莫晓艳，唐欣，等.国内外物理治疗师岗位胜任力比较研究与思考［J］.中国康复医学杂志，2021，36（04）：462-465.

［38］孟丽君，李义庭，孙莹炜，等.人工智能在康复领域研究应用的伦理审视［J］.中国医学伦理学，2025，38（02）：166-172.

［39］孟丽君，吴世彩.践行康复伦理促进康复事业发展［J］.中国康复理论与实践，2021，27（02）：237-242.

［40］丘祥兴，孙福川.医学伦理学（第3版）［M］.北京：人民卫生出版社，2008.

［41］邱卓英，陈迪.发展卫生保健和康复服务，增进残疾人健康——学习《世卫组织2014～2021年全球残疾问题行动计划：增进所有残疾人的健康》［J］.中国康复理论与实践，2014，20（07）：611-615.

［42］全国残疾人康复工作办公室.社区康复工作上岗培训教材（第二版）［M］.北京：华夏出版社，2010.

［43］日本言语听觉士协会.伦理纲领［EB/OL］［2012-03-04］.https://www.japanslht.or.jp/about/teikan.html.

［44］尚翠侠，刘哲，沈剑南，等.乳腺癌术后淋巴水肿患者康复干预中的伦理问题及对策［J］.中国医学伦理学，2022，35（01）：62-65.

［45］沈振亚.医患关系伦理研究［D］.苏州大学，2018.

［46］孙赫.假肢与矫形器技术的现状与发展趋势［J］.智慧健康，2023，9（23）：45-49.

［47］孙磊.假肢与矫形器技术的现状与发展趋势［J］.中国矫形外科杂志，2013，21（02）：107-108.

［48］孙艳艳.医学伦理学［M］.郑州：郑州大学出版社，2017.

［49］汤姆·比彻姆，詹姆士·邱卓思.生命医学伦理原则（原书第8版）［M］.北京：科学出版社.

［50］汤姆·比切姆，詹姆士·邱卓思.生命医学伦理原则［M］.李伦，等译.北京：北京大学出版社，2014.

［51］王海明.伦理学原理（第四版）［M］.北京：北京大学出版社，2023.

[52] 王珂妮. 从保护性约束角度探索现代医疗决策与中医职业伦理相结合的作用与影响[J]. 中医药管理杂志, 2024, 32（18）: 98-100.

[53] 王明旭, 赵明杰. 医学伦理学（第5版）[M]. 北京: 人民卫生出版社, 2018.

[54] 王瑞辉, 冯晓东. 中医康复学[M]. 北京: 中国中医药出版社, 2023.

[55] 王思斌. 社会工作概论（第三版）[M]. 北京: 高等教育出版社, 2014.

[56] 王欣, 王于领, 黄卫平, 等. 世界物理治疗联盟物理治疗师专业准入教育指南（2011版）[J]. 中国康复医学杂志, 2012, 27（10）: 887-898.

[57] 王雪芹, 孟丽君. 涉及脑机接口临床研究的多学科伦理审查专家共识[J]. 中国医学伦理学, 2024, 37（09）: 1119-1125.

[58] 王颖, 朱昭锦, 朱毅. 亚洲4个地区物理治疗师职业状况分析[J]. 中国康复理论与实践, 2018, 24（09）: 1103-1109.

[59] 吴世彩, 孟丽君. 运动功能障碍人群健康视域下的伦理关怀研究[J]. 伦理学研究, 2023,（04）: 103-110.

[60] 吴世彩. 构建中国特色康复医学体系的研究[J]. 社区医学杂志, 2014, 12（21）: 5-7.

[61] 吴世彩. 康复医学的伦理性设定及其实践研究[J]. 中国康复理论与实践, 2021, 27（02）: 125-130.

[62] 武继祥. 假肢与矫形器的临床应用[M]. 北京: 人民卫生出版社, 2012.

[63] 夏慧茹. 中医医德文献注评[M]. 北京: 科学出版社, 2021.

[64] 肖峰. 脑机接口哲学北京[M]. 北京: 中国社会科学出版社, 2023.

[65] 肖晓飞, 邱卓英, 孙宏伟, 等. 基于ICF和康复胜任力架构建设物理治疗本科教育[J]. 中国康复理论与实践, 2022, 28（03）: 295-305.

[66] 谢凌锋, 许涛, 刘雅丽, 等. 国内康复治疗教育现状的研究[J]. 中国康复, 2019, 34（10）: 557-560.

[67] 徐作山. 中医伦理学[M]. 上海: 上海科学技术出版社, 1987.

[68] 杨放, 刘开, 常运立. 人工智能诊疗的伦理挑战[J]. 中国医学伦理学, 2020, 33（07）: 809-814.

[69] 于雪, 凌昀, 李伦. 新兴科技伦理治理的问题及其对策[J]. 科学与社会, 2021, 11（04）: 51-65.

[70] 约翰·罗尔斯. 正义论[M]. 何怀宏, 等译. 北京: 中国社会科学出版社, 2001.

[71] 泽村诚志. 截肢与假肢[M]. 北京: 中国社会出版社, 2010.

[72] 翟晓梅, 邱仁宗. 生命伦理学导论[M]. 北京: 清华大学出版社, 2020.

[73] 张海洪. 伦理审查批准标准解读与探讨[J]. 中国医学伦理学, 2019, 32（11）: 1379-1382.

[74] 张金明, 赵悌尊. 国际社区康复发展趋势及对我国社区康复工作的思考[J]. 中国康复理论与实践, 2011, 17（02）: 184-186.

[75] 张金明, 赵悌尊. 中国残疾人社区康复30年回顾与展望[J]. 中国康复理论与实践, 2017, 23（11）: 1357-1360.

[76] 张金钟, 王晓燕. 医学伦理学（第3版）（十二五普通高等教育本科国家级规划教材）[M]. 北京: 北京大学医学出版社, 2013.

[77] 张金钟, 王晓燕. 医学伦理学（第4版）[M]. 北京: 北京大学医学出版社, 2019.

[78] 张晟婕, 赵长丽, 宁伟程, 等. 脑机接口技术的伦理风险及应对措施[J]. 中国医学伦理学, 2024, 37（01）: 61-68.

[79] 张晓颖. 神经音乐治疗学[M]. 北京: 中国轻工业出版社, 2022.

［80］赵鸿君，徐光星．医古文［M］．北京：科学出版社，2021．

［81］赵辉三．假肢与矫形器学［M］．北京：华夏出版社，2005．

［82］赵玲玲，郭遥．智能医疗机器人应用的伦理风险及其治理路径——基于利益相关者视角［J］．科技管理研究，2023，43（11）：177-184．

［83］赵楠，刘双岭，孔莹．针灸治疗脑血管病的医疗伦理关怀探析［J］．中国社会医学杂志，2020，37（03）：242-244．

［84］赵雪林，刘亚涛，李健雄，等．旋转成形术治疗儿童股骨远端骨肉瘤［J］．中国修复重建外科杂志，2020，34（10）：1215-1220．

［85］郑婧萱．智能护理机器人的伦理风险防范研究［D］．东南大学，2022．

［86］中国残疾人康复协会．残疾人社会康复服务指南：T/CARD 041-2023［S］［M］．北京：中国标准出版社，2024．

［87］中国残疾人联合会．2023年残疾人事业发展统计公报，［EB/OL］．（2024-04-17）［2024-04-01］．https://www.cdpf.org.cn/zwgk/zccx/tjgb/03df9528fdcd4bc4a8deee35d0e85551_mobile.htm．

［88］中国残疾人联合会．中国残疾人事业"八五"计划纲要与配套实施方案［M］．北京：华夏出版社，1992．

［89］中国残疾人联合会．中国残疾人事业"九五"计划纲要与配套实施方案［M］．北京：华夏出版社，1996．

［90］中国残疾人联合会．中国残疾人事业"十二五"发展纲要与配套实施方案［M］．北京：华夏出版社，2012．

［91］中国残疾人联合会．中国残疾人事业"十五"计划纲要与配套实施方案［M］．北京：华夏出版社，2001．

［92］中国残疾人联合会．中国残疾人事业"十一五"发展纲要与配套实施方案［M］．北京：华夏出版社，2006．

［93］中国残疾人联合会办公厅．康复中心建设基本标准［S/OL］．北京：中国残疾人联合会办公厅，2011［2024-06-01］．https://www.cdpf.org.cn/hdjl/gjflfg1/kflzc/1102a43e93c14b36a0b4ee93061a5959.htm?eqid=b2b32f560004c58500000002645c3ab5．

［94］中国心理学会临床与咨询心理学工作伦理守则［J］．心理学报，2018，50（11）：1314-1322．

［95］中华人民共和国科学技术部．关于印发《科技伦理审查办法（试行）》的通知（国科发监〔2023〕167号）［EB/OL］．（2023-09-07）［2024-10-01］．https://www.gov.cn/zhengce/zhengceku/202310/content_6908045.htm．

［96］周吉银，邓璠，刘丹，等．我国医学伦理委员会存在的问题及建议［J］．中国临床药理学杂志，2017，33（04）：365-368．

［97］朱萍，刘洋，钟燕彪，等．脑卒中患者康复医疗过程中的医学伦理问题及对策［J］．中国康复，2021，36（11）：690-694．

［98］朱忠胜，张春林．骨肉瘤保肢与截肢［J］．国际骨科学杂志，2012，33（02）：124-125．

［99］American Music Therapy Association (AMTA): What is Music Therapy? [EB/OL]. [2024-04-01]. https://www.musictherapy.org/about/musictherapy.

［100］ANEKWE D E, KOO K K, MARCHIE M, et al. Interprofessional survey of perceived barriers and facilitators to early mobilization of critically ill patients in montreal [J]. Journal of Intensive Care Medicine, 2019, 34 (3): 218-226.

［101］ATANELOV L, STIENS S A, YOUNG M A. History of physical medicine and rehabilitation and its ethical dimensions [J]. AMA Journal of Ethics, 2015, 17 (6): 568-574.

[102] BANJA J D, EISEN A. Ethical perspectives on knowledge translation in rehabilitation [J]. Archives of Physical Medicine and Rehabilitation, 2013, 94 (1): S55-S60.

[103] BRILL P. Ethics in rehabilitation: a clinical perspective [J]. Activities, Adaptation & Aging, 2013, 37 (4): 335.

[104] BURWELL S, SAMPLE M, RACINE E. Ethical aspects of brain computer interfaces: a scoping review [J]. BMC Medical Ethics, 2017, 18 (1): 60.

[105] CASPARI S, AASGAARD T, LOHNE V, et al. Perspectives of health personnel on how to preserve and promote the patients' dignity in a rehabilitation context [J]. Journal of Clinical Nursing, 2013, 22 (15-16): 2318-2326.

[106] Council for International Organizations of Medical Sciences: 2016 International ethical guidelines for health-related research involving humans [EB/OL]. [2019-04-01].https: //cioms.ch/wp-content/uploads.

[107] CRISTIAN A, BIRCKHEAD B. Ethical concerns in the use of virtual reality technology in rehabilitation research [J]. Archives of Physical Medicine and Rehabilitation, 2003, 100 (10): 2.

[108] CUTHBERTSON B H, GODDARD S. Benefits and harms of early rehabilitation [J]. Intensive Care Medicine, 2017, 43 (12): 1878-1880.

[109] DAVIS W. Ethical conflicts in the vocational rehabilitation of stroke survivors [J]. Topics in Stroke Rehabilitation, 2015, 9 (2): 57-60.

[110] DESAI S V, LAW T J, NEEDHAM D M. Long-term complications of critical care [J]. Critical Care Medicine, 2011, 39 (2): 371-379.

[111] EMANUEL E J. What makes clinical research ethical? [J]. JAMA, 2000, 283 (20): 2701.

[112] FOTTI M K. Ethics in rehabilitation: a clinical perspective [J]. Occupational Therapy In Health Care, 2013, 27 (3): 287-288.

[113] HODGSON C L, STILLER K, NEEDHAM D M, et al. Expert consensus and recommendations on safety criteria for active mobilization of mechanically ventilated critically ill adults [J]. Critical Care, 2014, 18 (6): 658.

[114] HOLCK, ULLA. Interaction themes in music therapy: definition and delimitation [J]. Nordic Journal of Music Therapy, 2004, 13 (1): 3-19.

[115] HUNK, A. Ethical principles of psychologists and code of conduct [J]. Psychologist, 2002, 57 (12): 1060-1073.

[116] KASSBERG A, SKÄR L. Experiences of ethical dilemmas in rehabilitation: Swedish occupational therapists' perspectives [J]. Scandinavian Journal of Occupational Therapy, 2009, 15 (4): 204-211.

[117] KÖGEL J, WOLBRING G. What it takes to be a pioneer: ability expectations from brain-computer interface Users [J]. NanoEthics, 2020, 14 (3): 227-239.

[118] KUHLMANN, T. ICF (International Classification of Functioning, Disability and Health) [J]. Suchttherapie, 2011, 12 (01): 7.

[119] LEVACK W M. Ethics in goal planning for rehabilitation: a utilitarian perspective [J]. Clinical Rehabilitation, 2009, 23 (4): 345-351.

[120] LEVINE S A, LOWN B. The "chair" treatment of acute thrombosis [J]. Transactions of the Association of American Physicians, 1951, 64: 316.

[121] MORRIS P E, GOAD A, THOMPSON C, et al. Early intensive care unit mobility therapy in the treatment of acute respiratory failure [J]. Critical Care Medicine, 2008, 36 (8): 2238-2243.

[122] NAKANO K. Challenges of systemic therapy investigations for bone sarcomas [J]. International Journal of Molecular Sciences, 2022, 23 (7): 3540.

[123] NEEDHAM D M, DAVIDSON J, COHEN H, et al. Improving long-term outcomes after discharge from intensive care unit [J]. Critical Care Medicine, 2012, 40 (2): 502-509.

[124] PUN B T, BALAS M C, BARNES-DALY M A, et al. Caring for critically ill patients with the ABCDEF bundle: results of the ICU liberation collaborative in Over 15, 000 Adults [J]. Critical Care Medicine, 2019, 47 (1): 3-14.

[125] SCHWEICKERT W D, POHLMAN M C, POHLMAN A S, et al. Early physical and occupational therapy in mechanically ventilated, critically ill patients: a randomised controlled trial [J]. The Lancet, 2009, 373 (9678): 1874-1882.

[126] SICARD D. Ethics in physical and rehabilitation medicine (PRM) [J]. Annals of physical and rehabilitation medicine, 2013, 56: e106.

[127] UNESCO member states adopt the first ever global agreement on the Ethics of Artificial Intelligence [EB/OL]. [2024-10-01]. https://en.unesco.org/news/unesco-member-states-adopt-first-ever-global-agreement-ethics-artificial-intelligence.

[128] VARKEY B. Principles of clinical ethics and their application to practice [J]. Medical Principles and Practice, 2021, 30 (1): 17-28.

[129] WOODBRIDGE H R, MCCARTHY C J, JONES M, et al. Assessing the safety of physical rehabilitation in critically ill patients: a Delphi study [J]. Critical Care, 2024, 28 (1): 144.

[130] World Health Organization. Community-based Rehabilitation for and with people with disabilities [R], Geneva: WHO, 2004.

[131] World Health Organization. Introductory Booklet of Community- based Rehabilitation: CBR Guidelines [R], Geneva: WHO, 2010.

[132] XIE W G. To analyze the past, present, and future of burn medicine from the sixty years of burn surgery in Hubei province [J]. Zhonghua Shao Shang Za Zhi, 2018, 34 (12): 847-851.

[133] ZAINA F, DONZELLI S, FRENCH M N, et al. Ethics in rehabilitation: challenges and opportunities to promote research [J]. European journal of physical and rehabilitation medicine, 2016, 52 (3): 267.